자연과 치유

자연과 치유

초판 1쇄 발행 2015년 6월 29일
초판 2쇄 발행 2021년 8월 12일

지 은 이 김인선
펴 낸 이 신일희
펴 낸 곳 계명대학교 출판부
출판등록 제347-1998-1호(1970. 9. 1)
주 소 대구광역시 달서구 달구벌대로 1095
대표전화 053-580-6233
팩 스 053-580-6235
홈페이지 www.kmupress.com

ISBN 978-89-7585-712-6 93480 정가 20,000원

이 도서의 국립중앙도서관 출판예정도서목록(CIP)은 서지정보유통지원시스템 홈페이지(http://seoji.nl.go.kr)와 국가자료공동목록시스템(http://www.nl.go.kr/kolisnet)에서 이용하실 수 있습니다.(CIP제어번호: 2015017138)

자연과 치유

김인선 지음

계명대학교 출판부

머리말

자연에서 답을 찾는 신개념 삶의 코드 : 최근 사람들 사이에서는 몸과 마음을 동시에 치유하고자 하는 인식이 크게 늘고 있다. 자연적인 치유에서는 몸과 마음의 상태를 정확하게 읽어 균형 잡히도록 모든 요소들이 통합적으로 작용한다. 치유의 참된 의미는 정신적 풍요로움과 삶의 질 향상에 있다. 인체에는 몸의 균형이 깨질 때마다 자기 진단, 수정, 복구를 통해 바르게 되돌려놓는 '자연치유력'이 있다. 자연치유력의 작용 메커니즘이 곧 치유시스템으로 자연치유력을 강화시켜 최적의 상태로 만드는 것이 인체 균형에는 매우 중요하다. 사람은 누구나 환경 속에 살고 있으며, 자연이 아닌 환경은 없다고 보고 있다. 그러므로 건강의 원천은 환경, 즉 자연이고 치유는 가슴으로 하는 것이다. Healing에는 몸과 마음을 온전하게 한다는 의미가 있어 건강을 바라보는 우리의 시선을 온전하게 하고, 치유잠재력을 지닌 자연에너지를 통해 우리 몸을 온전하게 해야 할 때이다. 이제 우리는 자연을 벗으로 받아들이고 마음을 모아 겸허하게 교감할 줄 알아야 한다.

‘자연과 치유’에서는 인체의 자연치유력 회복에 역점을 두어 치유비법, 건강유지, 인체균형 등 14개 매혹적인 주제로 ‘진정한 치료자인 자연에서 건강을 찾자’를 실천할 수 있도록 개발하였다. 특히, 선별된 주제가 누구나 실천할 수 있는 손쉬운 생활 속 삶의 코드가 되도록 그 내용을 구상하였고, 더 나아가 현대인들이 자연이 지닌 잠재력을 충분히 활용할 시기가 되었음을 인식하도록 노력하였다. ‘자연과 치유’를 강조하는 이유는 도시화에 익숙해지면서 소리 없이 무너지고 있는 우리의 몸과 마음의 온전함을 되찾기 위함이다. 건강을 위한 기본적 수칙들이 강조되며, 건강한 삶의 메시지를 전하는 주제로 자연치유를 설명하는 내용에 그 비중을 두고 있다. 본 ‘자연과 치유’는 자신과 자기를 둘러싸고 있는 자연에너지와 더불어 사는 다른 유기체들에 대해 올바른 인식과 이해를 심어줄 유용한 도서가 될 것이다.

2015. 6.

저자 김인선

목차

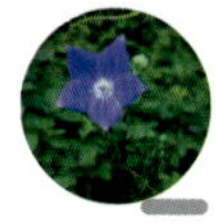

17

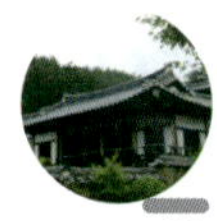

42

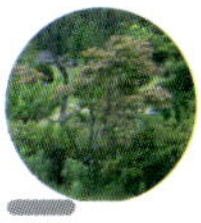

46

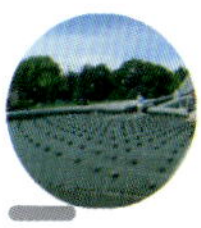

94

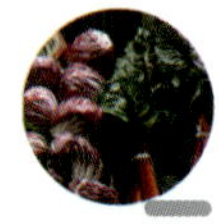

139

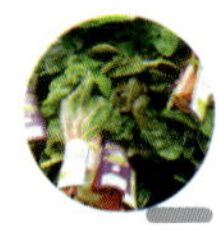

221

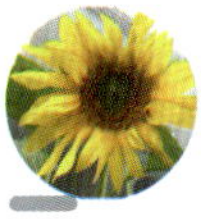

232

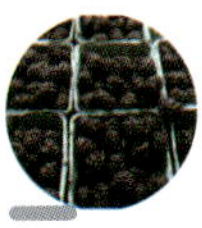

257

Chapter ONE

자연과 치유
자연에서 답을 찾다

스스로 회복을 한 경우든 외부의 도움으로 회복한 경우든 어떠한 경우라도 인체가 아픈 상태에서 일상생활을 정상적으로 할 수 있는 상태로 되었다면, 우리는 건강을 되찾았다고 할 수 있다. 이때 건강을 되찾았다는 말은 인체가 치유되었다는 것을 의미하며, 치유 가운데 본인 스스로가 지닌 어떠한 힘으로 나아진 경우를 자연치유라 할 수 있다. 자연치유란 '질병을 치료하는 힘은 스스로 존재한다.'는 것을 뜻하며, 스스로 낫는다는 의미를 지닌다.

Chapter 01

1-1 자연과 치유

자연에서 답을 찾다 INTRODUCTION

제1장

자연과 치유 :
자연에서 답을 찾다

1-1 자연과 치유 자연에서 답을 찾다 INTRODUCTION

인류와 자연치유의 역사

사람이 태어나 살아가면서 건강한 몸과 마음으로 즐거운 인생을 살 수 있다면 그 삶은 복 받은 삶일 것이다. 하지만 대부분의 사람은 적어도 한번 혹은 몇 차례 아팠던 경험들을 가지고 있다. 그 중 누군가는 조금 아프다 쉽게 회복하였을 것이며, 또 누군가는 심히 아파 지금도 누워있거나 의사의 도움으로 회복한 경우일 것이다. 스스로 회복하였든 외부의 도움으로 회복하였든 인체가 아픈 상태에서 일상생활을 정상적으로 할 수 있는 상태로 돌아왔다면, 우리는 건강을 되찾았다고 할 수 있다. 이때 건강을 되찾았다는 말은 인체가 치유되었다는 것을 의미하며, 본인 스스로가 지닌 어떠한 힘으로 나아진 경우를

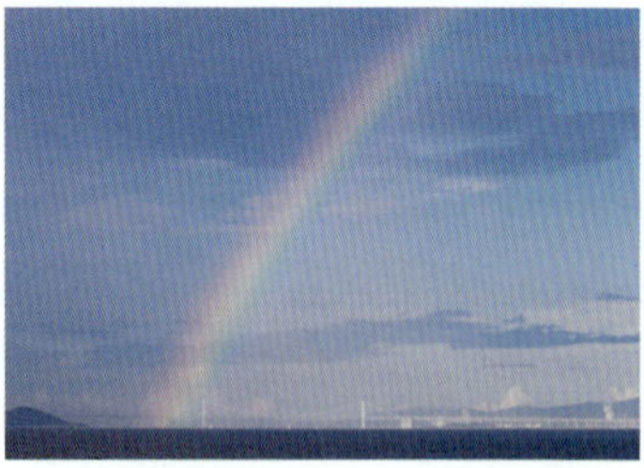

▲ 그림 1-1 무지개

자연치유라 할 수 있다. 자연치유란 '질병을 치료하는 힘은 스스로 존재한다.'는 것을 뜻하며, 스스로 낫는다는 의미를 지닌다.

자연치유의 궁극적인 목적은 인간이 지니는 본연의 자연치유력을 증대시키고 강화시켜줌으로써 인체의 균형과 조화를 찾아 항상성을 유지하는데 있다. 인류의 긴 역사와 함께 자연치유와 질병 관련 또한 아주 오랜 역사를 가지고 있다. 질병은 현재 우리 인간들 외에도 생명이 있는 거의 모든 곳에서 함께 해왔다고 해도 틀린 말이 아니다. 오래된 화석 속 동물이 지녔던 기생충의 흔적이나 수백~수천 년 된 사람의 미라(mirra, 영어mummy)에서 발견된 간염, 결핵 등의 폐질환, 충치, 암, 관절염 등의 흔적이 바로 그 예이다. 또한 중국에서 발견된 중년 여인의 미라에서는 오늘날 중국병원에서 사용하는 약재가 발견되었다고 한다. 이러한 몇몇 사례에서와 같이 인류와 질병은 함께 해오고 있음을 알 수 있다. 한편, 서양인들의 자연치유에 대한 생각은 고대 자연치료학자들의 철학이나 사고방식에서 엿볼 수 있다. 서양의 대표적인 자연치료학자로는 고대 그리스의 의학자 히포크라테스가 있다. '모든 병은 자연적 원인에 의해 발생한다.'는 의학 원리로 과학적인 의학을 창시한 히포크라테스는 자연치료법을 연구 개발한 자연치료학의 선구주자로 볼 수 있다. 그는 이미 기원전 400년경에 4백여 종류의 허브식물에 대한 처방을 남겼고, 자연치료법과 더불어 운동이나 마사지요법 등의 물리치료 방법도 발전시켰다. 이때 유럽에서는 동양에서 온 생강/인삼 등을 귀한 약재로 취급하였고, 중국, 인도를 비롯한 동양의 의학 원리 또한 중요하게 여기는 시기였다. 이집트에서는 기원전에 이미 인체의 뼈를 맞추는 방법을 알아냈으며, 이스라엘에서는 생활 속 오염의 원리를 알아내 위생관리법이 개발되어 관련 식이요법을 종교적 규범으로 삼았다고 한다. 고대에 방대했던 페르시아에서는 1세기경에 이미 증류기술에 성공하여 방향식물에서 에센셜오일(essential oil)을 추출하여 이후 아로마테라피가 발전하는데 근간이 되었다. 자연치유법에서는 자연을 통한 치유방법이 주된 수단으로 화학합성 의약품이나 인위적 수술 등의 극단적인 방법은 피하고, 자연의 힘 또는 인체가 지닌 자연치유시스템을 최대로 이용하는 것이 주된 모토(motto)가 된다. 자연치유의 궁극적인 목표는 인체 고유의 자연치유력을 향상시키고 효과적인 자연요법으로 질병을 치유하며 건강을 증진시키는데 있다. 생활 속에서 이를 지키며 살아간다면 자연치유의 최종 목적지에는 그 어느 때보다 건강한 우리가 서 있지 않을까 생각된다.

왜, 자연에서 답을 찾는 자연의학이 대안인가?

1928년 영국의 알렉산더 플래밍(A. Flemming)에 의해 푸른곰팡이(*Penicillium*)에서 항생제가 개발되면서 수많은 생명이 위급한 상황에서 벗어날 수 있었고 인류의 평균수명이 늘어나는 계기가 되었다. 또한, 1930년대 세계적으로 암울했던 경제적 대공황에서 제2차 세계대전 이후 1970년대까지 현대의학이 꽃피기 시작하여 황금의 시대로 발을 들여놓았다. 경제적 위기에 대한 미국의 적극적인 대처로 세계는 급속한 경제성장을 이루었고 그 결과 의학분야에도 대규모의 연구비가 투자되었다. 이 시기 많은 사람들은 의학이 발전하면 인류가 직면한 거의 모든 질병이 머지않아 치료될 수 있을 것이라는 환상을 갖기도 하였다. 1970년대 초반, 미국 정부는 '암과의 전쟁'을 발표하며 '10년 내 인류는 암을 정복할 것'이라 자신 있어 하였으나, 1970년대 후반이 되면서 그 상황은 비용과 효능의 문제로 난관에 부딪히게 되었다. 먼저 의료비가 치솟으면서 국가경제에 엄청난 부담이 되었는데, 이는 대부분의 선진국에서 나타난 현상이었다. 의료재정이 거의 바닥난 상태에서의 해결책은 저비용, 고효율의 치료법을 찾는 것인데, 이 시기의 현대의학은 각종 첨단의 장비와 의료기구, 약제 개발에 매달리면서 고비용, 저효율의 대명사가 되고 있었다. 이와 더불어, 서양의 고비용 현대의학이 임상적인 면에서 과연 투자한 만큼의 효능을 발휘하는가에 대한 의문이 제기되기 시작하였다. 기존의 임상적 효능성이 감소되기 시작하여 첨단 의료기술로도 고칠 수 없는 난치병, 불치병 사례들이 계속 늘어나자 일부에서는 기존의 의학적 권위를 점차 신뢰하지 않게 되었다. 어떤 질병은 지금도 치료방법이나 처방에 큰 발전 없이 정체된 상태로 머물러 있다. 계속 해결책을 찾는 가운데 그에 대한 대안으로 자연의학에 눈을 돌리게 되었고, 자연의학의 잠재력을 신뢰하는 사람들은 자연의학이 많은 비용을 들이지 않고도 현대의학이 다하지 못하는 부분에서 충분히 보완적이고 대체적인 역할을 하고 있다고 믿게 되었다.

자연치유란 무엇인가?

인간의 몸과 마음, 정신은 하나로 통일되어 있는 삼총사라고 할 수 있다. 몸은 마음과 정신이 없으면 존재할 수 없고, 마음과 정신 또한 몸이 없으면 존재할 수 없다. 이들 세 요소는 몸-마음-정신이 하나를 이루며, 하나의 증상은 육체적, 심리적, 정신적 특징으로 나타난다. 육체에서는 마음과 정신의 증상이 여러 결과로 나타나며, 이러한 결과를 나타내는 몸은 정신에 의해 좌지우지 된다. 자연치유력은 자연치유시스템으로 인간이 지니고 있는 항상성/면역력/회복력을 업그레이드시킴으로서 인체의 균형과 조화를 이끌어내 질병을 치유한다. '치유'의 본래 의미는 '온전해지는 것'이다. 거창한 수준으로 자연치유력이 무엇인지는 모르더라도 우리는 일상적으로 자연치유력을 이용하며 살고 있다. 칼에 베인 손가락 상처에 피를 멈추게 하고 그 부위를 깨끗하게 소독하면 다시 원래의 매끈한 피부로 돌아간다. 만약 수술한 자리가 몸의 자연치유력에 의해 아물지 않는다면 어떤 외과적 수술도 할 수 없을 것이다. 감기에 걸렸을 때 90% 이상의 경우 별다른 치료 없이 시간이 지나면서 자연히 치유된다. 감기는 외부에서 병원체가 들어와 인체의 항상성에 문제를 일으킨 '이상' 현상으로 휴식을 충분히 취한다면 어렵지 않게 일상생활로 돌아갈 수 있다. 이것은 우리 몸의 자연치유시스템이 24시간 틀림없이 작동하고 있다는 증거이다.

내가 만드는 웰빙 라이프스타일

현대인이 직면하는 많은 건강상의 문제는 먼저 잘못된 생활습관에서 비롯된다. 하지만 자연에 거스르지 않고 인간과 자연이 하나가 된다면 무엇보다도 건강하게 살 수 있다. 그렇다면 산 속으로 들어가 살아야 할까? No, 그렇지 않다! 치유를 위해 먼 곳을 찾아갈 필요는 없다. 현재 자신이 살고 있는 곳에서 건강한 삶을 누릴 수 있는 방법은 의외로 가까이 있다. 조사된 바에 의하면 현대인들의 육체는 각종 공해물질, 환경오염, 영양불균형, 스트레스 등에 항시 노출되어 있고 이로 인한 사망도 큰 부분을 차지한다고 알려져 있다. 정작 세균이나 바이러스 등 병원체 감염에 의한 경우는 약 3% 정도에 지나지 않는다고 한다. 특히, 과도한 스트레스, 건강하지 못한 식생활, 흡연, 음주, 과로 등이 생명력을 약화시키는 주범이다. 일상 속에서 적절한 섭생, 합리적인 식사, 그릇된 생활습관과 환경조건 개선, 적당한 운동과 휴식을 취해 건강에 합당한 행동 실천이 필요한 때이다.

오늘날 인류는 각종 건강 위해요인으로부터 몸과 마음을 다스리는 철저한 자기관리가 그 어느 때보다도 필요한 시기에 살고 있다. 특히, 마음과 정신의 영역은 무엇보다도 중요한 요인으로 종종 질병의 진정한 원인이 된다. 이에 의료인뿐만 아니라 일반인들에게도 정신과 육체 간 상호작용에 대한 관심은 한층 더 증가하고 있다. 마음속으로 건강해지는 상상을 하는 습관만으로도 실제로 인체에 매우 긍정적인 효력을 발휘하기도 한다. 플러시보 효과에 대해 들어 본 적이 있는가? 위약(僞藥) 또는 플러시보(영어 placebo, 라틴어 '마음에 들다')는 심리적 효과를 얻기 위하여 환자가 의학이나 치료법으로 받아들이지만 치료에는 도움이 되지 않는 가짜 약제를 말한다. 플러시보 효과(위약 효과, placebo effect)는 위약과 관련된 심리현상 가운데 하나로 의사가 환자에게 가짜 약을 투여하면서 진짜 약이라고 하면 환자가 좋아질 것이라고 생각하는 믿음 때문에 병이 낫는 현상을 말한다. 이것은 제2차 세계대전 중

약이 부족할 때 많이 쓰였던 방법으로 약물에 대한 믿음은 비록 그 약이 효과가 없더라도 바라는 효과를 거둘 수 있다는 것이다. 이는 정신적인 것이 육체에 얼마나 중요한 영향을 미치는가를 단적으로 보여주는 예이다.

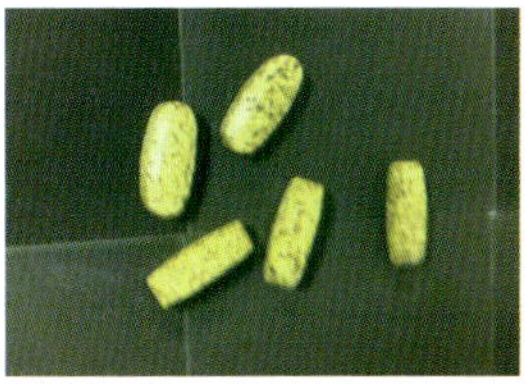

▲ 그림 1-2 가짜 약

자연의 치유력을 존중하라!

자연치유는 일상적으로 일어나므로 우리 몸의 자연치유력은 때로는 약화되기도 하고 때로는 강화되기도 한다. 이러한 치유체계를 최상으로 유지하는 방법에는 건강한 먹거리 섭취, 환경에서 발생하는 독소제거, 규칙적인 운동, 스트레스 해소, 비타민 등 건강증진을 위한 보조식품, 약초 등 많은 것들이 포함된다.

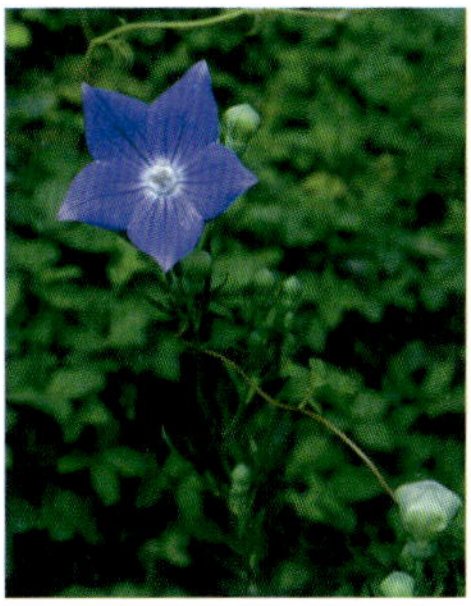

▲ 그림 1-3 약초 : 도라지

많은 질병은 좋지 않은 식습관과 생활습관으로 인해 발생하며, 질병 퇴치를 위해 사용되는 약은 질병의 초기 원인을 알아내지 않는 한 쉽게 근원을 제거하지 못한다. '치료'는 밖에서부터 오나 '치유'는 안에서부터 나온다는 말이 있다. 인체의 건강은 우리 몸으로 매일 들어가는 것들에 대한 정확한 이해만으로도 향상될 수 있다. 또한 자연치유력의 증진은 화학물질이 첨가되지 않은 자연에서 나는 먹거리를 섭취하는 것에도 있다. 인위적으로 유전자가 변형되거나 조작되지 않은 자연 그대로의 음식을 섭취한다면 향상된 자연치유력을 유지할 수 있는 최적요건이라 할 수 있다. 자연치유력이 지닌 힘을 알고 유지하려는 노력만으로도 최적의 건강에 이를 수 있는 열쇠를 갖는 것이다. 다만, 각자의 생활패턴 및 본인의 의지에 따라 하루하루를 대충 보낼지, 최적의 건강상태로 누릴지, 질병에 걸릴 상태로 보낼지 여부가 달려 있다. 자연을 길잡이 벗 삼아 자신이 스스로에게 보내는 몸의 신호에 귀를 기울여보자! 몸이 보내는 신호를 감지하고 해결방법을 찾는 노력을 통해 최상의 몸과 마음을 만들어보자. 결국 그것이 자연치유력 향상은 물론 더 나아가 생명구제에까지 중요한 역할을 할 것이라는 사실을 알게 될 것이다. 지금이라도 내적인 저항력을 향상시키는 스스로의 방법을 가까운 자연에서 찾아보는 것이 어떨까? why...? 왜 이렇게 실천하며 살아가야 하는지 질문한다면.....

그 답은 "자연이 모든 대답을 가지고 있기 때문이야!" 라고 명확히 말할 수 있을 것이다.

참고문헌

김인선. 2014. 식물과 웰빙. 계명대학교 출판부

박경민 역. 2008. 기적의 자연치유. 티모시 브랜틀리. 전나무

박금실, 김종진, 김수경, 이섬백. 2012. 자연의학 총론. 아트하우스

이성재. 2005. 자연치유력. 랜덤하우스중앙

이유경 역. 2011. 휴식: 내 몸이 새로 태어나는 시간. 매튜 에들런드 저. 라이프맵

신영준 역. 1998. 인체의 일급비밀. 쿼크 지음. 아카데미서적

조성준. 2006. 향기치료의 기적. 세경

Chapter TWO

Nature Power & Healing

자연치유력이란 일단 병에 걸린 사람도 자연의 힘에 의해 깨어진 균형을 바로잡아 다시 건강을 회복하려고 하는 경향을 말한다. 자연의 치유 잠재력을 믿으면 치유법을 찾아 이리저리 먼 곳을 헤맬 필요가 없다. 다만, 우리 몸이 지닌 자연치유력은 때로는 약화되기도 때로는 강화되기도 하므로 생명력 약화의 주범인 스트레스, 불규칙적인 생활습관, 흡연, 음주, 과로 등의 위해 요인을 가능한 한 피해야 한다.

Chapter 02

제2장

Nature Power & Healing

2-1 Power of the Nature

치유에 대한 인체의 능력

건강하던 사람이 건강상에 문제가 생기면 먼저 생활습관을 한번 되돌아보라는 말을 하고 싶다. 이는 현대인들의 건강상의 문제가 대개 잘못된 생활습관에서 비롯된다고 해도 과언이 아니기 때문이다. 사람들은 또한 자연의 순리에 따르면 다가오는 질병으로부터 피해가거나 어느 정도 치유될 수 있다는 이야기도 자주 듣는다. 이 말은 자연에 순응하여 인간-자연이 하나가 되면 건강한 삶을 영위할 수 있다는 것을 의미하기도 한다. 동서양을 막론하고 자연치유력에 관한 한 생명체 내 본질적 치유가 관건이며, 치유는 주위의 환경 등 밖에서 오는 것이 아니라 내부로부터 온다는 믿음이 보편적이다. 자연치유력이란 일단 병에 걸려도 자연의 힘에 의해 깨어진 균형을 바로잡아 다시 건강을 회복하려고 하는 경향을 말한다. 자연의 치유 잠재력을 믿으면 치유법을 찾아 이리저리 먼 곳을 헤맬 필요가 없다. 다만, 우리 몸이 지닌 자연치유력은 때로는 약화되기도 때로는 강화되기도 하므로 생명력 약화의 주범인 스트레스, 불규칙적인 생활습관,

흡연, 음주, 과로 등의 위해 요인을 가능한 한 피해야 한다.

자연치유력의 어원

인체의 건강은 항상성이 유지되었을 때 유지된다. 항상성(homeostasis)이란 생명체가 생체기능을 효율적으로 수행하여 생명을 유지하는데 필수적으로 갖춰야 하는 요건이다. 항상성은 인체의 내부환경이 몸의 모든 조건을 자동적으로 조절하고, 건강한 생명활동을 할 수 있도록 만드는 작용이며, 이는 곧 자연치유력을 뜻한다. 자연치유력은 생명체의 내적 본질로 근본적인 치유는 내적인 치유메커니즘에 의해 가능하다. 항상성을 뜻하는 homeostasis에서 '호메오(homeo)'는 그리스어로 '비슷하다', '스타시스(stasis)'는 '상태'의 뜻으로, 항상성(homeostasis)은 '비슷하거나 같은 상태' 라는 말과 같다. 항상성과 치유는 떼래야 뗄 수 없는 관계에 있고, 치유의 'heal'은 '온전하게 하다'라는 의미가 있다.

인체의 자연치유력

동물은 부상을 입거나 다치면 한적한 곳으로 가서 자연적으로 몸이 낫도록 치유의 길을 찾는다. 아픈 동물을 관찰해보면 대부분의 경우 먹이는 거의 먹지 않고 물은 조금씩 마시면서 혀로 상처를 핥곤 한다. 상처를 핥아 상처가 회복되는 것도 바로 자연치유력의 한 방법으로 동물 본연의 생명활동이라 할 수 있다. 자연적인 치유력을 활용하여 건강하게 오래 살려면 먼저 우리 몸의 인체생리에 대하여 잘 알아야 한다. 살아 움직이는 기계에 비유되는 인체가 수행하는 항상성 작용, 즉 자연치유력을 체험하면서 이해해야 한다. 몸의 각 부분은 독립적이지 않고 서로 협조하면서 전체를 이뤄야 하며, 각각은 전체의 한 부분이라는 사실을 알아야 한다. 인체의 자연치유력은 다음과 같은 몇 가지 특성으로 설명되기도 한다.

- **회복능력을 지닌 인체** - 우리 몸이 지닌 자체의 회복력을 제대로 발휘될 수 있도록 하는 것이 자연치유력이다. 특히, 어떤 증상의 치료에 있어서는 무엇보다도 인체가 스스로 회복할 수 있는 힘을 최대로 발휘하도록 도와주어야 한다.

- **자연치유력, 최상의 치료법이다!** - 치유의 능력은 자연이 얼마만큼 정화되었는가에 큰 영향을 받는다. 자연의 회복력만큼 그 잠재력이 뛰어난 것도 찾아보기 힘들다. 이러한 자연의 힘을 이용하여 인체 본연의 치유에 도달하는 것이 가장 바람직하다 할 수 있다.

- **증상은 자연치유의 과정** - 우리의 몸은 고통스럽거나 부담스러운 여건에서도 참을 수 있는 한계까지는 저항 없이 허용하나 한계치를 넘는 순간에는 신체의 생리현상을 통해 여러 방법으로 표출하면서 거부한다. 대표적으로 식중독의 예를 들어보자. 상한 음식물이 몸 안으로 들어오면 우리 몸은 이상한 것이 들어온 것을 감지하여 토하거나 설사를 한다. 이는 신체가 상한 음식물을 몸 밖으로 내보내기 위해 보이는 반응으로 정상으로 돌아가기 위한 수단으로서 자연치유의 한 현상이다. 그러므로 토하거나 설사하는 현상은 증상으로 표출되는 자연치유적 과정인 것이다. 또 다른 예로서 감기를 들어보자. 감기에 걸리면 몸이 으슬으슬 춥고 오한이 나는데, 몸의 오한은 정맥 속에 떠돌아다니는 세균 등의 병원체를 밖으로 내보내려는 작용의 하나이다. 또 몸에서의 발열현상은 체액을 알칼리성으로 바꾸어 세균을 박멸하기 위한 작용으로 볼 수 있다. 그러므로 감기에 걸렸을 때 나타나는 오한과 발열은 자연치유의 한 과정이다. 두말할 나위도 없이 평상시에 자연치유력 증진을 위해 체력관리를 하는 것이 정말 중요하다. 그리고 감기의 증상이 나타난다면 몸이 최대한 빠르게 자연적으로 치유되도록 일상생활 속에서의 체력증진에도 힘을 써야 할 것이다.

- **몸 속의 진정한 치료제** - 우리는 건강할 때 인체 자체가 훌륭한 치유자로서 스스로 치료활동을 수행할 수 있다는 것을 잘 안다. 하지만 어떠한

이유에서건 자연치유력이 약화되어 몸 안으로 침입한 불청객 독소를 없애지 못한다면, 심각한 문제가 일어날 수 있다. 체내로 침투한 독소나 불필요한 약물을 밖으로 배출하려는 몸의 노력이 때로는 통증으로 나타난다. 명현반응이나 금단현상에 대해 들어 본 적이 있는가? 이러한 현상들은 일시적이거나 비정상적일 수 있는데, 명현현상(瞑眩現狀)이란 치료과정의 한 부분으로 체질이 변화하는 과정에서 나타나는 현상으로 보고 있다(일명, 호전반응). 우리가 알고 있는 부작용과는 다르며, 예기치 못한 여러 반응이 나타나기도 한다.

- **인체 생리구조의 이해** - 인체 생리구조의 이해는 자연치유시스템 작용기작을 알아내고 이해하는데 매우 중요한 요소이다.

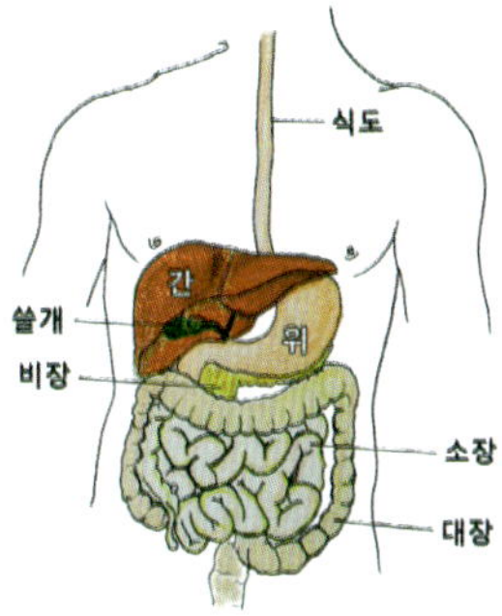

▲ 그림 2-1 인체 장기

- **건강 찾는 생활 속 자연치유** - 자연치유를 통한 건강유지는 일시적으로 통증을 없애고 증상을 완화시키는 진통제 같은 약물에 달려 있지 않다. 자연치유적 삶의 궁극적인 목적은 인체가 질병 없이 자연적으로 유지되는 건강함으로 일상생활 속에서 안정적이고 평화롭게 행복을 찾아가는데 있다.

근본적 치유는...

우리 몸 면역기능의 향상은 하루아침에 쌓기 보다는 근원적인 이유를 찾아 탄탄하게 쌓아가는 것이 바람직하다. 하지만 오늘날의 현대의학은 질병치료에서 대개 면역기능의 향상보다는 병원균 제거 및 증상의 억제를 위해 약물 등 화학성분을 사용하는 방법을 쓰고 있다. 빠른 시일 내 병을 낫게 하기 위해 항생제 등을 남용한 결과는 인체의 면역체계 약화나 약물에 내성이 생긴 병원균의 출현을 초래할 수 있다. 이를 계기로 병 치료에서 원인요법을 되돌아보게 되었고, 그 중요성 또한 강조되기에 이르렀다. 병을 멀리하고 건강을 유지하기 위한 방법으로 인체 면역력 증강, 항상성 유지, 자연치유력 향상이 최선이라는 공감대가 형성된 것은 두말할 나위가 없다.

자연치유에서의 근본적 치유는 모든 것을 하나의 유기체적인 관점에서 바라본다. 건강유지를 위한 근본적 치유는 자연 속에서 개인-집단-사회-환경까지를 아우르는 포괄적 개념으로 다뤄야하며, 전체적인 통합의 단계로 나아가야 한다고 전문가들은 말한다. 특히 자연치유의 핵심은 인체의 자연치유시스템에 있고, 자연치유력의 중심에는 면역력, 항상성, 회복력 등이 자리한다. 자연치유력은 치유시스템의 일종으로 정신과 마음이 중요한 근원으로 작용하는 총체적인 자가복구시스템이다. 여기에는 인체의 뇌, 면역계는 물론 심리적인 요소들도 관여한다. 흔히 듣는 자연치유학이란 학문 영역에서는 인체에 내재하는 자가복구시스템(자생력)을 끌어내어 최상의 자연치유력 상태로 유지하도록 연구한다. 끊임없는 경쟁 속의 현대인들은 불규칙한 생활습관, 잘못된 식생활, 스트레스, 운동부족, 환경오염 등에 노출되어 자신도 모르게 건강을 잃어가고 있다. 각종 성인병, 암, 심각한 질병들이 계속 증가하고 있어 개개인 심신의 건강은 물론 사회적 수준에서도 건강회복과 치료를 위해 총체적으로 접근해야 할 시기에 와 있다.

치유명언, 치유지혜

- 내면의 의사는 자연치유력이다.
- 질병의 치유는 외부에서 오지 않는다.
- 모든 인간활동의 기본 재산은 건강에 있다.
- 웃음은 값으로 따질 수 없는 만병통치의 신약이다.
- 인간은 자연으로부터 멀어질수록 질병에 가까워진다(괴테).
- 건강은 그대로의 몸 안에 있는 에너지가 활짝 피어난 것이다.
- 인체 질병의 85%는 인체의 자연치유력인 마음의 조정에 의해 조절될 수 있다.
- 말에는 수소폭탄보다 강한 위력이 숨어있다. 말 한 마디로 자신의 운명과 상대방 운명을 바꿀 수 있음을 명심해야 한다.
- 몸은 본능적으로 필요한 것을 원한다. 수분이 부족하면 갈증이 나고 몸이 아프면 식욕이 떨어짐으로써 몸의 휴식과 정화를 이루고자 한다.
- 건강은 건강할 때 지켜야 한다. 한번 깨진 건강의 균형을 다시 원상태로 회복하려면 건강할 때 보다 몇 배의 노력과 고통이 수반되어야 한다는 사실을 명심해야 한다.

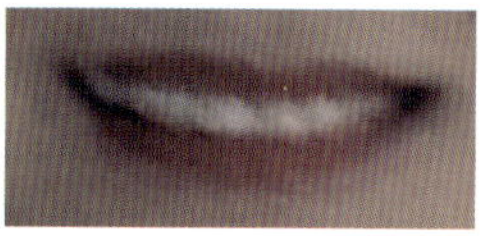

▲ 그림 2-2 웃는 입

대부분 질병의 85% 이상이 잘못된 마음에서 비롯된다고 한다. 몸에 나타나는 질병이 근심, 걱정, 분노, 우울, 공포, 불쾌, 미움, 슬픔 등 좋지 않은 마음의 싹에 의해 직·간접적으로 영향을 미친다고 봐야한다. 그렇다면 이러한 요인들을 자연치유력의 한 부분인 '마음'으로 조정한다면 질병을 어느 정도 다스릴 수 있다는 말인가? 인체에 나타나는 질병의 85% 정도는 그럴 수 있다고 한다. 사람이 화를 내면 체내에 무서운 독성(virulence)의 물질이 생기는데, 한 사람이 1시간동안 화를 내면 80여명을 죽일 정도의 독소가 발생한다는 연구도 있다. 감정폭발이나 분노는 자신은 물론 주위 사람들의 건강에도 부정적인 영향을 끼친다. 하지만 웃음은 인체의 '자연진통제'인 엔도르핀을 많이 나오게 하여 큰소리로 웃으면 스트레스 해소 및 세포의 활성화로 면역력이 증진된다. 웃으면 얼굴의 많은 근육이 움직여 뇌가 자극되고 긴장이 풀린다. 더 나아가 큰 소리로 웃으면 몸으로 유입되는 산소량이 증가되어 심호흡 했을 때의 효과를 가져와 세포를 적절하게 활성화시키기도 한다.

2-2 자연치유력 & 치유시스템

자연치유력의 기능

자연치유력이란 생명체가 살면서 적응력, 질병, 몸의 이상 등이 생겼을 때 항상성을 유지하려는 기능에 의해 적응력, 상처, 질병으로부터 정상으로 회복되고 재생되는 힘을 말한다. 자연치유력은 인간이 건강을 유지하려고 하는 본연의 기능으로 선천적으로 가지고 있다. 건강하려면 자연치유력이 향상되거나 적어도 저하되어서는 안 된다. 물론 스트레스는 되도록 받지 않는다는 가정 하에서 자연치유력은 일상에서의 균형 잡힌 식사 및 규칙적인 생활습관, 충분한 수면, 적절한 운동 등으로 향상될 수 있다. 이러한 자연치유력은 다음과 같은 세 가지 기능면에서 중요하다 할 수 있다.

1 **항상성유지** - 주위 환경의 변화나 체내 생리기능의 균형이 어긋날 때 몸을 원래의 상태로 일정하게 유지하려고 하는 것이다. 무더운 여름날을 예로 들어보자. 한 낮의 기온이 매우 높이 올라가도 체온의 변화는 거의 없고, 마시는 물의 양이나 많은 땀을 흘려도 체내 수분의 양은 일정하게 유지된다(배뇨조절호르몬의 작용결과). 체내의 항상성유지는 주로 자율신경이나 대사에너지, 내분비호르몬의 기능에 의해서 조절되고 있다. 인체의 자율신경은 교감신경과 부교감신경으로 나뉘어 교감신경은 흥분의 기능, 부교감신경은 휴식의 기능을 담당하여 서로 반대로 작용한다. 몸이 건강하면

균형이 유지되지만, 자율신경의 균형이 깨져 어느 한 쪽에 치우치면 다양한 질병을 초래하게 된다. 휴식의 기능, 즉 부교감신경이 우세해지면 림프구가 증가하여 몸에 알레르기 등이 유발될 수 있고, 흥분 기능의 교감신경이 우위가 되면 과립구가 증가해 암으로 발전하여 조직의 파괴를 일으킨다.

2 **자기재생** - 상처로 세포가 죽음을 맞이하거나 파괴되어도 시간이 지나면 인접한 주위 세포들이 분열하여 상처를 복구시키거나 완전히 새로운 세포/조직으로 교체할 수 있는 기능을 의미한다.

3 **자기방어** - 감기에 걸리더라도 건강하면 우리 몸은 세균과 대항하여 싸우고 자연스레 원래의 상태로 돌아온다. 인체 내 방어기능을 수행하는 세포들은 세균이나 바이러스 등의 병원체와 싸우는 기능을 가지고 있다. 몸의 자기방어 능력을 높이려면 면역체계를 튼튼히 하여 항산화효소, 림프구, 과립구 등의 균형을 강화시켜야 한다. 특히 림프구는 병원체에 대항하여 싸우는 면역체계의 전사로 '자연치유력의 주역 = 면역'이란 관계에서 그 역할은 절대적이라 할 수 있다. 면역력은 남녀노소 사람마다 개인차가 있는데, 어린 아이들에서는 재생기능이 높고 방어기능이 낮다. 반면, 어른이 되면 재생기능이 낮고 체외의 피부 등은 방어기능이 높아진다. 우리 몸에서 자연치유력이 제대로 가동되지 못하면 질병이 발생하게 된다. 하지만 질병의 증상이 나타나더라도 우리 몸이 근본적으로 대처해 나간다면 그 과정 또한 자연치유의 한 부분이 된다.

자연치유의 기본 원리

자연치유란 인체 본래의 치유력을 바탕으로 몸의 고통, 상처 및 심신의 증세를 치유하는 과정이다. 그 과정에서는 천연의 물질이나 자연적으로 생산된 재료 또는 자연요법 등을 사용하여 치유를 시도한다. 다음의 기본적인 자연치유의 원리를 알고 실천하면 평상

시 건강유지에 많은 도움이 될 것이다.

1 **질병의 근본 원인** - 불규칙적인 생활습관, 그릇된 식생활, 잘못된 몸 관리 등으로 체내에 노폐물과 독소가 쌓이면 질병 증상이 나타나기 시작한다. 여기에 심리적 위축(근심/걱정/불안/과로/우울감..)이 더해지면 스트레스 및 질병을 한층 더 부추기는 요인이 된다. 계속되는 과도한 스트레스는 만병의 근원이라는 것을 유념해야 한다. 질병의 근본적 원인은 하나, 스트레스!

2 **인체 항상성 법칙** - 아플 때 보통 나타나는 증상인 높은 열, 설사, 통증 등은 체내에 쌓인 독성분을 밖으로 배출하려는 우리 몸의 자구노력이다. 최상을 유지하려는 것이 인체의 항상성 법칙이다. 대부분 만성적으로 나타나는 질병들은 이런 인체의 자구노력이 성공하지 못할 때 표출되는 현상이라 할 수 있다.

3 **인체의 자체 치유력** - 인체에는 세포수준의 DNA로부터 조직, 기관에 이르기까지 모든 단계에서 진단-회복-재생의 과정이 가동되는 메커니즘이 존재한다. 이러한 치유능력은 필요 시 언제라도 가동되어 효과를 나타낼 준비가 되어 있다.

4 **예방이 최고!** - 건강하게 사는 최선책은 무엇보다도 질병으로부터의 예방이다. 일상 속에서 그릇된 생활패턴을 개선하고 자연과 조화롭게 살 수 있도록 노력하는 것이 중요하다. 자연치유의 궁극적인 목적은 치유보다는 질병의 예방이 최고라는 기본 원리를 잊지 않아야 한다.

자연치유의 특징

1. 자연치유력 - 살아있는 생명체 고유의 능력이다!
2. 치유체계 유지 - 자연과 하나 되는 조화로운 삶이 필수적이다.
3. 자연치유력의 환기 - 인체의 자연치유력 향상에 항상 노력해야 한다.

4. 자기 자신이 롤 모델 - 자신을 건강하게 대하는 자기책임 의식을 강조한다.
5. 근본적 원인 찾는 치유 - 증상 억제나 제거에 주력하지 말고 그 원인을 찾는다.
6. 치유대상에 부담주지 않기 - 안전하고 효과적이며 자연스러운 치유가 필요하다.
7. 건강의 확립과 유지 - 적극적으로 심신의 상태를 증진시켜서 건강한 삶을 유지한다.
8. 전인적으로 치유대상 관찰 - 심신, 감정, 정신, 사회적 배경 등을 종합적으로 고려한다.
9. 예방이 최선의 치유 - 규칙적이고 정상적인 생활습관이 건강을 유지하고 질병을 예방한다.

치유시스템 특성

- 치유체계: 생명체의 타고난 능력이다.
- 치유체계: 쉬지 않고 작용하며, 항상 작동할 수 있다.
- 치유체계: 자가진단 및 복구능력이 있어 조직의 손상을 인식할 수 있다.
- 치유체계: 상처조직을 제거하고 그 곳에 새로운 조직을 재생시켜 배치할 수 있다.
- 치유체계: 심각한 손상을 중화 및 교정하여 정상적인 구조와 기능을 유지하도록 한다.
- 치유체계: 자연적으로 발생한다.

자연치유의 분류

자연치유의 범위를 구분하는 방법은 전문가에 따라 다를 수 있으나 다음의 요소들이 근간이 된다. 먼저 몸(body)

과 마음(heart), 정신(spirit)으로 나누는 방법이 널리 받아들여지고 있다. 자연환경을 활용한 종합적인 치유력 회복방법을 토대로 각각의 자연치유 특징을 살펴보면 다음과 같이 정리될 수 있다.

1. 몸을 위한 자연치유

① 부족한 영양소를 보충하는 자연치유(식이요법, 약초요법..)
② 암이나 난치병에 쓰이는 면역요법(대체요법, 자연요법..)
③ 적당한 스트레스와 자극으로 신체 관리하는 자연치유(온열요법, 온천요법..)
④ 효소활성을 높이는 자연치유(건강보조식품, 효소 제재..)
⑤ 몸의 불균형을 교정하는 자연치유(각종 운동요법, 요가..)
⑥ 칼로리 제한 또는 단식을 통한 치유(식이요법)
⑦ 피부자극 또는 혈액순환을 촉진하는 자연치유(마사지, 아로마테라피, 수치료..)
⑧ 체내 독소정화에 의한 자연치유(정화요법, 디톡스, 아유르베다..)

2. 마음을 여는 자연치유

① 이미지요법(최면요법..)
② 릴렉스요법(바이오피드백, 명상요법..)
③ 예술요법(컬러테라피, 원예요법, 음악요법..)
④ 내관요법, 내관명상(편안한 자세로 자신 발견하기)
⑤ 보디워크(마음관리+신체트레이닝 병행 요가, 체조요법..)
⑥ 애니멀테라피
(동물을 이용하여 심신을 건강하게 하는 복귀요법)

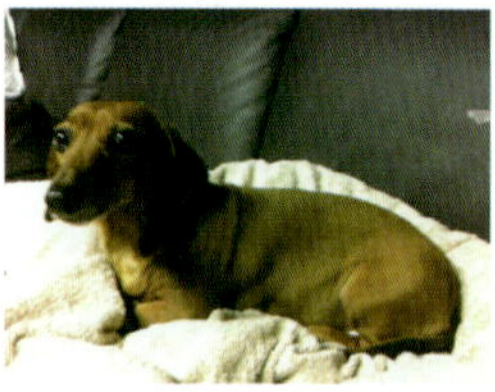

▲ 그림 2-3 애완동물

3. 정신력 향상의 자연치유

① 명상요법

② 생체에너지 & 파동요법

③ 기도치료법(종교적 기도..)

④ 최면요법 등

2차 세계대전 이후 1970~1980년대까지 치료적 측면에서는 지금보다도 더 의료기술에 크게 의존하였던 시기였다. 하지만 21세기의 현대의학은 많은 사람들이 직면하는 스트레스, 환경오염, 잘못된 식생활에 의한 질병을 예방하고 치료하는데 비교적 취약하다는 말을 듣고 있다. 여기에 항생제, 호르몬제, 스테로이드 등 현대의학에서 흔히 쓰는 화학성분의 약물 부작용도 알려지면서 자연치유학이 대안으로 관심받기 시작하였다는 말은 이미 앞서 언급한 바 있다. 몸에 이상이 생기거나 고장 난 부위만을 치료하는 것보다 몸과 마음을 전인적으로 관찰하고 같이 치료해야 한다는 인식이 높아진 것도 자연의학에 대한 관심을 증폭시키는 계기가 되었다. 생활수준이 비교적 높거나 오래 전부터 자연치유법을 신뢰하는 나라에서 주로 사용되는 자연치유의 방법으로는 식물치료, 동양 한의학, 아유르베다, 생약치료법, 영양요법 등이 있다.

자연치유력 촉진 인자

1. 건강한 음식 2. 좋은 물(6각수) 3. 좋은 향
4. 나쁜 마음 제거 5. 기도 6. 상상이미지
7. 최면 8. 기공/심령치료 9. 운동(걷기)
10. 감사하는 마음 11. 대체요법(마사지, 지압, 정골요법..)
12. 사랑의 따뜻한 마음(사랑/애정 → 스트레스호르몬↓ / 혈압↓ / 면역력↑ / 작업능률↑ / 노화방지.. 가능)
13. 소리 내어 웃기~미소 짓기(일본 연구팀 결과: 웃음 후 자연살상세포 활성 3~4배 증

가하였고, 웃는 표정만으로도 자연살상세포 활성화 확인함. 이러한 연구결과를 토대로 자연요법으로 웃음클리닉(humor clinic)이 등장하는 계기가 되었음)

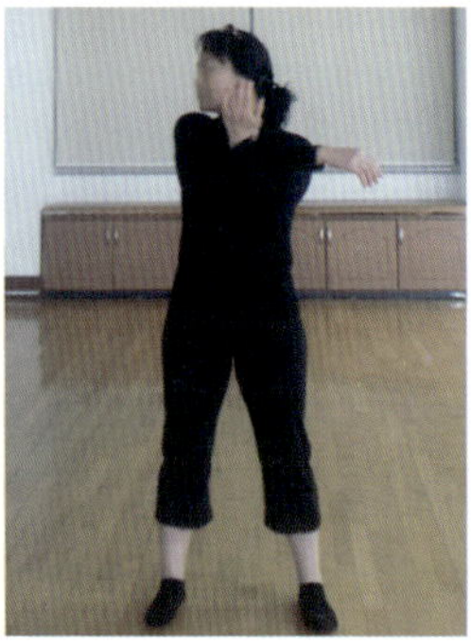

▲ 그림2-4 운동

자연치유의 기본 원칙:

① 수술은 NO!... 치료수단으로 이용하지 않기

② 자연과 함께... 자연적 힘(물, 공기, 햇빛, 먹거리, 식이요법 등) 이용으로 치유과정을 돕기

③ 질병원인 제거... 신체에 유해한 독성분, 노폐물, 기타 불결한 것 청소하여 없애기

④ 질병예방 YES!... 질병을 피하고 자연치유를 위해 인체 항상성 유지하도록 노력하기

⑤ NO, NO, NO!... 몸에 해롭거나 위험한 것은 어떤 경우에도 사용하지 않기

⑥ 고도의 숙련... 자연치유의 높은 효과를 위해 고도의 숙련과정 필요함

2-3 자연치유와 항상성

자연치유와 항상성

자연치유법이란 자연에 있어서 치료에 이용될 수 있는 여러 재료들을 자연치유력 증진을 위해 활용하는 방법이다. 이는 인간이 가지고 있는 원래의 건강한 상태 유지와 인체-물질-자연과의 관계성 회복에 주된 목표를 두고 있다. 자연치료의 궁극적인 목표는 예방에 있으며, 질병의 원인으로부터 인체가 자유로워지는데 있다. 생활 속에서 생긴 질병은 생활 속에서 고쳐야 한다는 것이 핵심 주제이다. 자연치유와 항상성은 절대적인 관계에 있어 건강하려면 이 둘의 조화와 균형이 최적의 상태로 활성화되고 유지되어야 한다. 항상성은 환경적인 변화나 신체가 스트레스 상태에 들어가도 세포나 조직 수준에서 스스로 균형을 유지하고 조절한다. 흔히 항상성은 자동정상화 장치에 비유되어 우리 몸이 환경변화에 잘 적응하도록 적절하게 조절능력을 발휘한다. 사람의 체액(혈액/림프액 함유)이 pH 7.34~7.45 약알칼리성으로 유지되는 것도 항상성 때문이다. 만약 혈액 pH 상에 변화가 일어나 그 수치가 7 정도의 중성이 되면 피는 응고되어 인체는 죽음에 이른다.

항상성에 관한 연구

세포가 정상적인 기능을 수행하기 위해서는 조직의 변함없는 환경, 즉 항상성이 필수적이다. 인체 내 세포환경이 항상성을 유지하기 위해서는 위에서 보듯이 혈관을 통해 공급되는 체액의 역할이 중요하다. 체액은 언제나 모든 세포를 감싸고 있고, 항상성은 인체를 균형 잡히게 한다. 인체가 외적인 환경변화나 내적인 스트레스 영향에도 불구하고 정상 범위를 유지하려는 것은 스스로 조절하는 항상성이 항상 가동되고 있기 때문이다. 신진대사는 생체조직 내에서 균형 잡힌 상태를 유지하려는 모든 생명체의 중요한 특성으로 건강하려면 일정한 범위 내에서 변함없이 그 활동이 지속되어야 한다. 항상성은 크게 음성복귀(negative feedback)와 양성복귀(positive feedback) 반응으로 나타난다. 인체의 불균형 상태가 그리 심하지 않을 때 나타나는 증상들이 소위 말하는 음성복귀 현상이다. 우리 몸의 항상성 조절에 문제가 생겨 음성복귀가 계속 반복되면 종국에는 죽음이라는 양성복귀가 나타난다. 죽음(death)이라는 용어가 의미하듯이 항상성의 양성복귀는 엄청난 파괴력을 지닌다. 그러나 인체가 보이는 대부분의 항상성 복귀작용은 음성적인 반응이다. 항상성이 제 능력을 발휘하지 못하는 상태가 되면 몸에는 여러 질병의 증상들이 나타나기 시작한다. 질병(disease)이란 인체 생리상태의 불균형을 뜻하며, 일반적으로 불쾌한 증상이 먼저 나타난다(통증/발열/오한/설사/몸살/염증 등).

항상성 작용과 자연치유

인체의 항상성은 음성복귀에 의하여 조절되는 생리작용이다. 인체의 음성복귀 현상은 '피드백'에 비유되며 외부로 표출되는 정보신호라고 할 수 있다. 이러한 정보신호는 몸이 정상적이지 않다는 상황을 자신에게 경고하는 '적신호'로 인지하고 건강을 준비해야 한다. 인체 감각기관의 모든 세포들은 내적 상태를 체크하면서 내외 변화에 적응과 정상 유지를 위해 쉼 없는 '음성복귀' 조절작용을 한다. 이런 자가조절 활동에 관여하는 인체기관은 자율신경계와 내분비계에 해당된다. 인체의 항상성 작용은 다음의 여러 형태로 설명할 수 있고, 하나라도 정상 상태에서 벗어나면 질병이 생길 수 있다.

1 **체온 조절** - 정상체온은 36.5℃로 가장 좋은 체온을 말한다. 보통 가장 낮은 체온은 오전 1~4시, 가장 높은 체온은 오후 2~4시에 측정된다.

2 **O_2 & CO_2 교체** - 산소와 이산화탄소는 호흡 및 생명유지에 절대적인 요소!

인체의 생명유지에 필요한 에너지는 호흡과정에서 만들어지며, 산소는 호흡에 필수적이다. 또한 에너지 사용 후 배출되는 이산화탄소/노폐물은 호흡으로 제거된다. 즉, 인체는 산소와 탄산가스를 교체하여 균형을 유지한다.

3 **산/알칼리 균형** - 체액의 산/알칼리 균형은 pH 7.45 약알칼리성 상태가 최적이다. 정상 상태의 동맥의 혈중 농도는 pH 7.35~7.45이다.

4 **혈액/혈압 유지** - 혈압은 심장에서 혈액이 방출될 때 혈관이 받는 압력을 말한다. 혈류는 동맥 → 정맥으로 흐르며, 혈압은 동맥에서 가장 높고 정맥에서 가장 낮다. 건강한 성인은 최대혈압 130㎜Hg 이하, 최소혈압은 90㎜Hg 이하 범위에 있다.

5 **혈당량 조절** - 정상적인 혈당의 수치는 80~120㎎/㎖, 공복 시 110㎎ 이하, 식후 2시간 후 140㎎ 정도이면 정상이다.

6 **체액 조절** - 체액 보충에는 증류수가 가장 좋은 것으로 알려져 있다. 체액과 혈액은 소금물 상태와 비슷하고, 정상인의 체액은 체중의 약 60%를 차지한다. 체액은 인체 생리대사에 주요 물질로 핵심적 기능을 수행한다.

7 **호르몬분비 조절** - 호르몬의 어원은 'hormon'(어원: 헬라어)으로 "to set in motion"을 뜻한다. 호르몬은 생체조절물질로 극미량으로도 인체의 많은 반응을 톱니바퀴 돌듯이 원활하게 작동하도록 해준다.

8 **면역시스템/백혈구 수** - 면역체계는 동적/정적 면역세포, 항체, 화학물질 등으로 이루어진 매우 복잡한 시스템으로 T세포는 인체 면역체계 유지에 가장 중요한 역할을 한다. 인체는 T세포 상태에 따라 질병에 대응하는 저항력이 달라진다. T세포는 몸속에 들어 온 병원체를 죽이거나 암세포가 생기면 암세포에 달라붙어 세포독성물질을 만들어 죽여 버린다. 인체에는 약 1억 개의 좋은 백혈구가 있으며, 피 속을 돌며 박테리아, 세균, 바이러스 등의 병원체를 제거한다. 백혈구는 혈액 1㎣ 당 5,000~10,000개

정도 있으나, 적혈구보다는 훨씬 적게 분포한다(약 1/700). 혈류 림프구의 80%를 차지하는 T세포는 면역계를 지배하나 면역계의 핵심인 T림프구가 약해지는 가장 큰 원인 중의 하나는 부정적 마음의 상태로 알려져 있다(T세포 및 면역시스템 : 4장 참고).

A. 자연치유 – 항상성 방해 요소들

항상성은 생명체 고유의 특징이나 우리 몸에서는 매순간 보이지 않는 원동력으로 작용한다. 생명현상 유지에 필수적인 항상성의 작용을 방해하는 원인은 내적, 외적으로 상당히 많으나 중요한 몇 가지를 열거하면 다음과 같이 요약될 수 있다.

내적 요소:

1. **유전적 결함** - 인체의 모든 형태적/생리적 특성은 세포핵 속의 유전자로부터 나온다. 모든 세포/조직 유형, 기관의 성장단계 결정, 외모와 수명, 병적요인 등에 이르기까지 절대적인 영향을 미친다.
2. **세포 이상** - 세포에 이상이 생기면 세포에는 퇴화, 침착, 성장장애 등의 현상이 나타난다. 세포가 노화되면 퇴화과정이 진행되고, 외부에서 유입된 지방이 장애를 일으키면 세포는 침착된다. 세포의 성장장애는 세포가 위축되거나 커지는 결과를 초래하고, 계속 진행되거나 심하게 되면 암이 발생하게 된다.
3. **pH/체액 불균형** - 수소이온 농도(pH)의 균형은 인체 건강상태 유지에 필수적이며, 수소이온의 불균형 상태는 크게 산증(acidosis, 체액/혈액 산성화)과 알칼리증(alkalosis, 혈액의 알칼리화)으로 구분된다. 체내의 액체(혈액/림프액/조직

액 등)는 몸을 순환하며 세포/조직에 영양분, 산소를 운반하고 노폐물을 제거한다. 체액은 병원체 제거나 체온조절 등의 기능도 수행한다. 체액 구성물질의 결핍 또는 과다, 영양실조, 체액의 비정상적 이동 등은 몸의 불균형 상태를 야기한다.

4. **혈액순환 장애** - 혈관경색, 탁한 피, 혈압/혈액 변화, 체온조절이 잘못되면 혈액순환 장애가 일어난다. 장애요인이 개선되지 않으면 항상성이 깨지고 질병이 발생한다. 복잡한 현실 속에 사는 현대인들은 스트레스, 경쟁 등 끈임 없는 혈액순환 방해요인에 노출되어 혈액이 산성화로 탁해지고 있다.

5. **면역력** - 항상성 유지에 매우 중요한 요소! 면역력이 결핍되면 대개 감염성 질병, 암 등이 발생하고, 면역과다에서는 알레르기, 자가면역 질병, 림프암 등의 병이 생긴다. 또한, 인체의 면역반응은 때로는 자신의 단백질에도 나타난다. 면역체가 자신의 조직을 공격할 때 생기는 자가항체는 정상적으로도 생기며, 나이가 들면서 점점 증가하기도 한다.

6. **감염과 염증** - 질병 유발 병원체들이 인체로 침입하면 감염 증상이 나타나며, 면역력이 약하면 질병 증상이 쉽게 나타날 수 있다. 염증은 면역계 핵심인 백혈구가 관여하는 방어기전의 일종으로 조직의 상해 및 반응, 회복의 단계를 거친다. 생체조직의 손상에 대한 생리적 반응으로 염증, 회복반응으로 방어/보호반응에 의해 발진, 통증, 발열, 종창 등이 나타나기도 한다.

7. **조직 회복과 재생** - 세포/조직의 상해 또는 감염이 발생하면 이에 대한 반응으로 면역계가 작동된다. 면역계 및 항상성이 정상적일 때에만 상해 조직의 회복과 재생이 가능하다.

외적 요소:

1. **산소 결핍** - O_2 산소 결핍은 호흡곤란 및 혈류 순환에 치명적인 요소로 작용한다.

2. **영양 불균형** - 균형 잡힌 영양섭취는 건강유지에 필수적! 영양의 불균형은 질병 유발 요인이 될 수 있어 인체는 매일 탄수화물(50%), 지방(30%), 단백질(12%), 풍부한 섬유소, 소량의 비타민, 무기질 섭취를 필요로 한다.

3. **약물 중독** - 사용 약물의 종류/강도/빈도/기간, 건강상태와 주위 여건 등 여러 가지 요인에 따라 항상성 및 치유의 회복정도가 달라진다.

4. **신체적 충격** - 세포 신진대사에 치명적 영향을 미치는 비정상적인 신체적 상태로 외적으로 오는 경우가 많다. 출혈은 대표적 신체적 충격으로 출혈 시작 후 10분 이내에 멈추지 않으면 문제가 발생한다. 혈액은 건강한 사람 체중의 약 6~8% 차지하는데, 인체에서 소량이라도 출혈이 계속되면 빈혈이 일어난다. 만약 급속하게 과다출혈이 발생하면 인체는 쇼크 상태에 빠지게 된다. 건강한 어른이 전체 혈액량의 1/2에 해당하는 2,000*ml* 이상의 혈액을 잃게 되면 죽음에 이른다.

5. **한계 체온** - 인체 중심체온의 생존 상한선은 45℃, 하한선은 23℃(직장 체온). 체온이 42℃ 이상(열사병), 35℃ 이하(저체온) 상태가 되면 인체는 정상적인 기능을 할 수 없다(체온계: 35~42℃ 표기). 항상성에 영향을 주는 화상은 심하면 몸의 중요한 체액과 전해질에 불균형을 초래한다.

6. **방사선** - 방사선 동위원소 또는 X-선 등 이온화 방사선에 자주 노출되면 여러 질병에 걸리기 쉽다.

B. 자연치유의 주요 방해요인

1. **에너지 부족** - 영양부족 또는 기아상태에 있는 사람들은 자연치유력이 충만하지 못할 것이다. 에너지 부족은 과로, 수면부족, 자극성 약물복용, 지나친 운동 등으로 에너지 소비가 적절하지 못할 때 생길 수 있다. 균형 잡히지 않은 식단, 소화기능 손상, 부적절한 호흡 등은 신진대사에 필요한 에너지를 충분하지 못하게 만든다.

2. **혈액순환 장애** - 치유체계는 혈액의 순환을 통해 기능부전이나 손상된 부위로 에너지와 물질을 운반한다. 그러므로 혈액순환 장애는 자연치유를 거꾸로 가게 하는 요인이 된다.

3. **독소** - 독소는 치유반응 감퇴 요인으로 일반적으로 식품, 물, 공기를 통해 우리 몸으로 들어온다. 독소는 자연치유에 필요한 정보를 담고 있는 DNA를 손상시킬 수 있다. 과다한 독소는 알레르기, 자가면역 질환 등 원인불명의 퇴행성 질환에 중요 원인이 되기도 한다.

4. **방어기능 손상** - 몸의 방어기능이 미약하면 자연적인 치유는 거의 일어나지 않는다. 면역체계는 심한 감염, 독성물질, 특별한 형태의 에너지로 인한 충격, 건강하지 못한 정신상태 등에 의해 약해지고 방어기능이 손상될 수 있다.

5. **정신, 마음의 상태** - 정신과 마음의 상태는 치유에 큰 영향을 미친다. 실제로 정신적인 사건은 자연치유를 촉진할 수도 있고 자연치유를 가로막을 수도 있다. 마음의 상태는 뇌 기능이나 신체적 기능과 밀접한 관계가 있다.

건강에 영향을 주는 일반적 요소들

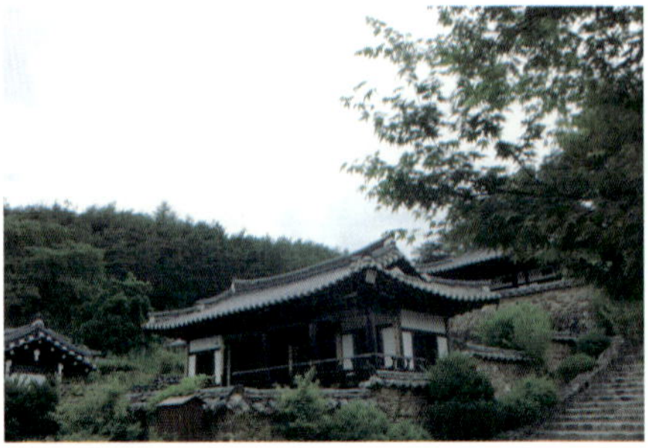

▲ 그림 2-5 한옥

- **환경** - 우리를 둘러싸고 있는 모든 환경은 건강을 비롯한 인간생활에 영향을 줄 수 있는 많은 요소를 포함하고 있다. 사회적, 생물학적, 자연적, 인적, 문화적, 지리적 조건도 인간생활에 직접적인 영향을 준다.

- **영양 상태** - 건강의 유지 및 증진에 있어 몸의 영양상태는 절대적이나 많은 현대인들은 영양적으로 취약한 상황에 놓여 있다. 각종 공해와 환경오염, 농약과 방부제 등의 화학물질, 유전자변형식품(GMO), 환경호르몬 등이 곳곳에서 우리를 위협하고 있다.

- **질병과 사고** - 원치 않는 질병과 사고는 우리의 건강을 위협하는 또 다른 요소이다. 의학의 발전에도 불구하고 아직 원인불명의 질병, 재해나 사고, 공해 및 환경오염 등이 풀어야 할 문제로 남아 있다. 오늘날 각종 생활습관성 질병에 대해 현대의학이 직면하는 이러한 한계점들을 대체의학이 어느 정도 메워 주며 빠르게 성장하고 있다.

- **인생관** - 지혜롭게 타인과 융화하며 건실한 인생관을 갖는 것이 건강해지는 길이라 할 수 있다. 건강한 정신으로 사회에 잘 적응하며 살아가는 노력이 필요하다.

- **의사 결정** - 건강에 영향을 주는 가장 중요한 것 중의 하나가 자신이 내리는 의사 결정이다. 특히, 건강하기 위해 본인이 선택하고 결정하는 효과적인 식생활 패턴은 자신의 자연치유력과 직결되어 있다. 건강과 관련된 문제는 생활습관과 같이 자신이 결정하는 건강한 생활패턴에 막대한 영향을 주고 있다.

참고문헌

권화자. 2013. 자연치유와 건강. 아트하우스

김옥분 역. 2005. 자연치유. 앤드류 와일 지음. 정신세계사

김평안. 2011. 놀라운 자연의사. 에버라스팅가스펠

이응철, 고은애, 이형환. 2013. 자연치유학. 아트하우스 출판사

http://blog.daum.net/kts8500/11519630

http://www.8healthplans.com/blog/hbv.aspx?hbsID=1217&bLCID=0&hbbID=586&F=&K=&p=0

http://www.wla.or.kr/html/index.php?code=JB1&ftyp=jibu_dt..&fbox=&page=3&numid=106&mode=print

Chapter THREE

치유력을 가진 자연에너지

에너지의 균형

인체의 치유는 바로 자연에너지 속에서 비롯된다. 사물이나 사람은 공명을 일으키면 서로 감응해서 진동을 일으킨다. 우리가 나무 옆에서 집중하면 무의식적으로 나무의 에너지와 공명하고 그 에너지를 모방하게 된다. 사람 사이에도 마찬가지이다. 같이 있을 때 기분이 좋아지는 사람이 있는가 하면 반대로 유쾌하지 않은 사람이 있는 것도 바로 이런 공명 때문이다. 자연의 요소들 가운데 적합한 것을 선택하여 그것에 집중하면 그것과 공명할 수 있다.

Chapter 03

제3장

치유력을 가진 자연에너지 : 에너지의 균형

3-1 자연에너지

무한한 잠재력 지닌 자연에너지

치유력 갖는 자연에너지

치유를 가능하게 하고 치유를 불러오는 것은 바로 자연의 에너지다. 우리는 땅, 태양, 공기, 물, 동식물 등과 함께 여러 형태의 자연에너지 속에 살고 있고, 바로 그 에너지의 일부이기도 하다. 인체의 치유는 바로 이 자연에너지 속에서 비롯된다. 자연에너지에는 치유능력이 있으나 인위적으로 합성된 에너지에는 치유력이 없다. 특히 어떤 특정 자연요소에 집중하면 치유가 촉진되는데, 이것은 바로 그 요소가 가지고 있는 공명 때문이다.

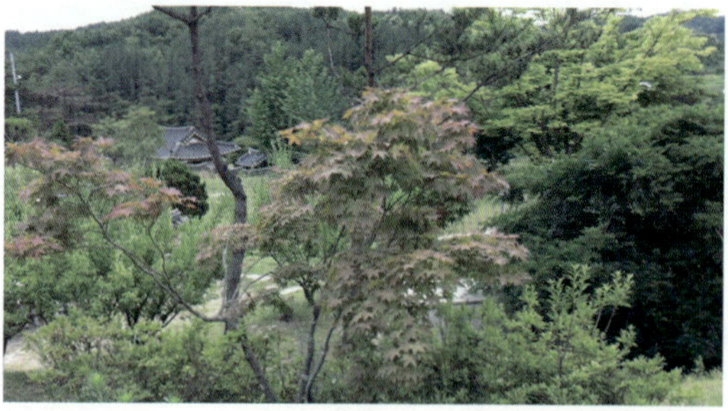

▲ 그림 3-1 자연환경

사물이나 사람은 공명을 일으키면 서로 감응해서 진동을 일으킨다. 우리가 나무 옆에서 집중하면 무의식적으로 나무의 에너지와 공명하고 그 에너지를 모방하게 된다. 사람 사이에도 마찬가지이다. 같이 있을 때 기분이 좋아지는 사람이 있는가 하면 반대로 유쾌하지 않은 사람이 있는 것도 바로 이런 공명 때문이다. 자연의 요소들 가운데 적합한 것을 선택하여 그것에 집중하면 그것과 공명할 수 있다. 또한 이들의 건강한 에너지를 접한다면 우리의 에너지도 변화하게 된다.

환경 = 에너지!

우리를 둘러싸고 있는 환경은 곧 에너지다. 우리가 숨 쉬는 공기, 발을 딛고 있는 대지, 땅 속의 모든 것이 모두 에너지이다. 인간의 에너지 역시 자연에너지라는 환경 속에서만 존재할 수 있다. 특정한 자연에너지에 집중하는 것, 이것이 바로 치유에 이르는 길이다. 자신에 맞는 자연물에 주의를 집중하면 그 자연물의 에너지와 우리의 에너지가 공명을 일으켜 좋은 결과를 낳는다.

땅에 반응하는 인체

인체는 발을 땅에 대고 살고 있으므로 발밑의 실재는 땅이라 할 수 있다. 우리의 몸이 반응하는 주요한 실재의 하나가 바로 땅이다. 치유에 가장 좋은 진동수는 자연에너지에서 나오는 진동수이다. 자연의 에너지로 몸의 충만, 평온, 건강을 원한다면 집중하여 자연과 교감하는 방법을 익혀야한다. 불안하고 두려울 때 횡경막은 위로 수축됨과 동시에 인체 에너지도 위로 끌어올려 땅에서 멀어지게 한다. 만약 두려운 순간에 놓여 있다면 발을 땅이나 다른 무엇에 디디고 서서 조용히 그 감각에 집중하도록 하자. 이는 불안감이나 두려움을 없애는 좋은 방법 중의 하나이다. 땅을 딛고 느끼려면 특히 맨발로 하라. 대지와의 교감은 건강한 에너지로 우리 몸을 충만케 해주는데, 특히 맨발로 하는 대지와의 교감은 몸의 치유를 한층 더 도와준다.

주의 집중은 자연에너지로의 통로

자연 속에서의 주의집중은 자연이 지닌 치유에너지에 다가가는 주요한 통로라 할 수 있다. 명상은 집중력을 높이는 체계적인 정신적 훈련의 하나로 집중력과 평정심을 높여주는 것으로 잘 알려져 있다. 인체 여러 곳에 있는 정신적 힘의 중심점인 에너지 센터 '차크라'를 통해 전문적으로 명상을 하기도 한다.

※ 차크라(chakra): '바퀴' 또는 '원반'을 의미하는 산스크리트어, 척추를 따라 분포하는 7개 에너지 센터. 각 차크라는 적절한 에너지 진동수를 만들어 인체의 거의 모든 부위로 이를 분배한다고 한다.

땅 에너지가 주는 선물

땅이 지닌 에너지는 인체에 대해 해독작용, 에너지 충만, 감각기능 향상 등의 주요한 기능을 한다.

1 **첫 번째,** 땅 에너지의 인체 해독작용이 큰 선물이다. 인체는 끊임없이 많은 물질을 흡수하는데, 이들 중 건강하지 못한 유해에너지는 심신의 건강을 해친다. 해결책 중 하나는 유해한 부정적 에너지를 땅속으로 배출해 버리는 것이다. 등을 땅에 대고 누우면 척추를 통해 쓸모없는 에너지들이 밖으로 나가는 것이다. 매일 아침과 하루 일과를 마친 후 집중하는 훈련을 꾸준히 하면 효과를 볼 수 있다.

2 **두 번째,** 땅 에너지는 우리 몸을 에너지로 가득 채워주는 작용을 한다. 대지와 교감 시 발바닥을 통해 땅의 에너지가 몸을 통과하면서 위로 끌어올려지는 것을 느끼게 되면 몸속 에너지가 증가하게 된다. 만약 체내에

부정적인 증상을 가지고 있다면 충만한 에너지에 의해 증상들이 호전되거나 사라지게 된다.

3 **세 번째,** 땅 에너지는 몸의 자연스러운 감각을 향상시켜 준다. 사람들은 대개 낮 동안에 두뇌활동을 활발히 한다. 몸의 자연적 감각을 향상시키고자 한다면 답은 아주 간단하다. 매일 잠깐씩이라도 대지와의 교감을 위해 땅위에서 보내는 시간을 갖는 것이다. 아침에 잠에서 깨었을 때와 하루 일과를 마친 후의 시간이 가장 이상적이다.

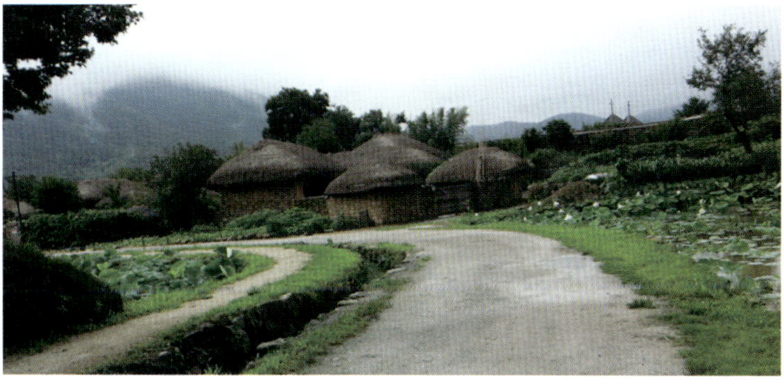

▲ 그림3-2 땅 에너지

나무, 자연치유의 동반자

살아 있는 대표적 에너지의 통로인 나무는 땅에서 생명에너지를 흡수해서 그 에너지를 사용한다. 길게 자라는 나무는 수직으로 강력하게 에너지가 흐르기 때문에 발끝에서 머리까지 이어지는 인체의 수직적인 에너지 흐름 향상에 도움이 된다. 자신에게 맞는 나무에 기대는 것은 강건한 에너지 흐름에 동승하는 것이고, 이는 우리에게 긍정적인 영향을 미친다. 하지만 방출되는 에너지는 나무마다 달라 여성적 에너지가 많은 나무들은 통증 완화에 좋고(예: 버드나무/무화과나무), 남성적 에너지가 강한 나무들은 강력한 상승 에너지로 몸을 꼿꼿하게 하도록 돕는다고(예: 떡갈나무/너도밤나무) 한다.

공기, 기체 형태의 자연에너지

자연의 에너지는 전환이 가능한데 공기 중의 자연에너지가 개인적 수준의 에너지로 빠르게 바뀌는 곳은 우리 몸에서 폐(lung)이다. 깊고 편안한 숨 쉬기 즉, 올바른 호흡은 심신의 평정을 가져오고, 평정을 찾으면 몸과 마음의 작은 병증들은 거의 일어나지 않는다. 건강하지 못한 호흡법을 바꾸는 최선의 길은 앉은 자세에서 혹은 서서 땅의 에너지를 받아들이는 것이다.

가슴을 통한 땅으로부터의 치유

치유는 에너지의 흐름을 조절하여 효과적으로 움직이거나 회복하도록 돕는다. 치유의 기본개념은 에너지가 물질을 형성하고 통제한다는 사실에 있다. 인체의 에너지는 위-아래 양극으로 흘러 발은 땅에 닿아 있고, 머리는 위로 하늘을 향해 있다. 치유는 주로 땅-발-가슴-머리에 이르는 흐름으로 땅에서 시작하여 가슴을 통해 이루어진다고 할 수 있다. 자연에너지는 인체의 양끝으로부터 흘러 자연과 아주 밀접한 관계를 맺고 있다.

아우라 & 기

'아우라(aura, 어원: 라틴어)'는 '어떤 장소/사람에게 서려 있는 독특한 분위기/기운'을 뜻하며, 특정한 환경에서 빛 같은 것이 나타나 어떤 형상이 감지되는 것을 말한다. 이는 오래 전부터 알려져 왔고, 모든 형태의 물체에서 감지된다고 한다. 아우라, 즉 기(氣)는 생명체에서 방사되는 에너지 또는 에너지 복사현상으로 이해되고 있다. 일반적으로 동종의 생명체들은 같은 구조의 기를 지녀 어떤 생명체의 기본형태는 기의 종류와 구조를 결정한다. 기가 발산될 때 다른 물질이 내는 기와 교환되면 공명현상이 일어난다. 기가 교환되는 일은 인체 간에도 흔히 일어나는 현상이다.

인간은 두뇌활동을 하면서 의식을 지니고 살아 주위에서 일어나는 수많은 현상과 자신을 분리해서 자각할 수 있다. 의식은 또한 감각기관과 밀접하여 시각, 청각, 촉각, 후각, 미각을 자각할 수 있는 도구로 이용한다. 사람들은 기를 통해 다른 사람의 감정 상태를 느낄 수 있는 능력을 어느 정도 가지고 있다. 어느 장소에 들어섰을 때 분위기가 좋지 않은 느낌을 받았을 때가 그 예이다. 또 다른 사람의 눈빛을 등 뒤에서 느끼는 경우도 마찬가지이다. 이는 뒤 사람의 강한 눈빛이 만들어낸 에너지 중심이 다른 사람의 에너지장과 만나 충돌하면서 등에 느낄 수 있는 뚜렷한 잔상이 남는 것이라 보고 있다. 사람의 기는 인체 가까운 곳에 위치하여 에너지 상태에 따라 수 ㎝ 거리에 존재한다. 야스민·라이트가 확인한 바 있는 다음의 아우라 관련 실험을 참고하여 한번 따라 해보자(나무의 힘: 야스민 · 미하엘 라이트/박원영). 아우라를 느꼈다면 자연에너지의 치유력을 확인할 수도 있을 것이다.

아우라 확인실험

- **1 단계:** 손이 가지고 있는 에너지 균형과 감각 지각을 목적으로 손가락 끝을 향해 손에서 물을 털듯이 두 손을 조용히 쓸어내리거나 손바닥을 서로 비벼준다.
- **2 단계:** 잎이나 꽃잎 끝 모서리 근처에 손바닥을 향하게 한 후 몇 센티미터 이내에서 살짝 지나치게 한다. 지나치면서 어떤 특정한 위치에서 이상한 느낌을 받는지 피부감각 변화에 주의를 기울인다. 가벼운 정도의 따가운/따뜻한/찬/밀리는 듯하거나 미세한 자기장이나 전류 같은 것이 느껴질 수 있다. 주의를 집중하여 어느 위치에서 일어나는지 느껴 보도록 한다.
- **3 단계:** 실험이 끝나면 손을 가볍게 털거나 물로 씻어 잔류 에너지를 제거한다. 대부분 특정한 위치에서 미묘한 현상을 뚜렷하게 느낀다고 한다.

우리가 느낀 것이 바로 식물의 氣, 아우라인 것이다.

氣의 시각적 전달 증명

step 1. 어둡지 않은 은은한 조명과 밝은 색 벽 앞에 식물을 놓는다.

step 2. 잎이나 꽃을 하나 정해 다음과 같이 진행한다.

step 3. 편안한 자세와 정겨운 눈빛으로 잎/꽃 너머의 밝은 벽을 바라본다. 식물을 정면으로 응시하지 말고 비껴서 쳐다보는 것이 좋다.

정해서 바라 본 잎과 꽃 주변에서 옅은 빛 같은 무엇인가를 감지할 수 없었다면 시각을 고정하여 주의 집중하는 훈련이 어느 정도 필요할 것이다. 눈빛의 초점을 잎 너머 벽에 두면서 식물 주위에 생기는 옅은 빛 기운을 볼 수 있어야 된다. 식물로부터의 복사에너지는 관찰 대상 뒤 밝은 배경에 옅은 빛의 테두리 같은 기운으로 나타난다. 기운을 감지하면, 특히 그 끝이나 가장자리를 주의해서 본다. 이 과정을 여러 번 반복하다 보면 끝이나 모서리에서 나오는 옅은 광선도 감지할 수 있다. 과정이 끝나면 눈을 지그시 감고 손끝으로 눈 주위를 안에서 바깥쪽으로 부드럽게 쓰다듬어 준다. 피곤하거나 지쳐 있을 때보다 숙면 후에 관찰 대상에서 빛 테두리의 기를 더 잘 느끼게 된다.

3-2 나무 에너지

우리에게 많은 것을 주는 나무!

인류는 오래 전부터 나무와 특별한 관계를 맺고 있다. 식물은 엽록소(chlorophyll)를 지닌 녹색의 생명체로 식물과 동물 모두에게 없어서는 안 되는 존재이다. 특히, 나무들이 지닌 '녹색'

의 네트워크를 잘 활용하면 우리를 둘러싸는 생태계에 대해서도 다양한 정보를 알아낼 수 있을 것이다. 나무는 인간을 비롯한 많은 동물의 중요한 동반자로서 영양분 및 생명력 제공 등 무한의 능력을 보여주며 함께 살아오고 있다. 크고 튼튼한 나무 한 그루를 예로 들어보자. 큰 나무는 사람 4명이 하루 호흡에 필요한 O_2를 공급할 수 있고, 공기 1리터당 7천여 개의 먼지입자를 줄일 수 있는 능력이 있다고 한다. 그 능력은 장소에 따라 차이가 있어 도시의 나무와 숲은 농촌/산촌보다 5~10배 정도 CO_2를 더 감소시킬 수 있어 주위환경에 미치는 효과가 훨씬 높다. 선사시대 인간이 사용한 최초의 도구와 가구는 나무로부터 만들어졌으며, 오늘날에도 숲에서 오는 재료에 의한 임산업 등은 산업경제에 중요한 부분을 차지한다. 특히, 펄프 제지산업과 화학산업의 기초재료가 되고 토목, 건축 등 건설산업에서 중요한 재료가 된다. 이와 같이 나무는 살아 있는 존재로서는 물론 죽은 후에도 우리에게 아주 많은 것을 준다. 그러므로 숲과 나무는 우리 모두가 필히 다함께 보호해야 될 생존에 필요한 잠재력이다.

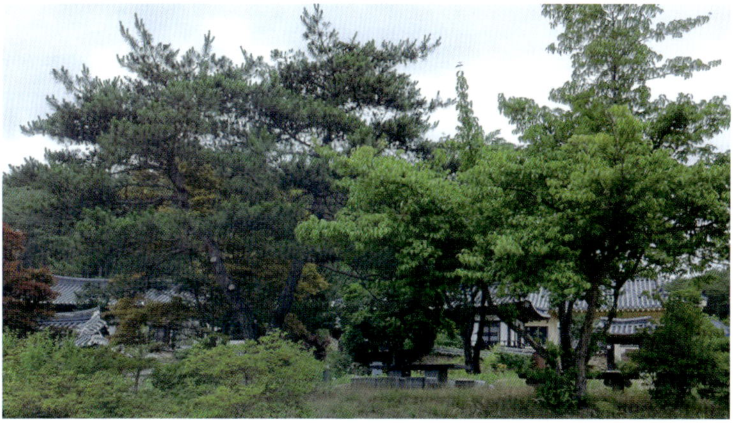

▲ 그림 3-3 한옥과 정원

나무의 힘

조용히 나무를 바라보면서 관찰하면

나무는 내게 다가와서 살아 있는 생명체가 될 수 있다. 따뜻한 햇볕의 온기와 정겨운 바람으로 나무가지와 잎을 흔들며 우리에게 말을 거는 듯하다. 이를 느낀다면 나무와 이전에 경험해보지 못한 전혀 새로운 관계가 형성될 수 있다. 나무의 기는 땅과 공기 중에서 받아들인다. 기 흐름의 원리는 위아래로 모두 적용된다. 나무는 땅 속의 모든 뿌리를 이용해 지구에너지를 빨아들여 줄기를 거쳐 나무 끝의 수관을 통해 밖으로 내뿜고, 또 수관을 통해 우주에너지를 흡수하여 줄기를 거쳐 땅 속으로 뻗어내고 있다. 이러한 나무의 힘은 주위의 모든 생명체에게 새로운 힘을 주고, 심신의 균형을 유지할 수 있게 해준다. 나무와의 새로운 관계는 살아가면서 부딪히게 되는 다양한 문제에 해결책을 제시해 주기도 한다. 나무와의 교감이 삶을 긍정적으로 변화시키는 데 얼마나 큰 도움을 주는지에 대해 알게 될 것이다.

나무가 가지는 의미

이번에는 크게 대기의 층으로 눈을 돌려 보자. 대기 중 20~30㎞ 높이의 성층권 부분에는 두께 3~4.5㎜의 오존층(O_3)이 형성되어 있다. 오존층은 풍부한 에너지를 지닌 태양의 자외선이 산소와 만나 흡수 및 분해되는 과정에서 만들어지고, 대기 중의 질소화합물과 결합하며 그 균형을 유지한다. 오존층은 생물체 세포 DNA를 변형시키거나 암을 유발할 수 있는 해로운 자외선을 막아주기 때문에 오존층이 얇아지거나 없어진다면 지상에 사는 생물체의 유전자가 크게 변형될 것이다. 실제 지구상에 생물체가 살 수 있었던 것도 바로 오존층의 보호막이 형성되고 나서야 가능해졌고 지상의 생물체들이 지금에 이를 수 있게 되었다. 나무는 지구 역사상 고생대 데본기(4억5백만~3억5천만년)에 처음 등장하였던 것으로 추정된다. 수천만 년을 이어오며 나무들은 다양하게 진화하였으며, 공기 중의 미세먼지, 세균, 곰팡이 포자 등을 걸러내는 능력을 갖는 환경정화의 일등공신이다. 지구 전체를 비교할 때, 단위면적당 가장 많은 생물이 살고 있는 곳이 바로 숲이며, 그 종류 또한 매우 다양하다.

나무의 에너지

나무는 강한 기를 가지고 있는데, 일반적으로 나무 꼭대기 수관 주변에서부터 뿌리 부근까지 널리 퍼져 있다. 나무의 기는 뿌리 부근, 특히 미세한 뿌리 부근에서 더욱 잘 감지된다. 이는 나무뿌리가 땅속 흙 입자들 사이에서 영양분을 공급해 주는 작은 생물체와 공생관계를 맺고 있기 때문이다. 하늘과 땅 사이의 강한 에너지가 나무에 흐르기 때문에 그 에너지는 사람 기의 정화 및 강화에 적합하다. 주된 나뭇가지들이 대부분 수직으로 위로 뻗는다는 것은 나무가 서 있는 곳에 수맥이 있음을 암시한다. 수직으로 자라며 이러한 에너지를 피하는 방법을 택하는 것으로 생각된다. 하지만, 자라면서 성장에 부정적인 에너지를 필요로 하는 식물도 있다(라일락: 물 있는 땅에서 잘 자람 → 라일락을 관찰하면 수맥의 흐름 찾기 용이). 수맥의 대부분은 좌선형의 에너지를 갖고 있고, 우리 몸을 구성하는 분자는 우선형(右旋型)으로 배열되어 있어 수맥은 인체의 에너지를 감소시키는 작용을 한다. 그러므로 나무의 에너지를 우리 몸으로 받아들이고자 한다면, 나무명상에서는 나무에 혹이 있거나 비뚤거나 뒤틀려 자란 나무는 피하고, 바르게 자란 건강한 나무를 취하여야 한다. 다음은 '나무의 힘'(야스민 · 미하엘 라이트/박원영), '우리 나무의 세계'(박상민)를 참고하여 나무명상에 유의할 점과 비교적 쉽게 접할 수 있는 나무들의 특징을 요약 정리한 것이다.

피해야 할 나무들

나무명상을 위해 건강한 나무를 고를 때에는 좌선형의 에너지를 지니는 나무들을 피해야 한다. 특히, 기생식물이 서식하는 나무, 나무 혹, 줄기 싹, 개미길, 분지된 수관, 왼쪽으로 감긴 나무 등은 피하는 다음의 유의사항을 참고하여 자신에게 알맞는 나무를 택하도록 한다.

- **나무 혹** - 나무의 외형 및 성장한 자태는 서식하는 장소의 에너지 방사 상태를 알려주는 일종의 상황 정보라 볼 수 있다. 나무에 생기는 혹은

여러 에너지들이 부딪히는 지점에서 형성된다. 특히, 물 또는 다른 에너지들이 교차되는 지점에서 형성되는 소용돌이 에너지에 또 다른 에너지가 가해질 때 생기게 된다. 이러한 에너지는 나무에게 좋지 않으며, 사람에게도 좋을 리 없다. 그러므로 이와 같이 혹이 생겼거나 다친 나무는 피하는 것이 좋다.

- **줄기 싹** - 잘 자라는 나무줄기에 싹이 나기 시작하는 것은 나무 아래에 부정적인 에너지가 축적되어 있을 때이다. 줄기 싹 형성은 대부분 수맥이 교차되는 지점에서 생긴다. 지나치게 많이 꺾인/앙상하게 마른/상처 난/발육이 잘 안된 나뭇가지는 나무명상에 이용하지 않아야 한다.
- **개미길** - 개미는 에너지를 좇아가는 작은 동물이나 좌선형 에너지의 흐름을 좇으며 먹이를 찾아 나선다. 그러므로 줄기에 개미가 지나다니는 길은 좌선형의 에너지가 흐른다는 증거로 이러한 나무는 피하는 것이 좋다.
- **분지된 수관을 지닌 나무** - 나무의 주된 동체나 줄기가 아랫부분에서부터 이미 갈라져 두 부분으로 자란다면, 그 지하에 물이 많다고 볼 수 있다. 일반적으로 오른쪽이나 왼쪽으로 휘면서 자라는 나무들도 해로운 에너지를 피해 다른 쪽으로 방향을 틀어서 자라는 것이다. 분지되어 두 개의 수관을 가진 나무는 피하는 것이 좋다.
- **기생식물이 서식하는 나무** - 겨우살이는 에너지를 잘 이용하는 기생식물이다. 겨우살이는 숙주나무의 높은 가지 위에서 숙주식물의 영양분을 빼앗아 성장을 한다. 이때 겨우살이는 좌선형의 에너지를 필요로 하는데, 이런 에너지는 깊은 수맥의 교차점에서 형성된다고 한다. 그러므로 겨우살이가 기생해서 자라는 숙주나무는 아무리 건강하다 하여도 피하는 것이 좋다. 그러나 겨우살이를 숙주나무에서 떼어내면 안 된다. 겨우살이는 해가 되는 에너지를 흡수하여 변화시킴으로서 주변 환경에 피해를 줄이는 것으로 알려져 있는 약용식물이기도 하다.
- **왼쪽으로 감긴 나무** - 왼쪽으로 감긴 나무의 수관으로부터 뿌리까지 살펴보면 왼쪽(시계 반대방향)으로 돌면서 하나의 원이 생겨 있을 것이다. 그런

에너지의 영향은 식물이 뿌리 내린 땅에서 오는 것으로 왼쪽으로 돌면서 감기는 나무와의 대화는 피해야 한다.

- **내게 맞는 나무 찾기** - 나무의 기를 받고자 하여 자신에게 알맞은 나무를 찾으려면 자연속의 숲이나 산에서 자라는 나무가 이상적이다. 하지만 쉽게 숲을 찾아갈 수 없다면 도시 주변의 수목원/식물원이나 생태/녹지 공원에서 자라는 나무들을 찾아가는 것도 좋다.

나무명상과 그 효과

나무명상은 대개 감성이 풍부하고 감정이입이 잘되는 사람들에게 효과가 더 좋다. 나무는 자신의 기운을 가까이에 있는 물체에게 전해줄 수 있어 나무 그늘 아래 사람이 서 있으면 그 대상에게 활력과 삶의 에너지를 채워준다. 활력과 에너지 충전은 '나무의 기(氣)'에 의한 것으로 나무의 반응과 인체의 그에 대한 반응에 의해 양쪽의 에너지가 서로 교환되어 가능한 것이다. 나무와의 교감을 원하면 편안한 마음으로 자신을 나무에게 맡겨야 한다. 나무에너지를 받고자 한다면 나무의 강력한 에너지 장에 들어가 그 에너지가 인체를 지나가는 것을 느껴야 한다. 나무와 대화를 나누면 에너지 장은 더욱 활발해져 에너지가 교환되고 인체에는 변화가 일어난다. 물론 나무의 구조는 인체구조와 다르지만 기 관련 영역에서는 구조적 특징이 거의 같다고 보아 감정영역과 정신영역의 기를 가지는 것으로 보고 있다.

1. 소나무(*Pinus*)

우리에게 가장 친숙한 나무로 한국인들이 가장 좋아하는 수종은 바로 소나무! 강인한 생명력을 지닌 나무로 유명한 소나무는 청각을 강화시키는 기능이 있다. 소나무의 진동파는 다른 것이나 다른 사람의 말을 주의 깊게 들을 수 있게 해준다. 듣는 것에 비해 말을 많이 하는 사람들은 소나무 명상으로 기를 받으면 조용히 다른 사람들의 대화를 듣는 태도를 갖게 된다고 한다. 이 진동파는 자기 가치를 확인할 수 있게 하고, 자기중심적 사고에서 벗어날 수 있게 한다. 소나무는 내적으로 자신감을 얻게 하여 부끄러움/쑥스러움을 없애는 데에도 좋고, 독성해소 효과가 있어 배설상의 문제에도 도움이 된다. 과도한 업무와 스트레스에 지친 경우, 소나무 명상은 마음의 여유와 평화를 얻게 한다.

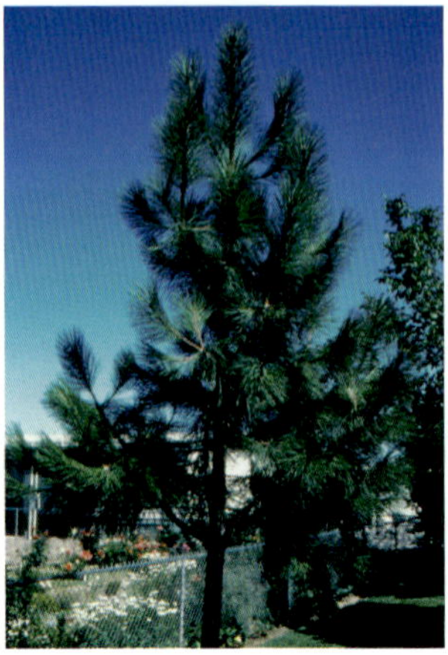

▲ 그림 3-4 소나무

2. 은행나무(*Ginkgo biloba*)

'살아있는 화석'이라 부를 정도로 변함없이 오래전 모습을 간직하고 있으며, 우리나라 사람들이 소나무에 이어 두 번째로 좋아하는 나무이다. 환경 적응력이 뛰어나며, 오래된 고목이라도 줄기 밑 부분에서 새로운 싹이 움틀 수 있다. 은행나무 명상은 효능이 강해 뇌와 척추에 있는 치유력을 일깨우고 자신의 창조력에 눈을 뜰 수 있게 한다. 의존적인 성격을 지닌 사람들은 은행나무를 통해 자신감을 찾을 수 있을 것이다. 또한 중독증세가 있는 사람들에게 추천할 만하여 생각을 정리하고 거기에 집착하지 않을 수 있는 힘을 준다. 어떤 생각이 뇌리에 끝없이 맴돌아 그 생각에서 벗어나고 싶을 때 도움이 된다. 은행나무는 몸의 해독작용도 돕는다. 〈식물의학(Planta Medica)〉에는 은행나무가 신체 전체, 특히 뇌의 혈액순환을 촉진한다는 실험 결과가 있다. 기억/정신/기능 장애에도 효과가 있으며 독성도 없다는 것이 입증되었다. 항균성 물질이 다량 포함되어 있고 공기오염에 강한 것도 그 특징이다.

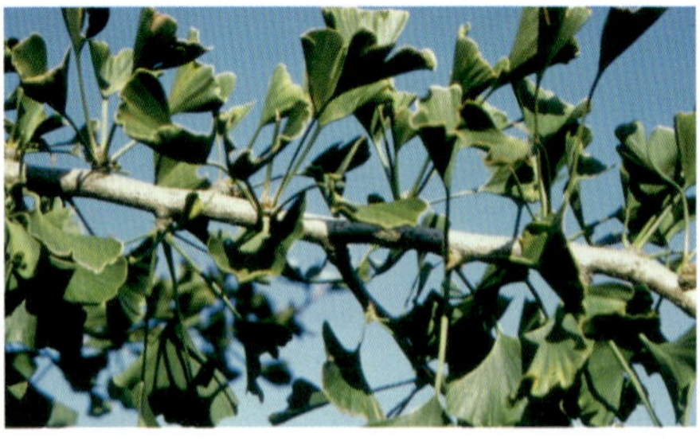

▲ 그림 3-5 은행나무

3. 대나무(*Bambusa*)

옛날부터 선비들이 좋아하는 나무로 처음의 굵기가 평생 그대로 유지되어 충절을 지킨 선비를 표상한다. 햇빛을 좋아하는 양지식물로 음지에서는 잘 자라지 않는다. 마디마디가 진공상태를 유지하고, 잘린 대나무 가운데를 칼날을 넣으면 소리를 내며 순식간에 쪼개진다(일명, 파죽지세). 막힘없는 맹렬한 기세를 나타내는 에너지를 지녀 기를 얻고 싶어 하는 사람들에게 도움이 된다. 대나무의 진동파는 변압기에 비유되는 강한 에너지 흐름을 가진다. 대나무 명상은 마음을 열 수 있게 도와주고, 새로운 관계 속에서 생각하고 느낄 수 있도록 해준다. 다른 사람들과 협동할 때 타인에 대한 이해가 넓어지며, 대나무의 에너지를 통해서 부드러움과 유연성의 큰 힘을 깨닫게 된다. 더불어 자신과 타인에게 솔직해지는 힘이 강해져서 자신을 억누르거나 대인관계에서 문제 발생 시 대나무의 진동파는 큰 도움이 된다.

4. 참나무(*Quercus*)

나무에 탄닌(tannin) 성분이 많은 갈색으로 변한 잎을 가을~겨울동안 오랫동안 나무에 지닌다. 크게 자라는 수종으로 목질이 단단하고 질긴 나무로 선조들에게 널리 쓰여 유적에서 많이 출토되곤 한다. '진목(眞木)'으로 불리는 가장 좋은 재질을 지닌 나무여서 '진짜 나무'란 뜻의 '참나무'란 이름을 갖게 되었다고 한다. 끈기와 우직함을 대표하는 참나무는 끈기와 힘에 대한 에너지 및 경험을 사람에게 전달해 줄 수 있다. 특히, 참나무는 급변하는 현대인들에게 균형 감각과 고요함을 내적으로 갖게 해준다. 또한, 감정의 기복과 목표가 자주 바뀌는 사람들에게 고요함과 활력의 힘을 부여한다. 혹, 자신이 끈기가 부족하다고 느낀다면 참

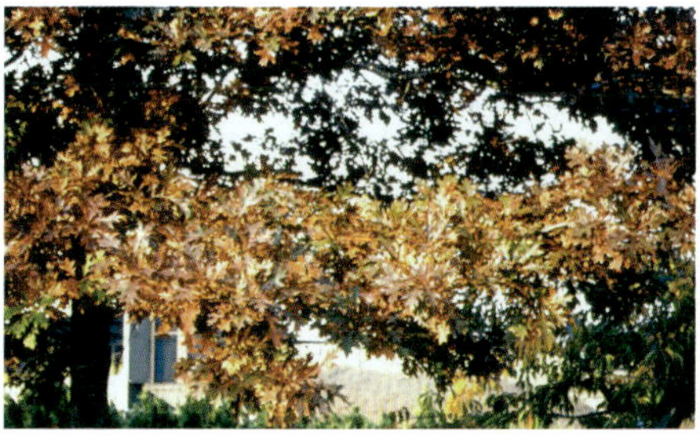

▲ 그림 3-6 참나무

나무를 찾아 친구 삼아야 할 것이다. 참나무 명상은 사람들과의 관계 이해에도 도움이 된다.

5. 자작나무(*Betula*)

겹겹이 쌓여 있는 새하얀 얇은 껍질이 특징적이며 기름기가 많아 쓰임새가 넓은 수종이다. 재질이 좋아 목재, 펄프, 종이, 가구로도 활용되며, 봄에 사포닌 성분이 많은 자작나무의 물은 음료로도 인기가 있다. 햇빛을 좋아하며 무리지어 자라는 자작나무는 그 진동파로 대립된 상황 등을 인지하고 다룰 수 있는 감각을 일깨어준다. 자작나무 에너지는 자신을 인정하고, 주위에서 들려오는 이런저런 말과 행동을 가슴 속 깊이 담아두지 않도록 도와주기 때문에 병에 걸리기 쉬운 사람들에게 좋다. 자작나무 명상은 우리의 느낌을 정확하고 섬세하게 하여 큰일을 시행하기 전에 매우 유익하게 작용한다. 이것은 자신의 마음에서 작은 것을 소중히 여기는 마음과 참을성, 행동력을 만들어 주기 때문인 것으로 생각된다.

6. 측백나무(*Thuja*)

납작하고 작은 비늘잎이 여러 겹으로 포개지고 옆으로 자라는 특징으로 인해 '측백'이란 이름이 붙여진 나무로 비교적 천천히 자라는 크지 않은 나무이다. 겨울에도 푸르고 가지가 치밀하게 뻗어 방풍 또는 방음효과를 지닌다. 측백나무의 진동파는 주파수가 섬세하여 자신을 잘 느끼게 해주고, 특히 남의 일에 참견하기 좋아하는 사람에게 적합한 나무명상으로 알려져 있다. 측백나무의 에너지는 안정적이고 내적인 힘을 바로 세우는 데 강한 역할을 하여 지나친 순응으로 자신을 억제하는 경향이 있을 때 도움이 된다. 상황을 극복하고 감각을 깨어나게 하여 기쁜 감정을 강화시키는 특징이 있고, 열매와 잎은 약으로 쓰이는 유용한 수종이다.

7. (메타)세콰이어(*Metasequoia*)

'화석나무'로도 알려진 메타세콰이어는 정원수 또는 공해를 이기며 자라는 가로수로 많이 심어져 있다. 수십 미터 크기로 자랄 수 있는 거목으로 세로로 길게 갈라지는 적갈색의 수피가 특징적이다. 그러나 재질은 약하여 그 쓰임새는 크지 않고 펄프재로 쓰일 수 있다. 이 나무의 에너지를 이용하여 내적인 두려움과 불안감을 낮추는데 도움을 받을 수 있다. 다른 사람들 앞에 나서지 못하는 사람에게 힘을 주고, 자신의 가치를 펼치고 싶어 하는 사람에게 좋다. 자신의 입장을 인정하고 대변하는 능력을 키워주어 표현방식을 강화시키므로 특히, 시험이나 면접을 앞둔 사람들이 (메타)세콰이어 나무명상을 하면 좋다는 평이다.

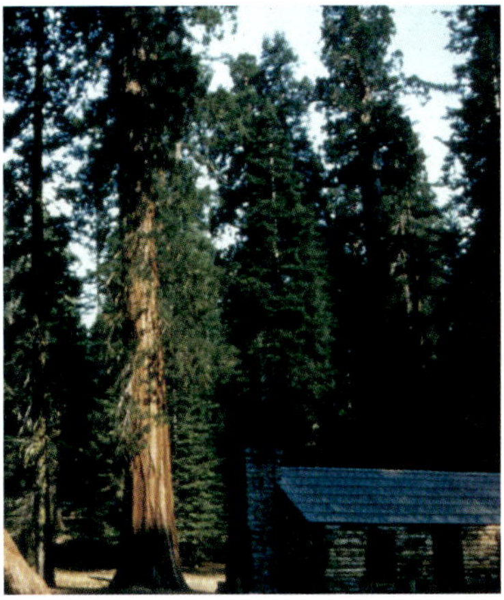

▲ 그림 3-7 세쿼이어

8. 전나무(*Abies*)

추운 지방에서 잘 자라고 환경변화에 대한 적응력이 뛰어난 대표적인 나무이다. 주로 습기가 많고 깊은 계곡을 선호하는 전나무는 곧은 줄기로 미끈한 나무형태를 만들며 자라 끈기와 참을성을 키워주는 나무라 한다. 특히 공부를 하거나 병상에 있을 때, 혹은 어떤 관계에서 어려운 문제나 상황에 부딪쳤을 때 전나무 명상은 필수적이다. 이는 전나무 명상이 문제가 발생했을 때 시간을 갖고 침착하게 결정할 수 있게 해준다는 믿음을 준다. 전나무는 실연의 아픔에 빠져 있을 때도 위로를 주고 상처를 덮어준다. 현실감각을 잃었을 경우에도 자신을 찾을 수 있게 하는데 적합한 나무로 사찰 주변에 많이 심어져 있다. 특히, 목재 안쪽 부분이 황색~백색에 가깝고 유난히 긴 목재세포들로 인해 고급의 질긴 종이를 만들 수 있는 원료로 유명하다.

9. 느티나무(*Zelkova*)

은행나무와 함께 우리나라에서 수명이 가장 긴 나무로 잘 알려진 대표적인 고목이다. 수백 년 동안 또는 그 이상 구중궁궐에서부터 일반 민가에 이르기까지 오랫동안 널리 심고 가꾼 수종으로 곧바르고 우람하게 자란다. '나무의 황제'란 별명을 지닐 정도로 나무가 가질 모든 장점을 다 갖추고 있고, 특히 목재로서의 쓰임새가 매우 뛰어난 수종이다(건축재, 가구, 절/한옥 기둥, 불상...). 느티나무의 진동파는 협동심을 강하게 길러주어, 다른 사람과 함께 공동의 목표를 향해 노력할 수 있도록 해준다. 그리고 자립심을 키워주며 스스로를 아끼고 보살피는 능력을 갖게 해주는 나무로 생각된다. 대화로써 해결책을 얻고자 하는 사람은 자신의 생각을 말하고, 다른 의견을 받아들일 줄 알게 된다.

※ 느티나무 목재: 황갈색의 고운 나뭇결, 아름다운 무늬, 잘 썩지 않음, 방충효과, 건조 시 뒤틀림/갈라짐 적음, 마찰/충격에 강하고 단단함.

10. 버드나무(*Salix*)

봄을 알리는 대표적인 나무로 10미터 이상 크게 자라나 부드럽고 연약한 가지가 늘어지는 것이 특징적이다. 가장 흔하고 널리 쓰였던 버드나무는 부드러움과 연약함으로 우리의 감수성을 풍부하게 해주며 신체적인 감각과 욕구를 강화시켜 준다. 특히 물을 좋아하여 물가에서 잘 자란다. 이 나무는 몸의 긴장을 해소하는 효능이 있으며 자신의 몸에 대한 감정을 표출할 수 있게 한다. 버드나무는 성질이 매우 강하기 때문에 소나무, 전나무 등 중심을 찾게 해주는 나무들과의 명상 병행이 권고되고 있다. 버드나무는 2천여 년 이상 민간요법에서 통증을 없애는 유용한 식물로 알려져 왔고, 버드나무 잎과 줄기에서 진통 해열제인 아스피린이 개발된 이야기는 지금도 언급되는 유명한 약제 개발사례이다.

11. 단풍나무(*Acer*)

잎이 가을에 붉게 물들어 가을을 대표하는 수종가운데 하나이다. 대략 10

미터 정도로 자라는 단풍나무는 가을 산에서 흔히 볼 수 있거나 관상용으로 공원이나 주거지 근처에 심어져 있다. 여러 가지 색깔의 색소를 나타낼 수 있는 단풍나무는 그 에너지로 사람들의 표현능력을 증가시키고 강화시키는 효능이 있다. 의사소통에서 장애물, 열등감, 두려움 등이 단풍나무의 에너지를 통해 부드럽게 해소되는 것이다. 다른 사람 앞에 나서기를 꺼려하거나 시험에 앞서 두려움으로 고생하는 사람들이 이 나무와 규칙적으로 나무명상을 하면 자기 확신을 강하게 얻을 수 있다고 한다. 단풍나무 에너지는 우리의 삶 속에서 매순간 감각적인 기쁨을 느낄 수 있게 하여 기분 좋은 마음으로 살아갈 수 있게 해준다. 단풍나무에서는 날개 달린 열매(시과)가 떨어질 때 종자와 종자가 회전하면서 공기 중에 오래 머물러 멀리 날아갈 수 있게 하는 현상을 재미있게 관찰할 수 있다.

12. (왕)벚나무(*Prunus*)

봄날을 화사하게 해주는 벚나무는 사람들과 즐겁게 지내고 교감하는 능력을 크게 키워준다. 이 진동파로 우리는 사람들과의 관계 속으로 들어가서 자신의 잠재력과 개성을 깊이 관찰할 수 있는 법을 배운다. (왕)벚나무는 우리 안의 이런 모습을 깨달을 수 있도록 도와준다. 주제에서는 조금 벗어난 이야기이지만 벚나무의 기원에 대해서는 아직도 의견이 분분한 상태이다.

13. 목련나무(*Magnolia*)

잎이 나기도 전에 흰색의 큰 꽃을 피우는 목련나무는 가장 빠르게 봄을 알리는 전령사이다. 추위에 강하고 햇빛에서 잘 자라는 양지식물로 우리나라 어디에서나 크는 수종이다. 넓은 잎을 지닌 아름드리나무로 감정의 진정한 힘과 의미를 잘 알게 해주기 때문에 감성 영역에 매우 강하게 작용한다. 감정을 억압해서 절제하는 사람들은 목련나무 명상으로 감정이 가진 힘이 매우 강하다는 걸 알게 된다. 목련나무의 에너지는 감성을 일깨우기 위해서는 최적의 힘을 지닌 교목이다.

14. 포플러(*Populus*)

나무의 성장이 빠르고 습기 많은 토양에서 잘 자란다. 생장은 빠르나 목재의 재질은 다소 약한 것으로 알려져 있다. 나무 명상에 있어 지각의 감각이 예민해지길 원할 경우, 포플러 나무의 진동파를 접하면 큰 도움을 받을 수 있다. 포플러의 에너지는 감성을 강하게 자극하며 주변 환경에 마음을 열 수 있게 해준다. 감정이 둔화된 사람들은 포플러 명상을 통해 충만한 마음을 다시 가질 수 있게 된다. 상황 극복에 도움을 주는 측백나무와 포플러 명상을 함께 하는 것이 권장되기도 한다.

15. 플라타너스(*Platanus*)

넓은 잎은 방음효과가 있으며, 공해에 강해 매연이 심한 곳에서도 크게 잘 자라는 한국의 대표적인 가로수이다. 플라타너스의 우리 이름은 버즘나무! 우리가 길거리나 공원에서 흔히 만나는 플라타너스는 대부분 양버즘나무이다. 이 나무의 넓은 잎은 대기 중의 오염된 공기를 정화시킬 수 있는 능력이 뛰어난 것으로 알려져 있다. 한 여름에 무성하게 자란 플라타너스의 에너지는 활동에 필요한 힘을 강하게 전해주며, 특히 몸을 움직이는 운동/스포츠를 하고 싶은 욕구를 느끼게 해준다. 이러한 이유로 플라타너스나무 옆에서의 명상은 지치거나 의욕이 상실된 사람들에게 추천되고 있다. 이 나무를 통한 명상은 평범하게 사는 것 같지 않고 지루하거나 뒤처진 사람들에게 활력을 찾아 주고, 또한 영감을 주어 예술 활동이나 스포츠 활동에 참여할 수 있게 해준다.

16. 느릅나무(*Ulmus*)

느릅나무는 재질이 좋아 재목으로 유용하게 쓰이는 수종으로 껍질도 활용된다. 뿌리껍질은 배설을 도와주는 작용이 있다고 알려져 있다(동의보감). 지혜와 넓은 사랑을 주는 깊은 진동파를 밖으로 내뿜는다. 부드러운 방식으로 우리의 모성애를 자극하고 책임감과 받는 것보다 주는 것이 더 중요하다는 것을 깨닫게 해준다. 그렇게 다른 사람에게 사랑을 줌으로써 우리 삶의 사랑과 신뢰가 어떻게 시작되는지 경험하게 된다. 예전에는 한옥 지을 때 나무 전체를 이용할 정도로 믿음을 주는 나무로 취급되었다.

17. 호두나무(*Juglans*)

20미터 정도의 키 큰 나무로 햇빛과 비옥한 토양을 좋아하는 호두나무는 지나치게 외향적인 사람에게 좋은데, 그것은 나무가 감각을 내면으로 향하게 하기 때문이다. 또한 자신만의 세계에 갇혀서 밖으로 나오지 못하는 사람들에게 좋은데, 이는 나무가 내적인 충만을 다른 사람과 나눠야 더 좋다는 것을 이해시키려 하기 때문이다. 사람이나 일에 있어 관계의 여러 양상들을 잘 이해하고 정리하는 법을 배우게 한다. 호두나무의 뿌리는 해독 및 살충효과를 지니고 있다.

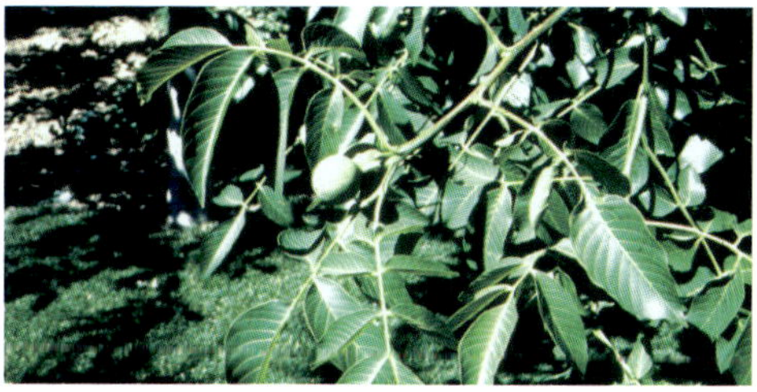

▲ 그림 3-8 호두나무

18. 아카시아(*Acacia*)

척박한 땅에서 잘 자라고 뿌리를 내리는 힘이 강하고 번식력이 왕성하다. 추위와 공해에 강하고 염분 기에도 비교적 잘 대처하며 생장한다. 아카시아는 사람들의 신경이 예민하고 불안할 때 추천할 만한 나무이다. 아카시아의 진동파는 산만하거나 계속 맴도는 생각에서 벗어나게 도와준다. 특히, 긴장감을 푸는 모든 훈련의 초보자에게도 적합한데, 이는 억눌려 있는 감정을 풀 수 있게 해주기 때문! 아카시아 명상은 집중력을 높이고 수용 능력도 강해져 학습력을 요하는 학생들에게 추천되는 나무이다. 아카시아의 에너지는 변화 유발, 새로운 방향설정과 추진 등을 지지하는 경향이 있어 삶에 변화가 필요할 때 생각과 감각을 더 자유롭고 다양하게 해준다. 아카시아는 머리끝에서 발끝까지 흐르는 수직의 에너지를 지닌다. 특히, 흰색의 꽃이 필 때에는 좋은 향과 꿀이 많아 양봉 대상 나무로 인기가 높다.

3-3 숲과 산림욕

숲 에너지

대부분의 사람들은 자연에 대한 그리움과 푸르른 숲에 대한 동경과 향수를 가지고 있다. 그리고 자연과 더불어 그 속에서 휴식을 누리고 도심에서 찌들은 심신의 피로를 풀고자 한다. 생활에 지쳐 삶의 의욕과 원기를 되찾고 싶을 때 일수록 숲을 찾는 사람들이 많아진다. 복잡한 도시를 벗어나 자연의 친구를 찾아갈 수 있는 곳이 바로 짙푸른 녹색의 숲! 깨끗하고 상쾌한 숲 공기와 나무들 사이에 조용히 있기만 해도 몸과 마음이 건강해지는 기분이 든다. 숲길을 천천히 걸어가며 숲 속 나무들이 품어내는 나무 냄새와 상쾌함이 어우러진 공기를 받아들이다 보면 긴장했던 몸이 풀리면서 여유가 생긴다. 숲을 거닐며 올바른 호흡을 할 수 있는 건강한 숲길은 현대인들의 스트레스를 치료할 수 있는 가뭄에 단비 같은 역할을 한다. 숲속의 건강숲길을 천천히 걷다보면 도심에서의 바쁜 일상에서는 느낄 수 없었던 여유를 찾을 수 있다.

숲, 많은 것을 주는 친구

숲은 우리에게 유익한 많은 물질을 생산해 내는 천연의 공장이자 보물창고이다. 나무들의 목재, 열매, 종자 등은 사람들이 오랫동안 즐기는 유용한 자원이다. 숲 속의 공기는 왜 상쾌할까? 그 이유는 나무들이 숲속 공기에서 CO_2를 이용하고 깨끗함을 주는 O_2를 내놓는 광합성을 하기 때문! 그 능력은 대단하여 짙푸른 숲 1헥타르는 한 사람이 21년 동안 마실 수 있는 O_2를 만들어 우리에게 제공한다. 정신없이 돌아가는 도시의 일상에서 벗어나 숲에 들어가면 조용하고 차분해진다. 이는 건강한 줄기, 가지, 잎 등으로 구성된 나무들이 숲속에 수없이 많은 구멍과 틈을 형성하여 마치 방음기능을 하는 판처럼 작용하기 때문이다. 숲속의 이런 방음효과로 외부로부터의 온갖 소음은 사라지는 것이다. 나뭇잎이 크고 많을수록 소리는 잘 흡수되어 그 효과는 더욱 크게 된다. 숲 바닥의 흙 입자들 사이에도 많은 틈이 있어 스펀지처럼 물을 저장했다가 천천히 지하로 내려 보낸다. 또한 숲은 대기 중의 온도조절 능력과 방풍효과가 있어 주변의 기후를 알맞게 조절해 주기도 한다.

몸에 좋은 산림욕 물질

숲 속의 공기가 인체를 건강하게 해준다는 것은 과학적으로도 잘 연구되어 있다. 정유(essential oil) 성분이 배출된 숲속 공기 및 숲 주위의 1미터 내에는 세균이 거의 없다고 한다. 자작나무나 떡갈나무 잎을 잘라 배양접시 속에 넣은 후 세균(결핵균, 대장균 등)을 투입하면 균들은 몇 분 이내에 죽는다. 산림 중에서는 침엽수(소나무, 측백, 편백나무...)로 이루어진 숲이 활엽수의 숲보다 인체에 유익한 성분이 많이 나온다. 사람들이 신선한 숲속 자연의 공기를 마시며 생활하면 성격도 많이 온순해진다. 산림욕이란 울창한 숲에서 신선한 공기를 마시며 휴식을 취하는 것을 말한다. 그러므로 산림욕은 숲이 주는 혜택을 최대한 이용하여 심신의 건강을 동시에 챙길 수 있는 최고의 자연건강법이라 할 수 있다. 우리 몸에 유익한 대표적인 숲속 산림욕 물질로는 테르펜, 피톤치드, 음이온 등이 있다.

1 **테르펜** - 숲속에서는 머리가 맑아지고 기분이 상쾌해진다. 이는 마음을 안정시키고 혈압을 낮춰주는 효과가 있는 테르펜(terpene)이라는 물질이 나무에서 분비되기 때문이다. 숲에서 나는 상큼한 냄새 또한 테르펜에 의한 것으로 인체에는 유익하나 세균/곰팡이/해충/곤충에게는 성장을 억제

하거나 죽이는 작용을 한다. 이러한 작용으로 인해 테르펜은 살균제, 살충제, 방부제 등의 원료가 되고, 피부자극제, 소염제, 소독제, 피로회복제로도 쓰인다. 테르펜은 휘발성이 있어 공기 중에 섞여 있으므로 숲속에서 호흡하는 것만으로도 건강한 물질이 몸속으로 깊이 들어간다. 테르펜 또한 침엽수에서 더 많이 방출된다.

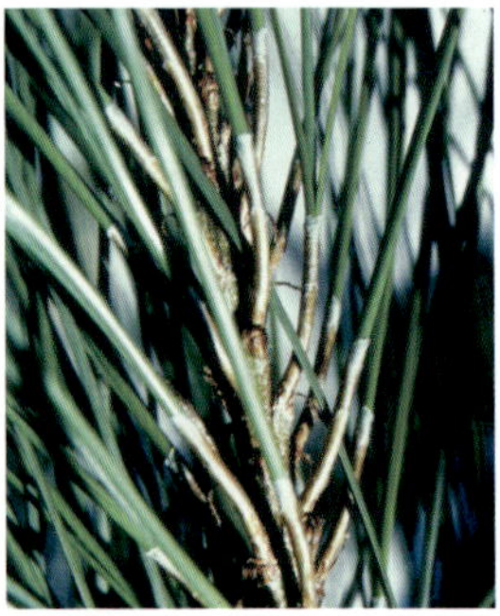

▲ 그림 3-9 소나무 잎

2 **피톤치드** - 테르펜과 함께 건강에 유익한 물질이 나무들이 방출하는 피톤치드(phytoncide) 성분이다. 피톤치드는 일종의 방어물질로 나무에 상처가 났을 때 중요한 기능을 수행한다. 그 예는 소나무 줄기에 상처를 냈을 때 볼 수 있다. 몸체에 상처가 나면 소나무는 평소보다 많은 양의 송진을 분비하여 그 상처 부위를 감싼다. 이는 나무가 다른 미생물로부터 자기 몸을 방어하기 위해 내뿜는 살균물질로 이것이 바로 '피톤치드'이다. 합성된 항생제와는 달리 숲속 피톤치드는 여러 종류의 균에 대항할 수 있는 성분을 고루 포함한다. 피톤치드는 천연물질이라 인체에 무해하고, 휘발성 성분이 공기에 섞여 있어 호흡을 통해 자연스럽게 몸에 흡수되어 인체 면역력을 높인다.

3 **음이온** - 산림욕을 통한 또 다른 건강지킴이는 바로 음이온! 우리 몸은 과로, 스트레스, 긴장상태에 있을 때 양이온을 많이 내보낸다. 몸에 해로운 양이온을 밖으로 내보내지 않으면 인체에는 각종 통증이 나타나고, 심해지면 경련, 신경장애 등이 나타날 수 있다. 이때 인체가 음이온을 접하게 되면 쌓였던 긴장과 스트레스를 해소할 수 있게 된다. 음이

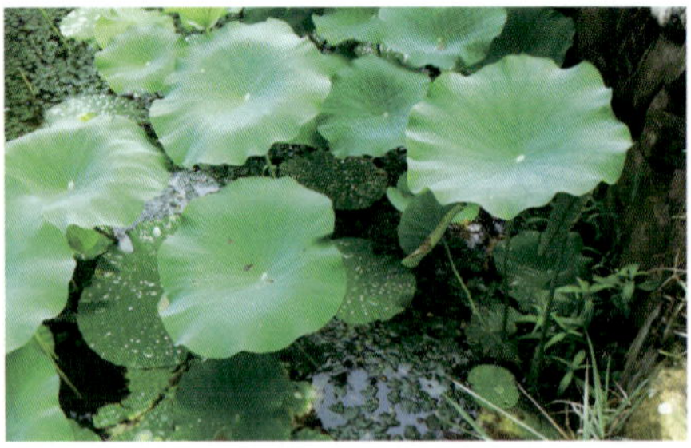

▲ 그림 3-10 연못/연꽃

온은 숲속 계곡, 폭포, 연못, 분수 등 주로 물 분자가 많은 곳에 존재한다. 음이온 또한 침엽수림에 많고, 도시보다는 숲속에 14~73배 더 많다. 숲속에서 산림욕을 자주하면 인체에 이로운 테르펜, 피톤치드, 음이온 등에 자주 노출되는 것이므로 자연스럽게 몸과 마음이 건강해지는 것이다.

숲은 거대한 물탱크

숲, 나무, 물 - 숲에 비나 눈이 오면 물은 흙속을 통과하면서 양이온의 흡착이나 치환이 이루어지기도 한다. 흙속에 있는 여러 미량원소가 녹아들어 일정 성분을 함유한 물로 바뀌면 수질이 좋아지는 이점이 생긴다. 나무와 물은 밀접한 관계가 있는데, 나무는 물을 깨끗하게 한다. 나무로 이루어진 숲은 빗물을 받아 나무줄기나 가지에 물을 저장하고 뿌리는 흙이 빗물에 씻겨 내려가지 못하도록 막고 빗물이 땅속으로 잘 스며들게 한다. 생활용수의 대부분은 이렇게 나무에 의해 땅 속으로 스며든 지하수이거나 지표수로 흘러나온 것! 물 부족은 농사 방해, 공업용수 부족 등으로도 이어진다. 삼림이 훼손되면 물의 순환 방해, 홍수/가뭄, 토양 황폐/사막화현상 등이 유발된다. 우거진 숲은 눈이나 빗물로부터의 지하수를 흡수하였다가 서서히 발산시켜 대기에 적당한 수분을 공급하며, 가뭄이나 홍수 때 수량을 조절한다. 또한 깊고 넓게 자란 나무의 뿌리들은 복잡한 근계(root system)를 형성하여 흙 입자들을 잡고 있어 흙속의 각종 영양소가 빗물에 씻겨 내려가는 것을 막아 하천의 부영양화를 방지하고 수질을 정화하여 깨끗하게 해준다.

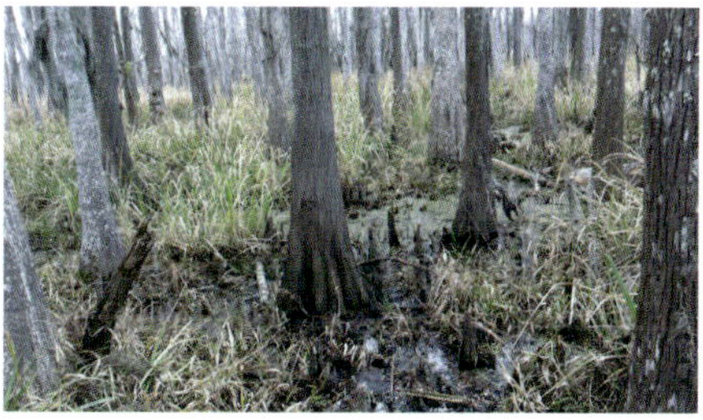

▲ 그림 3-11 root system

울창하고 짙푸른 숲속의 두꺼운 토층은 물을 보존하는 능력이 뛰어나 엄청나게 많은 물을 머금고 있는 천연 댐에 비유된다. 나무가 우거진 산에서는 빗물의 35% 정도가 지하수가 되나 나무가 없는 민둥산에서는 약 10%

만 땅속으로 들어간다. 특히, 낙엽 활엽수림의 땅은 나무가 없는 땅에 비해서 물을 14배 정도 더 많이 저장할 수 있다고 한다. 숲을 이루는 각종 나무와 성긴 흙은 숲에 내린 비와 눈을 깨끗이 여과시키는 작용이 있어 물의 저장 및 정화는 물론, 빗물을 빨아들여 저장했다가 천천히 숲 안팎으로 내보낸다. 이럴 때 숲은 녹색 댐의 기능을 제대로 수행할 수 있는 거대한 자연의 물탱크가 된다.

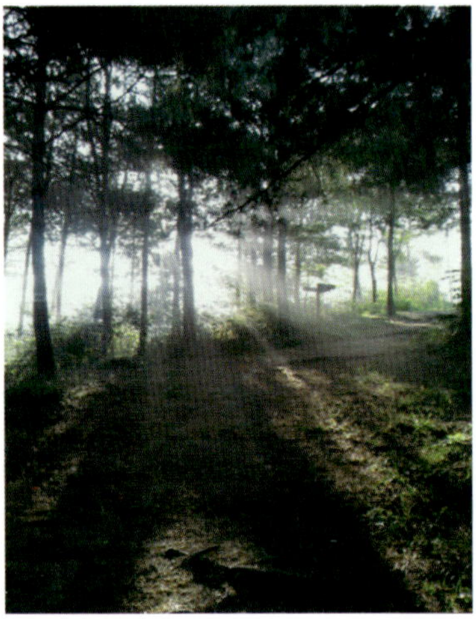

▲ 그림3-12 숲속

식물-물: 불가분의 관계

식물과 물은 다른 생명체와 마찬가지로 생명현상 유지에 절대적인 관계를 맺고 있다. 물은 세포를 구성하는 주된 성분으로 식물이 살아가는데 필수적으로 수행하는 광합성, 증산작용, 식물체 지지, 양분 수송, 항상성유지 등의 매우 중요한 역할들을 수행한다.

1. 식물체 구성

물은 세포의 주성분! 식물은 살아가는데 필요한 양분을 광합성(photosynthesis)을 통해 만들어낸다. 이때 물은 광합성의 첫 단계에서 쓰이는 필수적인 원료이다. 식물체에서 대부분의 녹색 부분(잎, 줄기..)은 물(H_2O)과 이산화탄소(CO_2)로 광합성을 하여 당분(포도당, $C_6H_{12}O_6$)을 만들어 살아가는데 필요한 에너지를 제공한다.

2. 식물체 지지

뿌리에서 흡수된 물은 줄기를 통해 필요한 부위로 이동된다. 세포나 조직이 물을 흡수하면 팽창하여 인접한 세포들을 압박하고 이런 압력은 결국 식물 전체에 작용하게 된다. 잎에서의 증산작용은 식물체 내 물의 흐름을 위로 움직이게 하는 힘이 되고, 위 방향으로의 물 흐름은 줄기를 비롯한 식물체를 굳건하게 지탱해 주는 원동력이 된다.

3. 양분 수송

생장에 필요한 질소(N), 칼륨(K) 등은 땅 속에서 물에 용해된 상태로 있다가 식물의 뿌리로 흡수되어 필요로 하는 식물체 부위에 운반되어 간다. 특히, 단백질의 구성원소인 질소나 생리작용을 조절하는 칼륨 등이 결핍되면 식물은 느리게 생장한다.

4. 항상성유지

낮 동안 식물의 잎 등 녹색 부위에서 광합성이 일어나면 동시에 수분 또한 증발한다. 이때 공기 중으로 빠져 나가는 수분은 식물체의 열을 빼앗아 가므로 온도를 낮춰주는 작용을 한다. 바로 이러한 원리로 식물들은 그 더운 날씨에도 잘 견디며 항상성을 유지하는 것이다.

나무의 힘

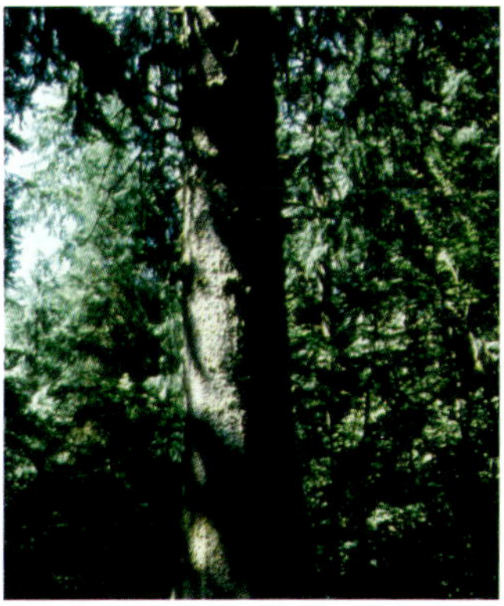

▲ 그림3-13 거목

나무를 벗 삼아 마음으로 바라보면 나무는 내게 친구와 같은 살아 있는 생명체가 될 수 있다. 눈부신 햇빛과 산들바람으로 푸르른 잎과 나뭇가지를 흔들며 내게 말을 걸어오는 것 같은 느낌을 받을 수 있다. 이를 경험한다면 전에는 전혀 경험해 보지 못한 나무와의 새로운 관계를 형성할 수 있게 되고, 나무가 우리의 삶과 항상 가까이 있다는 것을 알게 된다. 나무는 살아

있는 생명체이므로 고유의 기를 지닌다. 나무의 기는 뿌리에서 빨아들인 지구의 에너지와 수관의 우주에너지를 모두 아우르는 흐름을 가진다고 해도 과언이 아니다. 땅 에너지 → 뿌리 → 줄기 → 나무 끝 수관으로 뿜어내고, 또한 수관에서 넓은 우주 대자연의 에너지를 받아들여 줄기 → 뿌리 → 땅 속으로 다시 흘려 밖으로 내보낸다.

나무를 통한 인간-자연의 참살이

사람이 나무에게 다가가는 방법을 안다는 것은 큰 행복이라 할 수 있다. 나무와의 소통은 우리의 삶을 자연친화적으로 업그레이드시킬 수 있다. 무한의 에너지를 품고 있는 자연 속의 숲은 휴식이 필요한 현대인에게 건강한 쉼터를 제공해준다. 휴식에 대한 우리의 인식이 심신의 피로를 풀고, 의욕과 원기를 되찾고자 하는 참살이 바람으로 바뀌면서 많은 사람들이 숲을 찾고 있다. 숲 속의 각종 나무들, 지저귀는 새소리, 바람에 어우러진 상쾌한 공기... 자연과 하나 되는 여유를 만끽할 수 있게 된다. 숲을 따라 산책하며 자연을 느낄 수 있는 건강한 숲길은 바쁜 일상으로부터 받은 스트레스를 날려 보낼 수 있는 치유의 길이다. 나무들이 줄지어 있는 숲길을 따라 천천히 걷다보면 도심에서는 접할 수 없던 여유를 찾게 된다. 숲속의 에너지는 우리를 치유할 수 있는 능력이 있어 자연과의 참살이는 인체를 건강하게 해주는 지름길이 될 수 있다. 치유능력의 정도는 자연치유에 이용되는 나무에 따라 다르다. 이미 앞에서 언급되었듯이 나무나 식물은 종류에 따라 고유의 성질을 지녀 인체에 미치는 자연치유의 능력은 각기 다르게 우리 몸에 영향을 미친다.

참고문헌

강판권. 2007. 나무열전. 글항아리

강하영. 2003. 피톤치드의 비밀. 역사넷

김성화 외 역. 2014. 식물학. Bidlack, James E. 라이프사이언스

박범진. 2006. 내 몸이 좋아하는 삼림욕. 넥서스 BOOKS

박상진. 2004. 궁궐의 우리 나무. 눌와

박상진. 2011. 문화와 역사로 만나는 우리나무의 세계1. 김영사

박상진. 2011. 문화와 역사로 만나는 우리나무의 세계2. 김영사

박원영 역. 2003. 나무의 힘. 야스민. 미하엘 라이트 지음. 태동출판사

박윤정 역. 2004. 땅 에너지를 이용한 자연치유. 워렌 그로스맨 지음. 샨티

윤치영 고상균 역. 2011. 교양인을 위한 캠벨 생명과학 3판. Simon 외 지음. 바이오사이언스

이규배. 2012. 식물형태학 제 2판. 라이프사이언스

정승원. 2006. 잘 먹고 잘 사는법 요가. 김영사

한국 약용식물학 연구회. 2008. 종합 약용식물학. 학창사

Balch PA. 2002. Prescription for Herbal Healing. AVERY

Stern KR., Bidlack JE., Janskey SH. 2013. Introductory Plant Biology. 12th Ed. McGraw Hill

Chapter FOUR

인체와 면역시스템

생체조절반응

신경전달물질이 전하는 정보는 3종류로 소위 말하는 스위치를 켜는 정보(on), 끄는 정보(off), 켜고 끄는 것과 무관한 것 등이 있다. 도파민을 정보전달물질로 쓰는 신경은 중뇌에서 스트레스와 쾌감에 관여하며, '어떤 것을 하고 싶다'는 기분이나 의지, 보수에 대한 응답 등과도 관계가 있는 것으로 보고되고 있다. 도파민이 분비되지 않는 쥐는 식욕이나 의욕이 없고 동작이 미약하였으나, 도파민이 투여되면 동작이 활발해지고 먹이도 잘 먹었다고 한다.

Chapter 04

제4장

인체와 면역시스템 :
생체조절반응

4-1 인체의 신비

알고도 모를 인체

우리 몸은 체액과 혈액의 산성도 변화에 민감하게 반응하며, 중대한 영향을 받는다. 산성도가 조금만 변해도 세포 대사활동에 장애를 일으키며 만약 정해진 산성도가 범위를 벗어난다면, 생명을 유지하기 어려워진다. 그러나 인체는 이러한 상황에서 몸을 보호하기 위해 항상성의 원리에 따라 작동하는 자연 복구능력이 있다. 인체 내 단백질이나 적혈구 등에 포함되어 있는 화학물질의 정상적인 작동 및 심장/폐/신장의 제 기능 등 일정한 산성도를 유지하여 우리 몸을 스스로 유지하게 한다.

뇌-마음-신경의 네트워크: 마음의 활동은 뇌 속의 특정 부위에 의존하고 있다. 뇌속 각 부위의 신경세포들은 매우 복잡한 네트워크를 형성하고, 신경전달물질에 의해 끊임없이 정보를 교환하고 있다. 정보교환은 신경세포와 신경세포가 가까이 접하는 부위(시냅스)에서 신경전달물질에 의하여 이루어지고 있다. 신경전달물질이 전하는 정보는 3종류로 소위 말하는 스위치를 켜는 정보(on), 끄는 정보(off), 켜고 끄는 것과 무관한 것 등이 있다. 도파민을 정보전달물질로 쓰는 신경은 중뇌에서 스트레스와 쾌감에 관여하며, '어떤 것을 하고 싶다'는 기분이나 의지, 보수에 대한 응답 등과도 관계가 있는 것으로 보고되고 있다. 도파민이 분비되지 않는 쥐는 식욕이나 의욕이 없고 동작이 미약하였으나, 도파민이 투여되면 동작이 활발해지고 먹이도 잘 먹었다고 한다. 반면, 뇌 속에 세로토닌이 많아지면 행동이 공격적으로 바뀐다. 세로토닌이 과다 축적된 쥐에서는 세로토닌이 뇌 속의 여러 시냅스에서 증가하여 신경이 쉽게 흥분하고, 툭하면 싸웠다고 한다. 태어날 때부터 세로토닌 파괴 효소가 조금 만들어지는 사람에게는 소심한 성격이 나타나는 경향이 있음이 보고된 바 있다.

※ 신경전달물질: 신경세포와 신경세포 사이에서 신경활동을 촉진 또는 억제하는 메신저 역할의 화학물질. 도파민, 세로토닌, 노르에피네프린, 아세틸콜린, 가바, 아드레날린 등 60여 종류가 알려져 있다.

자율신경계

교감신경과 부교감신경이란 무엇인가?

자율신경계는 심장, 폐, 혈관, 내분비선, 소화기관, 생식기관, 비뇨기관, 평활근 등의 작용을 조절한다. 인체 내장의 기능은 주로 교감 및 부교감신경에 의해 모두 자율적으로 조정된다. 교감신경은 기능을 촉진하고, 부교감신경은 기능을 억제하면서 항상성을 유지한다. 평상 시 기능의 촉진과 억제작용은 인체의 조화와 균형을 유지하나, 스트레스 또는 긴급 상황에서는 교감신경이 신속히 반응한다. 신경전달물질인 아드레날린이 분비되며, 동공 확대, 맥박/혈압 급상승, 빠른 호흡 등 신진대사 활동이 증가한다. 이 상황이 지나면 부교감신경이 작용하여 동공 축소, 정상 맥박/혈압, 안정된 호흡 등 정상으로 돌아온다. 특히, 뇌의 뇌하수체는 신경계 작동에서 매우 중요한 일을 수행한다. 뇌하수체에서 분비되는 중요한 호르몬들은 놀라운 일을 해낼 수도 있고 큰 피해를 줄 수도 있다. 이 뇌하수체 역시 시상하부의 명령을 직접 받고, 다른 내분비선의 활동과 이들이 저마다 적당량의 호르몬을 정확하게 분비하고 있는지를 감독하는 역할을 한다.

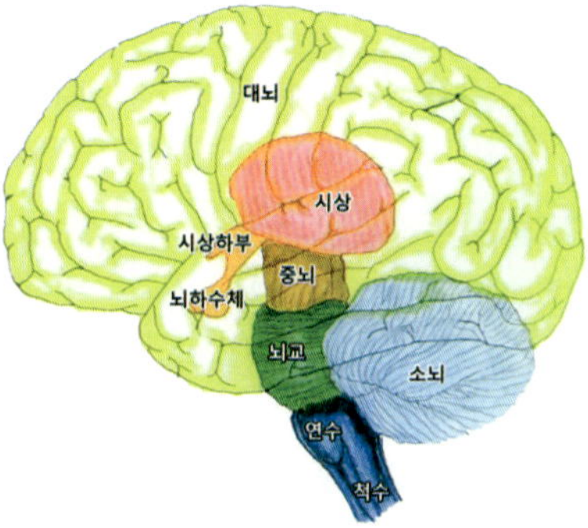

▲ 그림4-1 뇌구조

※ 뇌하수체: 뇌의 가운데에 위치하는 우리 몸에 중요한 호르몬들의 분비를 총괄하는 내분비기관. 뇌하수체 분비 호르몬들은 내분비계의 다른 기관들에 작용하여 호르몬 분비를 자극한다.

※ 시상하부: 사이뇌(간뇌)의 일부분으로 일명, 생명의 관제탑! 뇌하수체와 연결되어 있으며, 많은 신경세포와 신경섬유들로 구성되어 있다. 자율신경계와 관련된 기능을 하고, 여러 가지 호르몬의 분비를 조절한다. 주로 항상성 유지에 관여한다(체온 조절, 섭식조절, 수분균형 조절..).

인체는 낮 동안 심한 스트레스나 강한 압박감을 받으면 부신피질에서 아드레날린이 분비되어 교감신경이 과도하게 긴장된다. 반면, 부교감신경은 몸이 휴식을 취하는 밤의 안정 상태 또는 수면 중에 활발하게 작용한다. 이러한 작용으로 교감신경은 '낮의 긴장신경', 부교감신경은 '밤의 이완신경'으로 불리기도 한다. 좋은 기분을 느끼면 뇌 특정부위의 신경세포 간에는 이러한 정보가 계속 보내진다. 신경세포 사이에 정보전달물질 방출 → 전기신호 → 뇌로 흘러 그 감각이 점점 높아질 것이다. 점차 교감신경 활동의 둔화로 이어지고, 몸과 장기는 부교감신경이 지배하는 상태가 되어 느린 심박 & 말초혈관 확장 → 혈압↓ → 근육 이완 → 체온↓ & 활발한 소화기관 운동으로 이어진다. 결과적으로 몸의 면역력이 향상되고, 질병에 대한 저항력이 높아진다. 부교감신경이 교감신경보다 우위가 되면 일반적으로 평온하거나 침착해지고 편안한 상태가 된다. 사람에 따라서는 행복감이나 유쾌한 기분이 충만해오는 것을 느끼게 된다.

기와 혈과 수

인체의 건강은 기-혈-수 흐름으로 결정된다고 해도 과언이 아니다. 한의학에서는 몸속에 있는 기(氣), 혈(血), 수(水)의 흐름이 사람의 건강을 결정한다고 정의한다. 기란 인체에 흐르는 에너지를 말하며, 흔히 기력이나 기분이란 말에는 '기'가 포함되어 있다. 혈은 혈액을 뜻하며, 몸속 기관들이 제 기능을 하도록 영양분 운반 및 체온유지에 중요한 역할을 한다. 수는 혈액을 제외한 눈물/콧물/림프액 등 인체 내 수분을 총칭한다. 기-혈-수는 각각의 역할이 있어 어느 하나라도 부족하거나 과도하면 그 영향이 몸 전체로 퍼져 인체의 균형, 즉 항상성이 깨지게 된다. 기-혈-수 흐름이 원활하면 질병을 예방하고 인체는 건강을 유지할 수 있게 된다. 다음은 혈액과 건강유지에 관련하여 설명된 내용이다.

1 **혈액**: 인체의 건강을 지키는 황금열쇠라 불리는 혈액은 거의 중성에 가까운 pH 7.4 정도의 아주 약한 알칼리성이다. 혈액은 혈구(적혈구, 백혈구, 혈소판)와 혈장(액체성분)으로 되어 있다. 혈액에서 적혈구는 산소운반, 백혈구는 체내에 침입한 이물질 제거, 혈소판은 혈액응고, 혈장은 물질운송을 담당한다. 이들의 역할이 각각 다르고 각각은 제 기능을 충실히 수행하기 때문에 인체는 항상성을 유지할 수 있다. 특히 백혈구는 면역력과 직결되어 세균과 질병 퇴치에 절대적인 요소이다. 과식으로 몸이 영양과다 상태가 되면 백혈구가 체내 어떠한 상태에서 갑자기 활동이 둔해진다. 백혈구는 세균과 체내 노폐물을 청소하는 역할을 하는데, 백혈구 하나는 세균 14개 정도를 제거할 수 있다고 한다. 백혈구 활동이 저하되면 세균 침입 시 대항하지 못해 혈액이 점차 탁해지게 된다. 암이나 질병을 막는 최선의 방법은 혈액을 깨끗하게 하는 것이다. 과식 또는 영양과다로 혈액이 탁해

지면 백혈구 활동은 저하된다. 인체는 혈액이 운반하는 열이나 영양분에 의해서 정상적으로 작동한다. 과식 후 잠이 오는 것은 먹은 것을 소화시키기 위해 위를 최대로 가동시켜야 하므로 뇌로 순환되어야 할 혈액이 위로 몰리기 때문이다. 과식이 계속되면 위장에만 혈액이 집중되어 뇌와 다른 장기는 만성적인 혈액 부족상태가 이어진다. 이렇게 되면 위장은 과로에 빠지고 다른 장기는 충분히 작동하지 못하는 불균형의 상태가 되고 인체 전반의 기능은 저하된다.

2 **적혈구 조절** - 적혈구는 O_2를 운반하고 O_2 필요량을 적절하게 공급하는데, 그 수와 양은 개인에 따라 다르게 조절된다. O_2 필요량은 인체의 운동과 활동량에 따라 조절되는데, 적혈구는 7~8㎛ 크기의 작은 디스크 모양의 혈액세포로 중심부가 둘레보다 더 얇다. 적혈구의 독특한 형태는 O_2 운반 기능과 관련 있고, 핵과 미토콘드리아가 없어서 수명은 120일 정도에 지나지 않는다. 각각의 적혈구는 2억 8천개의 헤모글로빈을 가지고 있어서 혈액이 붉은 색으로 나타난다. 적혈구 용적은 남자 45~52%, 여자 37~48%이고, 헤모글로빈은 남자 13~18g/*dl*, 여자 12~16g/*dl*이다. 혈액 내 적혈구는 1㎣당 4.2~5.9백만 개가 분포한다. 빈혈의 주요 원인은 철분 부족이며, 헤모글로빈 수치나 적혈구 수가 적으면 빈혈이 온다. 헤모글로빈 기준 성인 남자는 약 13g/*dl*(여자, 12g/㎗) 이하일 때 빈혈증세가 나타난다.

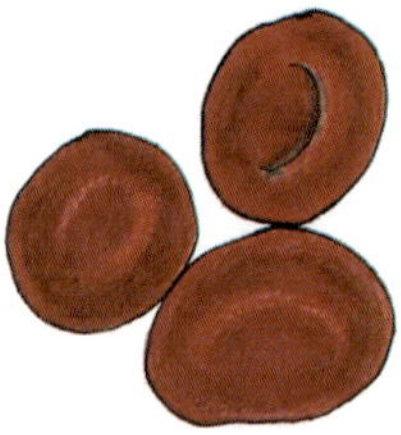

▲ 그림 4-2 적혈구

3 **림프구**: 사람 장에는 림프구가 몸 전체 림프조직의 약 70% 정도 차지한다. 장은 인체 면역력을 좌지우지하는 매우 중요한 부위로 면역력을 높이려면 몸속 장내 환경을 잘 다스려야 한다. 병원균을 공격하는 백혈구에는 세포성 면역과 항체 생산에 관여하는 림프구가 있는데, 림프구를 생성하는 것이 림프조직이다. 장을 건강하게 하려면 염증이나 발암물질을 만드는 유해한 균들을 제거하고, 밖에서 침입하는 병원균의 증식을 막

는 유익한 균을 늘려야 한다. 좋은 균을 많게 하려면 발효식품의 유산균을 섭취하는 것이 가장 좋다. 김치에 들어있는 유산균은 장내 유익한 균을 활성화시키고 림프조직을 자극하여 면역력을 높여준다. 발효식품 속 유산균의 효과를 높이기 위해서는 식물성 섬유를 같이 섭취하는 것이 좋다. 식물성 섬유는 유산균에게는 먹이인 식료(食料)가 되고 균이 살 수 있는 최적의 주거공간이 된다.

기-혈-수 관련 기관

- **피부**: 피부는 표피와 진피로 구성되어 있다. 0.07~0.17㎜ 두께의 표피는 피부의 보호층으로 대기환경이나 자외선에 노출되어 있다. 표피는 다시 4층으로 세분화되어 바깥쪽에서부터 각질층, 과립층, 유조층, 기저층으로 구분된다. 기저층에서 만들어진 신생 피부세포는 형태가 변하면서 표면으로 올라가, 최외층 각질층이 되어 피부를 보호하는 역할을 한다. 2주 정도 지나면 역할이 끝나 때나 비듬으로 표면에서 떨어져 나간다. 피부의 각질층에는 유연성과 탄력성을 유지하는 수분이 10~30% 포함되어 있다. 외부환경의 변화 또는 노화로 수분함량이 10% 이하가 되면, 피부는 거칠어져 건성상태가 된다. 특히, 각질층 수분에는 천연보습인자(natural moisturizing factor/NMF, 피부의 적절한 보습상태를 유지하며 주위환경과 균형을 이룬다) 성분이 약 30% 들어있다. 피부노화로 생기와 탄력성을 잃고 거칠어진다면 이들 각질층의 천연보습인자가 점차 줄어들기 때문이다.

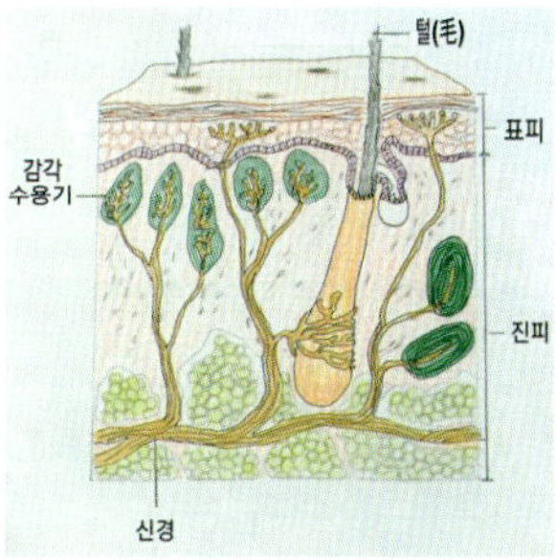

▲ 그림4-3 피부조직

- **신장**: 인체 내 수분의 농도를 조절하는 대표적인 기관이다. 신장은 온몸의 노폐물/찌꺼기를 운반해 온 오염된 물을 걸러내 다시 깨끗한 물로 활

용할 수 있게 한다. 신장은 몸 전체의 체액상태를 점검하여 넘치는지 부족한지를 항상 감시 및 체크하여 체내의 수분 함량을 일정하게 유지하도록 한다.

- **간**: 3,000억 개 이상의 간세포로 이루어져 있는 장기로 자기재생 능력이 높다. 간은 75~80% 정도 절제하여도 몇 달이 지나면 재생되어 정상적인 기능을 수행할 수 있게 된다. '血海'로 표현되는 간은 기-혈-수 흐름에서도 매우 중요한 역할을 한다. 간의 특성 및 기능에 대해서는 이후 몸의 해독과정에서 자세히 설명된다.

- **손**: 사람의 뇌에서 언어 관련 영역과 손 움직임 관련 영역은 많은 부분을 차지한다. 손은 '제2의 뇌' 또는 '몸 밖의 뇌'로 불리기도 하는데 그 기능이 이 두 영역과 직결되어 있기 때문이다. 손을 움직이려면 뇌를 통해야 하므로 손의 사용은 뇌를 넓은 범위에 걸쳐 자극시켜준다. 이러한 자극은 뇌 속 혈류를 증가시켜 신경계를 활성화한다. 손 자극에 의한 뇌 혈류의 증가는 치매/뇌출혈/뇌경색 등을 예방할 수 있고, 더 나아가 뇌하수체에서의 호르몬 분비를 촉진시켜 자율신경이 활성화되는 효과를 불러온다.

- **발**: 흔히 발이 건강하면 머리도 좋아진다고 한다. 발은 심장과 멀리 떨어져 있지만 '제2의 심장'이라고 부를 정도로 그 기능이 거의 같아 발은 혈액의 출발지라고 할 수 있다. 혈류가 끝나는 곳은 심장이지만 아래 발까지 내려온 혈액은 발바닥에 분포하는 혈관들이 받는 체중의 힘을 이용해 다시 심장으로 올라간다. 그러므로 발이 건강하지 않으면 혈액순환이 원활하지 못해 건강에 적신호가 온다. 또한, 발에 있는 혈관이나 신경은 뇌와 내부 장기에 연관되어 있기 때문에 발의 노화는 기억력 감퇴나 노화를 촉진하게 된다. 뇌는 신체에서 많은 산소가 신속하게 공급되어야 하는 기관으로 발만 잘 움직여도 뇌가 건강해진다. 발의 움직임은 몸 전체의 혈액순환을 좋게 하고, 뇌에 신선한 피가 빠르게 보내지면 뇌는 그만큼 활발해지게 된다. 인류의 조상은 오래전부터 발의 중요성을 알고 잘

관리하였다. 실례로 중국에서는 이미 4천여 년 전부터 발 건강법을 실시하여 발바닥의 혈점을 마사지하고 자극해 인체의 질병을 다스렸다고 한다. 발 건강에 의한 건강증진은 세계적인 관심의 대상이 되고 있으며, 인체와의 연결성에 대해서도 폭넓게 연구되고 있다.

발, 어떻게 하면 건강해 질 수 있을까? - 가장 쉽고 효과적으로 할 수 있는 것이 운동이다. 혈액순환 촉진을 위해 제일 좋은 운동은 걷는 것! 빠른 걸음으로 30분 이상 땀이 날 정도로 걸으면 발과 뇌에 적당한 자극을 주기 때문에 아주 좋다. 하루에 어느 정도나 걷는 것이 좋을까? 빠른 걸음으로 1만보 정도가 좋다고 한다. 수영장에서 물속을 걸어주는 것도 좋은 방법이다. 집안에서는 맨발로 있는 것이 좋고 지압신발 등을 이용해 계속해서 자극을 주는 것이 좋다. 그에 앞서 선결되어야 할 문제는 발의 청결이다. 발은 인체에서 세균이 많은 부위 중의 하나로 귀가 후에는 반드시 발부터 깨끗하게 씻는 습관을 가져야 한다. 발을 아끼고 청결히 하는 습관을 들인다면 건강이라는 소중한 보물을 얻게 된다. 일과 후 발의 피로를 풀어주려면 취침 시 발을 약간 높게 해주는 것이 좋다. 발가락 색을 관찰하면 발이 건강한지의 여부를 알아낼 수 있다. 만약, 발가락의 색이 누렇게 변해간다면 혈액 속을 떠다니는 여러 가지 독소가 분해되지 못하고 남아있거나 신장과 간장에 문제가 생겼을 수 있다. 또한 발이 심하게 붓고, 저린 증상이 계속 된다면 심장이나 혈압을 점검해 봐야 한다.

소화기관

- **씹기** - 치아의 저작작용에 의한 음식물 씹기는 뇌의 활성화로 이어지고 많이 씹으면 씹을수록 뇌는 건강해진다. 치아에 있는 신경은 뇌와 연결되어 있어서 자주 씹으면 뇌에도 자극이 전달되어 혈액순환이 촉진된다. 음식물을 씹는 행위의 종류는 20가지 이상이고, 얼굴과 턱, 그리고 그 주변 근육들을 사용한다. 씹기의 근육운동에서 사용되는 근육은 혈액순환을

좋게 하고, 가까이 있는 뇌에도 영향을 준다.

- **입에서 대변까지** - 인체의 소화기관은 입~항문에 이르는 긴 소화관(8~9m)과 소화샘들로 구성되어 있다. 섭취한 음식물은 소화관을 지나면서 소화 및 흡수되고, 나머지 찌꺼기는 대변으로 체외 배출된다. 소화는 입에서부터 시작하여 먼저 침 속 아밀라아제에 의해 밥 등의 녹말이 덱스트린과 엿당으로 분해된다. 침과 섞인 음식물이 식도를 지나 위에 도달하면 위의 수축운동으로 위액과 혼합되면서 본격적인 소화가 일어난다. 위는 공복상태에서는 앞뒤 벽이 닿아 있으나 음식물이 들어오면 볼록한 주머니 모양이 된다. 위벽에 있는 많은 주름에는 펩신 등 위액을 분비하는 위샘이 발달해 있다. 펩신은 매우 강한 산성에서만(pH 1~2) 작용하는데, 이렇게 강한 산성의 유지는 위샘에서 분비되는 염산에 의존한다. 위액은 강한 산성이지만 위장 점막의 표면을 엷은 점액으로 덮어서 음식물에 의한 기계적, 화학적 자극으로부터 보호함과 동시에 위산의 자기소화로부터 방어하고 있다.

음식을 잘 씹은 후 삼키면 식도와 위를 지나 소장에 도착한다. 소장은 길이 7m 정도의 관 모양으로 십이지장, 공장, 회장으로 되어 있다. 소장은 장벽의 수축운동으로 음식물의 90%가 흡수되는 긴 관으로 음식물을 소화하기 좋은 형태로 만든다. 근육으로 된 장벽은 음식물을 잘게 부수는 분절운동을 한다. 분절운동이 끝나면 장벽 근육은 음식물과 소화액이 골고루 섞이도록 하고, 연동운동으로 소장 아래쪽으로 밀어낸다. 음식섭취에서 소장을 통과하여 소화·흡수의 과정을 마치는 데는 약 8~10시간 소요되는데, 이때 소장은 위에서 온 소화물을 더 잘게 분해하여 영양소를 흡수

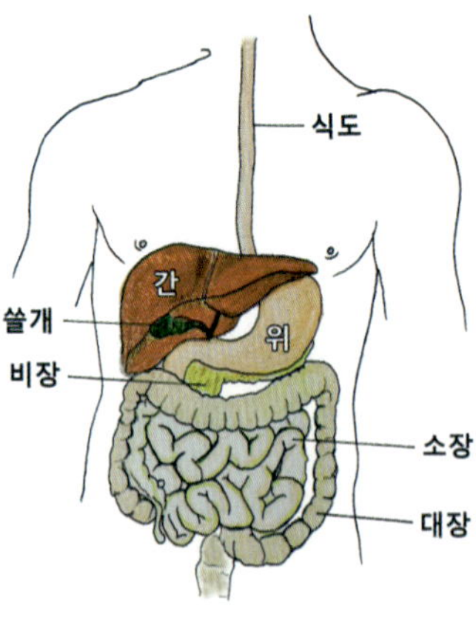

▲ 그림4-4 인체 장기

하고 불필요한 것을 대장으로 보낸다. 소장 내벽에 있는 많은 주름과 융모(microvilli)로 인해 소장의 면적은 매우 넓어져서 소화 및 흡수활동이 빨라진다. 소장에서는 이자액과 장액에 의해 위에서 넘어온 음식물을 완전히 소화시킨다. 입에서는 녹말만, 위에서는 단백질만 소화가 가능했으나, 이자액과 장액에는 수많은 소화효소가 들어 있어 소장에서는 모두(탄수화물/단백질/지방) 소화된다.

대변건강학 - 소장에서 나온 음식물은 소화 흡수의 마지막 통로인 대장으로 들어간다. 대장벽은 미끈하고, 마치 둥근 공을 넣은 자루를 연이어 붙여놓은 것과 같은 모양을 하고 있다. 대장은 맹장, 결장, 직장의 3부분으로 되어 있으며 그 길이는 1.5m 정도이다. 대장에서는 어떠한 소화효소도 분비되지 않기 때문에 영양분 흡수는 소장에서 마무리되고 대장에서는 수분흡수만 담당한다. 소장에서 분비한 많은 장액이나 소장에서 내려온 음식물 찌꺼기 중 대장은 수분을 흡수하는데, 대장 기능에 이상이 생겨 수분을 흡수하지 못하면 설사를 하게 되고 반대로, 지나치게 흡수를 하면 변비가 된다. 소장은 거의 무균상태지만 대장에는 수많은 세균들이 살고 있다(유해균: 대장균, 웰슈균..., 유익균: 비피더스균, 유산균..). 장내세균들에 의해 대장 속 내용물들이 발효되거나 부패되어 가스가 만들어진다. 소장에서 완전히 소화 흡수되지 못한 단백질들이 대장으로 가면, 대장균에 의해 분해되어 악취가 나는 가스가 발생한다. 가스가 많아지면 두통이나 복부 팽만감의 원인이 되고 트림이나 방귀로 배출된다.

원래 대장 내에는 좋은 세균이 85% 나쁜 세균이 15%로 균형을 이루고 있고, 성인 기준으로 약 100종류, 100조 개의 세균이 살고 있다. 좋은 세균은 영양소의 소화 흡수에 중요한 역할을 하는데, 그 예로 호산성 균은 몸에 유익한 세균이다. 사람은 나쁜 세균보다는 좋은 세균을 훨씬 많이 가지고 태어난다. 그러나 잘못된 생활을 하면 이러한 장내세균의 균형이 깨지게 된다. 우리 몸은 산과 알칼리의 평형상태가 유지되는데, 일반적으로 혈관은 약알칼리(pH 7.4) 상태이고, 이 상태는 거의 바뀌지 않는다. 체액은 인체의 90%를 이루며, 장내에서는 약산성이(pH 6.4) 정상이다. 이는 병원균이 침입했을 때 균들과 싸우기 위해서는 산성을 띠어야 하기 때문이다. 만약 약산성 상태가 깨져 장내 체액이 약 알칼리(pH ~7.7) 상태가 되면 나쁜 세균이 체내에 퍼져 장내세균의 균형을 깨뜨리고 몸이 쉽게 병들게 된다. 소장에서 음식물이 빠져나오면 가장 먼저 도달하는 곳이 대장의 첫 관문인 맹장이다. 이곳에 도착할 때 즈음이면 음식물은 미처 소화가 되지 않은 성분과 소장/간/췌장에서 나온 분비물, 수분으로 뒤섞여 있다. 맹장은 소화하기 좋은 상태로 묽어진 음식물에서 수분을 제거하여 죽 같은 강한 점성의 액체 형태로 바꾼다. 그 다음 결장을 거치며 딱딱하게 되는데, 딱딱한 변이 밖으로 잘 나가도록 대장벽에서 많은 점액이 분비된다. 대장의 연동운동은 점액과 잘 섞인 변을 직장 → 항문으로 밀어낸다.

4-2 면역시스템

면역시스템

인체의 면역시스템은 모체 내 태아 상태에서부터 발달하기 시작하여 림프구를 만들고, 이들 림프구는 자기와 비자기를 구분하는 방법을 배운다. 림프구가 자기와 비자기를 구분하는 방법을 배우기 전 태아는 모든 항원을 자기로 인식한다. 출생 후 아기의 면역체계는 감소하기 시작하는데, 흉선(림프면역기관)은 사춘기 때 최대 크기에 이르고 그 이후 나이가 들면서 점차 감소한다. 면역력의 감소는 T세포의 감소에 기인하나 B세포는 나이와 거의 관계없이 작용한다.

※ 항원(antigen) – 면역반응을 유도할 수 있는 분자/분자의 일부분

※ 항체(antibody) – 항원을 제거하려는 물질로 면역글로불린이라고도 함

※ 면역(immunity) – 라틴어 어원의 'immunitas' = '역병으로부터 면한다'는 뜻

※ 흉선(가슴샘) – 림프구 전구세포인 흉선세포가 성숙과정을 거쳐 성숙한 T세포로 발달함

※ 능동면역(active immunity) – 수동면역과 달리 개체 자신이 주어진 항원에 대한 항체를 생성하는 것

※ 수동면역(passive immunity) – 어떤 개체가 다른 개체로부터 생성된 항체를 받아서 면역상태가 되는 것

면역이란?

사람 몸 밖에 있는 모든 외부인자(병원체/병원체생성물/음식물/화학물질/약/꽃가루..)를 항원이라 한다. 면역은 태어날 때부터 가지고 있는 선천면역과 살면서 생활에 적응하여 후천적으로 얻어지는 획득면역으로 구분된다.

- **선천면역** - 태어나면서부터 지니는 자연면역으로 항원에 대해 비 특이적으로 반응하며 특별한 기억작용은 없다. 선천적인 면역체계로는 항원의 침입을 차단하는 피부, 점액조직, 위산, 혈액의 보체(체액 내 단백질) 등이 있다. 선천면역 세포로는 대식세포(식균작용)와 다형핵 백혈구, NK세포(감염세포 죽임) 등이 있다. 실제로 살면서 일어나는 대부분의 감염은 이 선천면역에 의해 방어된다.
- **획득면역** - 후천적으로 얻어지는 면역으로 처음 침입한 항원을 기억하여 재 침입 시 특이적 반응으로 항원을 효과적으로 제거하고 선천면역을 보강해주는 기능을 한다. 획득면역은 병원체나 그 독소를 면역원으로 하여 예방접종하면 얻을 수 있는 인공면역(artificial immunity)이다. 일반적으로 면역은 획득면역을 의미하고, 크게 체액성면역과 세포성면역으로 나뉜다.

① **체액성면역** - B세포가 항원을 인지한 후 분화되면 항체를 분비하여 감염된 세균을 제거한다. 항체는 체액 속에 있으며 면역글로불린(immunonglobulin, Ig)이라는 당단백질로 이루어져 있다. IgA, IgD, IgE, IgG, IgM 다섯 종류가 있고, 각각 고유의 기능을 수행하나 일부 기능은 중복되기도 한다. IgG 항체는 태반을 통해 태아에 전달되는 특징이 있다(모성면역, maternal immunity). IgG 항체의 작용으로 신생아는 출생 후 수개월동안 질병에 쉽게 감염되지 않는다.

② **세포성면역** - 흉선에서 유래한 T세포가 항원을 인지하여 림포카인(항원의 자극으로 림프구가 분비하는 단백질, 대식세포 활성화물질)을 분비하거나 직접 감염된 세포를 죽이는 역할을 한다. 분비된 림포카인은 대식세포를 활성화시켜 식작용을 돕기도 한다. 이와 같은 세포성면역은 주로 감염된 세포를 제거할 수 있다.

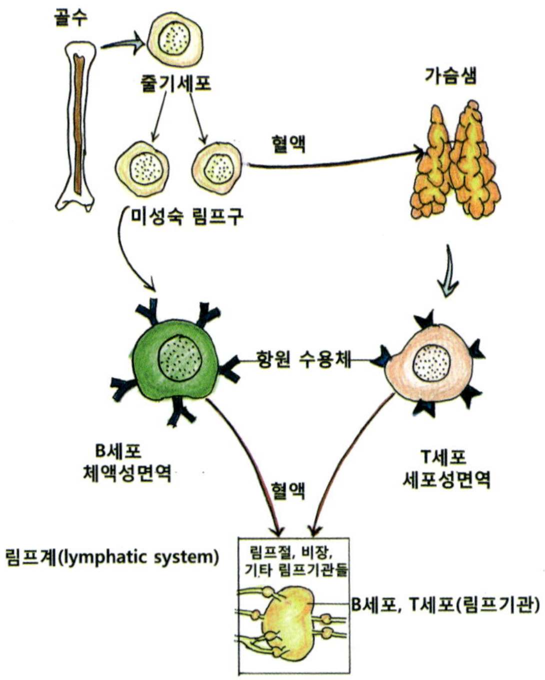

▲ 그림 4-5 면역세포 발달과정

※ T세포: 병원체를 공격해 신체를 보호하는 면역세포로 항체를 만들지 않는다. 세포의 면역을 담당하거나 B세포의 항체 생성을 조정하는 역할을 한다. 기능이 지나쳐 자신까지 공격하면 자가면역 질환 현상인 면역력 저하를 일으킨다. T세포가 정상세포를 공격하지 않는 이유는 적을 공격한 뒤 스스로 죽는 자살프로그램이 있기 때문이다. 암이나 관절염은 세포자살이 적게 일어나 발생하며, 치매의 뇌세포 손상은 세포자살이 비정상적으로 많이 일어나 발생하는 것이다.

면역반응 유형

우리 몸이 항원에 대응하기 위해 작동하는 면역시스템 내 방어체계는 선천성의 1차 방어기전과 후천성의 2차 방어기전 두 가지가 있다.

- **선천성 방어** - 인체의 방어기전 중 가장 단순한 초기의 방어단계이다. 인체가 병원체 또는 다른 특이물질을 인식하는데 관여하며, 병원체를 초기에 막아 주는 1차 방어역할을 한다.

① 피부/점막

피부는 땀/지방 분비물의 낮은 pH로 미생물/이물질의 증식 억제작용을 한다. 점막에서 분비되는 점액은 세균/이물질 등이 점막 상피세포에 부착되는 것을 막고 붙잡힌 것은 재채기/섬모운동으로 밖으로 내보낸다.

② 타액

타액은 분비물(눈물/콧물..) 속의 효소(lysozyme)를 이용하여 세균의 세포막을 파괴하는 항균기능을 수행한다.

③ 대식세포

항원처리에 비 특이적 인식을 활용하고, 선천성 면역반응을 중재한다. 1차 방어선이 무너져 병원체가 침입하면 피부 아래 결합조직/혈관/폐/간에 있는 대식세포가 식작용으로 잡아먹는다.

④ **자연살상세포**

자연살상세포(natural killer cell, NK세포)는 림프구의 일종으로 세포성 면역반응을 수행한다. 자연이란 비 특이성을 의미하며, 공격 대상세포의 특이적 활동여부에 관계없이 세포독성을 발휘하여 제거한다. 주로 암세포/바이러스 감염 세포를 인지하여 파괴하며, 항암작용에 직접 관여한다.

⑤ **호산구**

과립성 백혈구의 일종으로 세포 내에 살해효과가 큰 과산화효소 과립을 가진다. 기생충에 감염되면 호산구가 증가하여 기생충을 죽여 없앤다. 이외 이물질 해독, 알레르기 반응에도 관여한다.

- **후천성 방어** - 면역세포가 병원체나 특이물질에 반응하여 제거되는 방어기전으로 실제적인 면역기능을 담당한다. 병원체는 지속적인 변형으로 면역기구의 장벽을 뚫고 인체에 침입할 수 있게 된다. 이때 인체는 수많은 종류의 병원체에 각각 대응할 수 있는 후천성 면역반응이 필요하다.

① **T세포**(T림프구)

- 보조 T세포(helper T cell) - B세포를 도와 항체생산이 가능하며, 대식세포와 상호작용을 하여 대식세포가 잡은 병원체의 파괴를 돕는다. 다른 면역세포의 증식/촉진/활성화를 유도하는 여러 생체 반응물질을 분비하기도 한다.
- 억제 T세포(suppressor T cell) - 필요 이상의 면역반응이 일어날 때 다른 면역세포에 작용하여 세포활성을 떨어뜨려 면역기능을 저하시키고, B세포 증식과 항체생산 조절에 관여한다.
- 살해 T세포(세포독성 세포) - T세포를 자극하는 바이러스 감염 세포들은 세포독성을 지닌 살해 T세포에 의해 제거된다.

② **B세포**(B림프구)

- 항원 - 특정 표적분자를 인지한 후 결합하는 분자로 항체를 생산하

여 유리하게 작용한다. 골수에서 생성/분화하여 항체생성 가능한 세포로 성숙된 후 각 조직 → 림프절 → 비장을 거치는 혈액순환을 한다. 이때 항원을 만나면 바로 T세포 도움을 받아 특이 항체를 만들어 침입자(항원)에 부착시킨다. 대식세포가 쉽게 인식하게(기억작용) 하여 살해 또는 제거작용을 돕는다.

③ 면역글로불린

B세포는 분화와 분열을 반복하여 골수나 림프절 속에서 분화한 후 그 항원과 특이적으로 결합하는 면역글로불린을 생성한다. 면역세포들의 기능을 돕고, 침입한 항원에 결합하여 항원-항체 면역반응을 수행하는 5종류의 면역글로불린이 알려져 있다.

- IgG – 총 면역글로불린의 70~75% 차지. 혈청 內 700~1,500*mg/dl* 함유. 후천적 2차 방어기전에서 주로 생산되는 항체로 가장 강력한 항체 역할을 한다. 혈청과 조직 내 간질액(세포 밖에 있는 액체)에 존재하며 태반을 통해 태아에게 전달된다.
- IgM – 전체 면역글로불린의 약 10%. 혈청 內 60~70*mg/dl*. 초기 면역반응에서 생기는 주요 항체. 복잡한 항원성을 가진 병원체에 대한 면역반응에서 잘 생긴다.
- IgA – 총 면역글로불린의 15~20%. 혈청 內 150~250*mg/dl*. 태반을 통과하지 못하며 장액/점액/침/초유/기관지/비뇨생식기 분비액 등에 있다. 밖으로 배출되는 항체로 신생아를 보호하기 위해 모유 내로 통과할 수 있다.
- IgD – 총 면역글로불린의 1% 미만. 혈청 內 0.3~4.0*mg/dl* 미량. 결합력이 가장 강한 항체로 항원을 B세포에 접촉시키는데 중요한 역할을 한다.
- IgE – 혈청 內 0.002~0.1*mg/dl* 극소량. lgE 항체 합성에는 보조 T세포가 필요함. 알레르기성 질환이나 기생충 감염 시 현저히 증가한다.

면역의 특성

1 **특이성**(specificty) - 특정 항원에 대한 특정 항체가 1 : 1로 반응한다.

2 **다양성**(diversity) - 수없이 많은 종류의 항원에 대응하는 각각의 항체생성 기능이 있다.

3 **기억작용**(memory process) - 인체에 다시 들어오는 항원에 대해 항체의 특이적인 기억을 통해 신속하게 대응기작을 발휘한다.

4 **자가조절**(self-regulation) - 면역반응도 다른 모든 생물학적 반응과 같이 여러 인자들의 상호관계로 조절된다.

5 **인지작용**(recognition process) - 항원 제시세포의 도움으로 T세포에 의한 비자기 항원의 인지작용이 시작되면 특이 면역작용의 시발점이 된다.

면역요법

인체의 면역기구는 시스템을 이루어 외부 또는 내부의 적으로부터 항상 자신을 방어하고 있다. 이러한 면역기구는 앞에서 설명하였듯이 두 가지 시스템으로 구성되어 혈액 속 면역세포들이 관여하는 세포성면역, 항체가 관여하는 체액성면역으로 크게 구분된다. 이 중 세포성면역에 이상이 생기면 암이 발생할 가능성이 높다. 면역요법으로 암을 치료하려면 암세포를 정상세포가 아니라 항원으로 인식, 판별하는 면역기구가 있어야 한다. 면역요법이란 이런 면역기능의 저하를 회복시키거나 증강시켜 암세포를 죽이거나 성장을 억제하는 것을 말한다. 면역기구의 중추적인 역할을 하는 면역세포는 활성화를 돕는 물질과 억제하는 물질을 동시에 가지고 있다. 면역수치는 면역세포를 돕는 물질과 억제물질의 작용에 달려 있다. 자연살상세포(NK세포)는 면역력을 증강시켜주고, 그 세포가 많을수록 우리 몸의 저항력은 높아져 암에 잘 걸리지 않는다. 그러나 수술 후 또는 스트레스를 받게 되면 몸에서 보조세포나 NK세포의 활성과 수치가 떨어진다. NK세포는 매우 중요한 면역세포로 바이러스와 암세포에 가장 빠르고 강력하게 대응한다. 이들이 표적세포를 만나면 자기세포인지 아닌지를 식별하여 세포막 표면의 인식체계가 꼭 맞으면 자기세포라고 인식한다. 인식체계가 맞지 않은 암세포를 만나면 일단 암세포의 표면으로 접근한 후 암세포 세포막에 구멍을 뚫고 수분과 염분을 투입하여 암세포를 죽인다. 스트레스를 받으면 바로 이 NK세포가 줄어들어 질병에 취약해지는 것이다. 면역요법은 우리 몸의 면역력을 증강시켜 내부의 적이나 외부의 침입자들을 물리칠 수 있도록 해주는 일종의 자연요법이다.

면역시스템 회복 - 자연치유력의 회복은 건강한 상태를 유지하기 위한 조건이고, 이는 면역시스템의 회생에 바탕을 둔다. 면역은 글자 그대로 "병(病)을 면(免)한다" 뜻을 가지고 있으며, 외부에서 침입한 이물질은 항원에 해당된다. 면역시스템은 자기와 비자기를 정확하게 구별하는 능력이 있어 이것을 제거하려는 물질인 항체(면역글로불린)는 항원과의 반응, 즉 면역반응(항원-항체 반응)으로 우리 몸을 지키고 있다. 면역력을 상승시키는 비결 중의 하나는 몸이 원하는 것, 본능에 충실하게 심신을 안정되고 편안하게 하는 것이다. 건강을 염려하여 다양한 건강법들을 실천하고 있다면 지금 내 몸이 가장 원하는 것은 다름 아닌 면역력 증강이라는 것을 알아야 한다.

숙면, 면역력↑↑ - 잘 자면 면역력이 상승된다. 감기에 걸리거나 컨디션이 안 좋으면 졸음이 오는데 이것은 병원균에 대항하여 몸의 면역력을 높이려 하는 신체반응이다. 바이러스나 세균이 몸에 침입하면 이를 격퇴하기 위해 백혈구가 활발히 움직이는데 백혈구를 활성화시키는 성분에 수면을 촉진하는 작용이 있기 때문이다. 잠을 자면 몸의 활동이 거의 정지되므로 그 에너지를 면역력 강화에 쓰려는 것이 아닐까 생각된다. 인체는 자율신경에 의하여 그 활동이 조절된다. 자율신경은 낮에 주로 활동하는 교감신경과 밤에 주도적인 부교감신경으로 구성되는데, 이들의 균형이 깨지면 면역력이 떨어진다. 낮에는 교감신경이 활발하게 움직이지만 수면 중에는 교감신경도 휴식에 들어간다. 수면 중에는 부교감신경이 활동을 시작하는데 부교감신경이 활동할 때는 건강의 파수꾼인 면역세포들이 활발해진다. 만약 이들 간의 균형이 깨져 교감신경만 계속 활동하면 부교감신경이 제 기능을 하지 못해 면역력이 떨어지게 된다. 면역력은 곧 저항력으로 질병의 발생과 치유에 깊은 연관이 있다.

활동과 휴식 - 몸은 활동한 후 휴식을 취해야 신체의 전반적인 기능을 다시 회복할 수 있다. 아플 때뿐만 아니라 건강할 때에도 피로를 느끼지 않도록 적절히 쉬어 주어야 한다. 휴식과 활동은 어느 정도 주기를 갖고 유지되나 사람에 따라 그 패턴과 적응양상은 각기 다를 수 있다. 만약 충분히 휴식을 취하지 못하고, 과로/스트레스/피로/수면부족 등으로 생활의 악순환이 계속된다면 생체리듬이 깨지고 각종 질병에 취약해진다. 병에 걸린다는 것은 휴식을 취하라고 몸이 인체에게 경고하는 것으로 볼 수 있다. 왕성한 생명활동과 적절한 휴식은 자연 그대로의 훌륭한 치유법이라 할 수 있다.

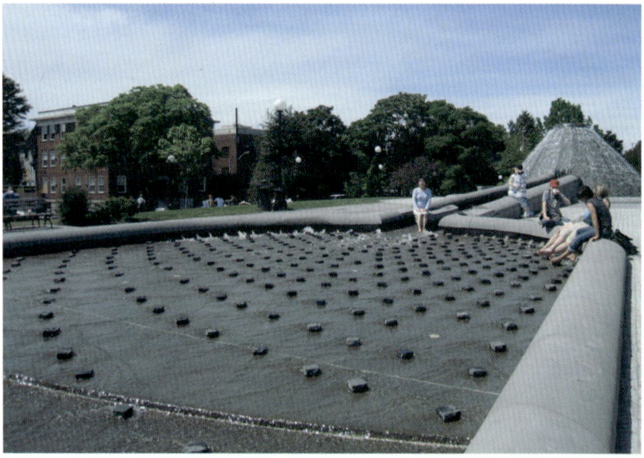

▲ 그림4-6 휴식

4-3 생체조절반응

인체의 도미노현상

도미노현상처럼 일어나는 생체 조절 반응은 음식 소화과정에서부터 살펴보면 이해가 쉽다. 우리가 영양분을 얻기 위해 음식을 먹을 때 체내 세포의 신진대사 과정에서는 다양한 종류의 산(위/이자/쓸개 등의 소화액)이 생성된다. 몸이 정상일 때는 이 산들이 신체의 완충제나 배설에 의해서 배출되거나 모세혈관에서 혈중 칼륨(K)에 의해 중화된다. 또한, 호흡작용을 통해서도 산이 생성되고 사용된 물질들이 배출되며, 소변을 통해서도 몸의 산도는 도움을 받는다. 물을 충분히 마시면 신장의 기능이 왕성해져 신장 내 노폐물/독소/병원체 등이 제거되어 몸은 훨씬 가벼워지고, 눈이 맑아지며 깨끗한 혈액과 림프액들이 몸속을 순환하게 된다. 혈액이 깨끗하고 흐름이 좋으면 많은 양의 산소가 신체의 각 부위에 원활하게 운반되고, 뇌에도 이런 산소가 전해져 뇌 기능은 더욱 활발해진다. 뇌 기능의 향상은 신경과 내분비선의 작용을 활발하게 이끌어 활기찬 생활을 할 수 있게 한다. 만약 일정기간 음식을 섭취하지 못하면 체내 근육량(하체에 70% 집중)이 감소하고 동시에 기초대사량(생명유지에 필요한 에너지 최소량)도 내려간다. 기초대사량이 떨어지면 몸은 그러한 환경에 적응하기 위해 적은 에너지로도 생명을 유지할 수 있는 체재를 갖춘다. 이것 또한 도미노현상 같은 일련의 작용들로 그에 상응하는 체제로 이어진다. 이처럼 인체에서 일어나는 모든 생리적 물질대사는 밀접하게 상호 연관되며 진행된다.

체온조절 기능

사람의 몸은 외부 기온변화에 큰 영향을 받지 않는데 이는 물의 성질 때문이다. 물 분자 간의 결합특성에 의해 물 바깥 온도차에도 불구하고 쉽게 뜨거워지거나 차가워지지 않으면서 온도 변화를 완화시킨다. 무더운 여름이나 추운 겨울에 체온이 쉽게 변하지 않는 것은 신체의 65~70%를 물이 차지하여 체온조절을 돕고 있기 때문이다. 이외에 땀과 호흡도 체온조절에 큰 영향을 미친다. 땀을 많이 흘리거나 호흡으로 인해 폐의 수분이 증발하면 몸에서 열이 빠져나가 체온이 올라가는 것을 막아준다. 일정한 체온유지에 가장 주요한 역할을 하는 것은 피부 표면부위에서의 땀 증발이다(예: 땀샘 막히면 체온상승 → 死). 체온의 40% 이상은 근육에서 발생하고, 전신 10~15%의 화상은 심각한 상태에 이르게 하고, 1/3 이상의 심한 화상은 체온조절 기능의 상실로 죽게 된다. 신체활동(골격근60%, 간장20%, 기타20%)으로 인해 발생되는 열은 피부와 땀으로 85% 정도가 배출되고, 소변과 기타 요인으로 15% 정도 발산된다. 정상적인 체온유지는 우리 몸의 자기 조절능력과 항상성에 의한다. 그러나 인체의 외부 온도 적응능력에는 한계가 있어 상극 온도에서는 치명적인 상황에 놓이게 된다(고온 → 열사병, 저온 → 동상/동사).

비정상적 열 발생

체온이 정상에서 벗어나는 경우는 여러 요인(마음 상태/섭취 음식물 종류/병원체..)에 대한 면역활동과 자연치유력 정도에 따라 발생한다. 음식물 소화에서 중요한 대사활동을 하는 위장은 곡류/야채/과일을 소화시키기에 적합한 구조로 되어있다. 그러나 현대인들의 식생활은 위장이 소화기능 장애를 일으킬 만큼 불규칙적이고 과다해서 이를 처리하는 과정에서 발생한 열이 혈액순환 및 항상성 유지에 방해요인이 될 수 있다. 연구에 따르면 비정상적인 두뇌활동과 과식행동이 비정상적인 체온을 야기하여 많은 이들의 건강을 위협하고 있다고 한다. 비정상적인 발열, why...? 긍정적이고 평안한 마음의 자세를 가진 행복할 때의 뇌는 정상적으로 두뇌활동을 한다. 그러나 부정적이고 불안한 마음이 생기면 문제를 처리하기 위해 신경이 그것에 집중되어 정상적인 두뇌활동에 장애가 온다. 일반적으로 병의 원인을 알아내기 위해서는 피와 소변검사를 하는데, 이는 피와 소변이 건강의 척도이기 때문이다. 특히 피는 '몸 안의 얼굴'이라고 할 수 있으므로 혈관을 흥분시키고 혈행이 빨라지지 않게 하기 위해서는 흥분하지 말고 조급한 마음을 버려야 한다. 연구에 따르면 대다수의 비정상적인 두뇌 정보처리와 과식이 비정상적인 체온을 발생시켜 건강을 위협하고, 다른 활동으로 발생되는 열은 체온조절로 유지가 가능하다고 한다. 즉, 우리의 건강은 자주 발생하는 비정상적인 열을 어떻게 정상적인 체온으로 유지시키는가에 달려 있는 것이다.

발한작용 - 우리는 땀을 흘림으로써(발한작용) 매일 2*l* 내외의 수분을 잃는다. 발한작용은 피부를 통해 정상적으로 수분이 교체되는 현상으로 우리 몸을 환기시키는 작용에 해당된다. 땀을 통해 수분 교체, 즉 몸의 환기작용을 원활하게 하려면, 매일 충분한 양의 물을 마셔서 건강한 수분평균을 유지해야 한다. 병에 걸려 아픈 경우, 열이 나는 경우, 갈증이 나는 경우에는 더 많은 물을 공급해주어야 한다.

좋은 땀 vs. 나쁜 땀 - 좋은 땀이란 적당한 운동으로 교감신경이 자극되어 피로물질이 빠져나가 몸이 가벼워지고 상쾌해지는 느낌을 받는 것이다(적절한 자극 → 교감신경 작용 → 노르아드레날린 분비 → 상쾌한 기분). 약 99% 수분과 염분 1% 정도로 이루어진 땀은 에크린선(수분 많은 묽은 땀을 대량 배출하는 피부표면의 땀샘) 주위의 모세혈관에서부터 걸러지면서 주변 세포의 노폐물과 함께 배출된다. 땀을 낸 후 물을 마시면 혈액의 수분양이 증가해 세포와 모세혈관 사이를 씻어주어 온몸의 신진대사가 활발해진다. 이런 기능을 수행하면 몸에 좋은 땀이라고 할 수 있다. 반면, 불쾌지수가 높을 때나 발 디딜 틈 없는 대중교통 안에서 흘리는 땀은 기분 나쁜 땀이다. 이럴 때의 땀은 바로 증발하지 않고 피부에 끈적끈적하게 남아 있어 찝찝하고 불쾌감을 느끼게 한다.

인체에 중요한 미네랄

인체의 세포외액(세포외부의 체액)은 세포내액에 비해 일부 미네랄 성분이 많다(Na/Ca/Cl/K..). 세포외액의 염분(소금)은 세포의 물질대사(양분흡수/세포 간 소통/노폐물 배출/삼투압/항상성 유지..)에 절대적으로 필요한 미네랄이다. 소금은 탈수현상을 막아주고, 주요 성분인 나트륨은 세포의 에너지원인 ATP를 발생시킨다. ATP는 세포/근육에 에너지 공급은 물론 에너지 신진대사를 활발하게 해주는 중요한 물질이다. 사람은 물 1 리터당 80~100mg/l 나트륨을 섭취해야 한다. 칼륨은 체내 수분을 전체적으로 조절하고 근육의 수축/이완작용을 돕는다. 칼륨도 나트륨과 마찬가지로 땀과 소변을 통해 손실되는 주요 미네랄이다. 생명유지에 산소 다음으로 중요한 것이 물과 소금인데, 특히 수분공급이 원활하면 어느 정도 질병을 개선시키거나 고칠 수 있다. 올바른 수분공급 또한 건강의 기본이며 중요한 요소이다. 정상적인 세포의 생체리듬을 위해서는 물이 모든 세포의 내부 및 외부에 안정적으로 공급되어야 한다. 물이 안정적으로 세포에 도달하려면 물질대사에서 필연적으로 발생되는 세포 내부 노폐물들이 빠져나가고 규칙적으로 정화되어야 한다. 물이 세포 안으로 흡수되면 칼륨에 의해 머무르고, 그 균형은 수분-칼륨-소금 섭취에 의해 유지된다. 만약 세포에 도달하는 물이 충분치 않으면 세포 내부에서는 세포 밖의 물을 끌어들이는데, 이렇게 되면 탈수현상이 시작된다. 어떤 경우에는 탈수현상의 초기임에도 몸이 부어오르는데, 이는 뇌가 몸에 물이 필요하다는 것을 알리는 신호로 인식한다.

인체와 물

물은 생명유지에 필수 불가결한 요소로 병을 막아주기도 하고 때에 따라서는 병을 만들기도 한다. 또 세포형태를 유지하며 신진대사를 통하여 새로운 세포를 계속 만들어 건강한 생명을 유지한다. 물은 원활한 체액의 순환과 위장의 영양분 소화흡수로 세포에 필요한 각종 영양소를 원활히 공급한다. 체내에 쌓인 찌꺼기나 노폐물을 땀과 대소변을 통해 체외로 배출시킴으로 혈액을 약알칼리로 유지하고 깨끗한 피로 만들어주며, 열을 발산시켜 체온조절과 신진대사를 돕는다. 뇌의 주성분 또한 물로(약 85%), 뇌를 보호하고 호르몬 분비 등의 기능에도 중대한 영향을 끼친다. 물은 세포 안에서는 물질대사의 매체가 되며 세포 밖에서는 세포를 보호해주는 환경 보호물질이 된다. 세포에서는 수많은 물질의 화학작용이 끈임 없이 일어나는데, 물은 세포 화학작용의 매개체로 물이 없으면 어떠한 작용도 일어나지 않는다. 물은 세포에서 자기공명을 일으키는데 이를 이용한 대체요법도 개발되고 있다. '물=건강의 핵심적 열쇠'라 해도 무리가 없을 것이다. 치유력이 있는 물은 치료약이 될 수 있다.

세포의 건강은 얼마나 많은 물이 실제로 세포 속으로 들어오느냐에 따라 달려 있다. 어릴 때에는 구조화된 육각수가 많지만 점차 나이가 들수록 비구조화 된 물이 늘어나 대사기능이 감소된다. 구조화된 물을 마실 경우, 갈증이 쉽게 사라지고 수분섭취에 필요한 물은 적게 마셔도 된다(혈액검사로 입증). 구조화된 물은 활동적인 구조를 갖고 있고, 표면장력은 더 낮아져 세포의 전기적 작용 또한 가능케 한다. 물은 표면장력이 낮을수록 습기를 더 잘 빨아들이며, 세포도 더 잘 받아들여진다. 몸에서 수분을 재 섭취하는 정도가 물의 구조에 달려 있다고 하는 이유가 바로 이러한 성질 때문이다.

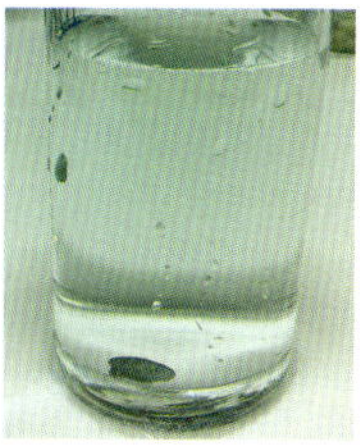

▲ 그림 4-7 물

인체에 필요한 모든 물질은 물에 녹아 용액상태로 이동하는데, 그 종류는 무려 80종 이상(포도당/단백질/아미노산/지방산/호르몬/효소/미네랄..)이 된다. 물은 기체(산소/이산화탄소), 염류나 영양분과 같은 필요한 물질을 용해 및 분해하여 신체 각 부분으로 운반한다. 물은 폐/근육 등 모든 조직과 점막세포를 부드럽게 하고 표피와의 마찰을 적게 하며, 근육운동에도 불가결한 존재이다. 올바른 수분공급은 혈액순환을 원활하게 하며, 암세포를 억제시키는 면역계 세포가 암세포의 세포막에 더 많이 도달할 수 있게 한다. 이것은 암세포의 발생과 증식을 억제할 수 있다는 뜻이다. 세포의 충분한 수분섭취는 세포 팽창 → pH 균형 → 면역력↑ → 치유반응을 유도할 수 있다. 반면, 탈수된 세포는 염증을 높이고, 조기 노화 및 조직의 퇴화를 불러오고, 심한 탈수상태에 있는 세포들은 심각한 질병에 노출될 수 있다. 탈수현상의 주원인은 열로써 가벼운 정도에서 심한 상태에 이르기까지 다양한 증상으로 나타난다(피로감/어지러움/무기력/두통/근육통/식욕저하/우울감..). 물을 마시지 않으면 각종 독소가 쌓여 자가중독을 일으킬 수 있다. 사람의 체질에 따라 다르나 대체로 물만 마시고도 70~90일은 견딜 수 있다고 한다.

수분은 대부분 장에서 흡수되기 때문에 체내에 흡수되는 속도는 수분이 얼마나 빨리 위에서 장으로 이동하느냐에 달려있다. 장으로 이동하는 물의 속도는 물의 양/온도/삼투압 등에 영향을 받는다. 한 번에 마시는 물의 양은 200*ml* 정도로 조금씩 여러 번에 걸쳐 마시는 것이 좋다. 또 물의 온도는 낮을수록 장으로의 이동이 빠르고, 5~10℃ 정도의 물이 가장 적당하다. 다음은 건강한 사람이 정상적으로 하루 평균 섭취하는 수분에 대하여 조사된 수치이다. 체내 유입량 2~3*l*(음료수1~1.5ℓ, 음식에서 0.5ℓ, 신진대사에서 0.3~0.5ℓ), 배설량 2~3*l*(폐 수분손실 0.4~0.5ℓ, 피부손실 0.4~0.5ℓ, 대변 0.1ℓ, 소변 1~1.8ℓ)로 대체로 수분의 섭취와 배설은 균형을 이룬다. 체내 수분의 총량은 40~45*l* 이다(혈액 2~3ℓ, 세포외부 10~15ℓ, 세포내부 27~30ℓ). 인체 내 재생되는 물의 양과 나무의 수분함량이 비교되어 사람들이 인체와 물의 상관관계를 다시 생각해보게 한 기사가 있다. 그 기사에 의하면 나무는 땅 속에서 물을 흡수하여 증산작용으로 공기로 발산하는데 한 그루의 나무가 하루에 필요한 수분의 양은 약 190*l*로 성인의 체내에서 하루에 재생되는 물의 양과 비슷하다고 한다. 물은 몸속에서도 만들어지는데, 영양분 속에 들어 있는 수소가 산소와 결합하면서 물이 생성된다. 인체에 65~70% 물이 있어도 몸이 젖어있지 않은 이유는 수분이 대부분 세포 속에 들어있기 때문이다.

인체를 순환하는 물의 속도

사람의 경우, 물이 인체를 한 바퀴 도는데 약 40분 정도 걸린다고 한다. 더운 날 수분을 보충해주지 않은 채 심하게 활동하면 탈수증세가 나타날 수 있다. 몸속 수분의 1~2% 손실되면 갈증을 느끼나 수분이 공급되면 곧바로 회복될 수 있다. 만성탈수가 있는 사람이 물을 많이 마시기 시작하면 처음 며칠 동안은 더 붓거나 체중이 더 증가하거나 소화에 이상이 생길 수 있다.

Question : 내 몸의 수분 섭취량이 적절한지 부족한지를 쉽게 알 수 있는 방법은?

Answer : 아침 첫 소변을 제외하고 하루동안 소변을 주의 깊게 관찰해서 소변의 색이 진하면, 수분 섭취량이 부족하다는 증거! 수분 섭취가 부족하면 몸은 수분절약을 위해 농축된 진한 소변을 배출한다. 어른은 하루 2.5l 이상의 수분을 배설한다. 나이가 들면서 주름이 많아지는 것은 체내 수분양과 무관하지 않다.

세포 재생

우리 몸을 이루는 최소의 기본 단위는 세포로 체계적인 세포-조직-기관의 체재를 이룬다. 기관은 각기 다른 조직이나 기관들이 유기적인 관계를 가지고 인체 전체를 구성하는 특징이 있다. 다음은 인체에서 일정한 주기를 지니고 세포를 재생하여 항상성과 치유력을 유지하는 대표적인 세포들이다.

- **장 점막세포** - 장 점막에는 융모세포들이 약 400만개, 약 5m^2 표면적을 형성한다. 장에서는 시간당 100여개의 새로운 세포가 생성되며, 동시에 매일 10억 개 정도의 세포가 사멸한다.
- **피부세포** - 피부 표피조직 세포는 2~4주 주기로 재생되어 새로운 세포

층으로 대체된다.

- **혈구세포** - 적혈구는 약 120일을 주기로 재생되며, 혈소판은 9~11일마다 새롭게 형성된다. 면역기능에서 매우 중요한 백혈구는 종류에 따라 다양하여 과립구(호중구/호산구/호염기구)는 4~5일을 주기로 바뀌지만 비과립은 매우 다른 양상으로 재생된다(단구: 2.5개월, 림프구: 수년~20년).

자연치유력과 세포 재생

- **세포 손상 회복** - 외상이나 병원체 침입으로 손상된 세포는 본연의 자연치유력을 바탕으로 스스로 회복하려고 하는 경향이 있다. 그러나 자연치유력이 떨어진 인체에서는 세포의 재생이 쉽게 이루어지지 않는다.
- **세포의 신진대사** - 정상적인 세포의 재생은 자연치유력과 항상성에 힘입어 세포의 손상이 없는 한 세포주기에 따라 정상적으로 진행된다. 세포 내 유전자/DNA에 프로그램 되어있는 각 세포의 수명 관련 정보에 따라 정상적으로 죽고 다시 재생된다. 새롭게 만들어진 세포들은 정해진 기간 동안 주어진 시간만큼 신진대사에 기여하며 몸의 자연치유력을 유지해 나간다.

혈액 정화작용

생명의 근원인 혈액이 깨끗하면 면역기능은 물론 자연치유력과 건강도 따라온다. 일반적으로 병에 걸리는 근본적인 원인은 혈액이 탁해졌기 때문으로 생각한다. 자연치유력이란 몸의 모든 기능이 균형 있게 잘 조절되는 항상성 유지를 뜻하며, 이는 오염되지 않은 깨끗한 혈액을 통해서 가능하다. 혈액의 농도가 올라가면 피는 걸쭉해지고 밖으로 빠져나가야 할 노폐물이 혈관벽에 달라붙을 수 있다. 이런 현상이 개선되지 않고 지속되면 혈액의 질과 흐름은 더 나빠지는 상황으로 치닫게 된다. 건강은 건강할 때 지켜야한다는 말이 있듯이 이러한 상황으로 가기 전에 평소 생활습관을 관리하여 혈액을 깨끗이 하는 것이 최상의 방법이다. 혈액을 묽고 원활하게 흐르게 하는 가장 손쉬운 방법은 다름 아닌 물 마시기! 잠들기 30분~1시간 전 물을 한 컵 마시는 것이 바로 생활 속에서 실천할 수 있는 건강유지법이다. 부작용 없고 시간적/경제적 부담도 없으니 우리 모두 오늘부터 실천해보자.

- **건강한 혈액세포**

  대식세포와 백혈구(림프구/과립구/단구) 등이 혈액을 타고 순환하면서 인체의 주요 면역기능을 담당한다. 이들 면역세포들은 깨끗한 혈액 환경을 만들고 이를 바탕으로 정상적인 세포의 신진대사 작용 및 그 기능을 담당한다. 건강한 혈액의 활동적인 면역계 세포들은 인체의 자연치유력 회복은 물론 해독작용과도 밀접한 관련이 있다.

- **원활한 혈액순환**

  ① 혈액순환에 장애를 초래할 수 있는 노폐물과 영양물질이 과다하게 많으면 혈액 내 면역 관련 세포들이 목적 부위에 제때 공급되기 어려워 건강상 위해요인이 된다.

  ② 혈액 내 면역세포들은 이물질 침입 시 빠르게 그 부위로 흘러가 면역방어기전을 작동하고 공격한다. 혈액의 질이 떨어져 순환에 문제가 생기면 대부분 면역반응에도 문제가 발생한다.

- **해독작용**

  ① 혈액 정화작용(청혈작용)은 인체의 생리적 현상 가운데 가장 중요한 해독작용이다. 대부분의 혈액을 직접 받아들여 독소를 제거하고 정화하는 기능은 간과 신장을 통해 이루어진다.

  ② 간은 혈해(血海)라고 할 정도로 피가 많다. 몸속 혈액 정화기능에 대부분 관여하며, 가장 많은 양의 혈액을 갖고 있는 장기로 소장에서 흡수

된 각종 물질을 혈액과 함께 공급받아 해독작용을 한다.

③ 신장은 혈액을 걸러내는 여과작용을 한다. 이 과정에서 혈액의 재분배 및 재흡수를 통해 소변을 만들어내고 수차례 체외로 방출시켜 해독작용을 한다.

④ 혈액 중의 유해물질이 해독되어 신진대사가 활발해지면 정화된 혈액은 인체에 부담을 주지 않고 쉬게 해주면서 순환을 한다. 에너지를 보충하여 온몸을 점검하면서 자연치유력을 강화시키고 유지하여 몸의 항상성과 균형을 유지한다.

⑤ 탁한 혈액이 정화되지 않고 독소가 쌓이면 만성적 피로가 나타난다. 몸은 이러한 상황으로부터 회생하려 안간힘을 쓰므로 육체적인 부담은 날로 더 해간다. 근본적으로 해결하지 않으면 몸은 무리한 해독작용으로 더 피로를 느끼고 자연치유력은 점차 제 힘을 잃어 만성피로증후군 증상들이 나타난다.

혈관벽 손상으로 출혈이 발생한지 10분이 지나도 멈추지 않으면 몸은 비정상적인 상태로 돌입한다. 몸에 출혈이 소량일지라도 지속되면 빈혈이 일어나고, 다량의 출혈이 급속히 발생하면 심각한 쇼크 상태에 빠진다. 건강한 성인 기준으로 혈액 전체의 1/2 정도(2리터)를 상실하게 되면 죽음에 이른다. 출혈이 일어나는 주된 원인은 혈관파열, 혈소판이나 응혈소(혈액응고효소) 부족 등이다.

※ 혈소판: 손상된 혈관을 폐쇄하고, 혈병(피떡)을 만들어 혈액응고에 중요한 역할을 한다. 응고 형성에 필수적인 일련의 응고인자를 제공하거나 매개하는 것으로 알려져 있다.

물과 인체

- 요 약 -

1. 인체 항상성유지(very critical!)
2. 양분 공급원(혈액+림프액 → 각 조직으로 양분/호르몬 운반)
3. 노폐물 제거(땀/소변/대변 → 노폐물 배출, 건강+미용유지에 중요 역할)
4. 해독작용 촉진(충분한 수분공급 → 원활한 신진대사 활동조절, 유독물질 분해)
5. 튼튼한 장 및 정장작용(독소/유해물질 제거, 소화기능 조절)
6. 비만 예방(순환작용 원활, 정체현상 예방)

참고문헌

김명원 외 역. 2011. 생명과학 개념과 현상의 이해 제 7판. Reece 외 지음. PEARSON

김상호, 강경희, 김동운 외 옮김. 2011. 인체 생명과학. Chiras 지음. 라이프사이언스

마미야 가즈끼 엮음. 2004. 우리 몸은 두 가지 물을 원한다. 혜인

박상회 감수. 2001. 자기 치유력을 높이는 열쇠. 가와무라 노리유키 지음. 아카데미서적

신영준 역. 1998. 인체의 일급비밀. 쿼크 지음. 아카데미서적

윤소영 옮김. 2002. 3일 만에 읽는 몸의 구조. 타노이 마사오 지음. 서울문화사

이계성 역. 2004. 3일 만에 읽는 면역. 오쿠무라 고 지음. 서울문화사

이근아 역. 2007. 병 안 걸리고 사는 법 2. 신야 히로미 지음. 이아소

이성재. 2005. 자연치유력. 랜덤하우스중앙

이응철, 고은애, 이형환. 2013. 자연치유학. 아트하우스

정지민 역. 2003. 몸과 마음을 치료하는 물. 스티브 마이어로비츠 지음. 아름다운 사회

이연숙, 구재옥, 임현숙, 강영희, 권종숙. 2012. 이해하기 쉬운 인체생리학. 파워북

하태규. 2004. 내 몸에 가까운 물. 미토스북스

황용운, 김종하 역. 2012. 집을 순례하다. 나카무라 요시후미 지음. 사이

Chapter FIVE

인체의 자연치유 능력
놀라운 치유체계

몸에 효소가 부족하면 자연치유력이 약화되므로 효소를 섭취하는 것은 인체 건강에 중요한 일이다. 체내에는 이상 세포가 증식하거나 세균이 침입할 수 있어 이를 막는 장치, 즉 예방을 위한 기능을 작동시켜 면역력을 극대화시켜 놓아야 한다. 참고로 치유(healing)와 치료(curing)는 차이가 있어 치유는 정신-육체를 포함한 전인격을 온전하게 만드는 것인 반면, 치료는 직접 관련된/보이는 증상/부위를 완화시키거나 제거함을 의미한다.

Chapter 05

5-1 인체의 자연치유 능력

5-2 놀라운 치유체계 (I)

5-3 놀라운 치유체계 (II)

제5장

인체의 자연치유 능력 : 놀라운 치유체계

5-1 인체의 자연치유 능력

인체-치유체계

인체는 태어날 때부터 선천적인 자가복구시스템을 가지고 있으며, 균형을 크게 깨지 않는 아픔은 대개 의료적 조치 없이 자생력에 의하여 치유된다. 사람은 누구나 고유의 생명유지 시스템을 지니고 있으며, 자연치유력은 이 시스템에 심적 요인이 근원으로 작용하는 총체적인 자가복구시스템이다. 이러한 생명유지 시스템을 움직이는 핵심이 바로 면역기능이다. 면역의 일반적인 정의는 '우리 몸이 이물질(독소/바이러스/세균/곰팡이..)에 대항하여 자신을 방어하는 능력'이지만 실제로는 이런 능력보다 훨씬 복잡한 기작과 체계를 가지고 있다. 면역기능과 관련된 정보는 유전자에 치유시스템이란 프로그램으로 입력되어 있으며, 면역과 자연치유 관련 유전적 정보는 세포 및 세포주기에 따라 독특한 방식으로 다음 세대로 이어진다.

자연치유력과 면역력

면역+자연치유력의 만남 - 면역을 생물학적인 측면이 아닌 다른(화학적/물리적) 측면에서 본다면 왜 면역이 복합적인 과정인지를 이해할 수 있을 것이다. 외부 공격/충격이나 자체에서 생긴 결함/손상으로부터의 방어 및 복구에는 화학적으로 물질을 합성/분비하여 대처하고, 세포증식으로 새로운 세포들이 복구에 전력을 다하며 물리적으로 작용하는 것이다. 그러므로 인체의 자연치유력은 화학적 물리적인 작용과 함께 정신과 마음이 근원으로 작용하는 통합적인 자가복구시스템이다. 인체 치유와 절대적인 관계에 있는 면역은 외부의 침입자로 인해 세포/조직이 반응하여 항체를 만들고 외부 인자를 제거하여 항상성을 유지하는 현상을 말한다. 면역력이 있다고 하려면 다음(1 & 2)은 필수조건이다.

(1) 자기(자신의 세포)와 비자기(병원체/이물질..) 구별로 비자기를 공격 → 살상 → 제거하는 것
(2) 생명을 위협하는 변질된 자기(암세포) 공격 → 살상 → 제거하여 질병을 면하는 기능

인체는 약 60조 이상의 세포로 이루어져 있으며 세포분열로 계속 새로운 세포를 만들어 손상되거나 노화된 세포와 교체한다. 세포분열의 속도는 세포의 종류 및 주기에 따라 다르며, 효소에 의해 일어난다. 또한 효소는 각 세포/조직에 필요한 영양분을 만들어 공급 및 조절하고, 동시에 노폐물을 체외로 보내는 모든 생화학반응을 조절하는 등 중요한 역할을 한다. 자연치유력도 효소의 영향을 받는다. 몸에 효소가 부족하면 자연치유력이 약화되므로 효소를 섭취하는 것은 인체 건강에 중요한 일이다. 체내에는 이상 세포가 증식하거나 세균이 침입할 수 있어 이를 막는 장치, 즉 예방을 위한 기능을 작동시켜 면역력을 극대화시켜 놓아야 한다. 참고로 치유(healing)와 치료(curing)는 차이가 있어 치유는 정신-육체를 포함한 전인격을 온전하게 만드는 것인 반면, 치료는 직접 관련된/보이는 증상/부위를 완화시키거나 제

거함을 의미한다.

면역기능 필수 요소

1 **항체 역할** - 우리 몸에 병원체가 들어오면 항체가 싸워서 그 병에 대한 저항력을 생기게 하고, 다음에 다시 그 병원체가 들어온다면 발병되기 어렵다. 면역기구의 림프구는 체내에 침입한 자기 이외의 것인 비자기, 즉 항원을 싸움이 끝나도 기억한다. 항원의 기억 덕분으로 볼거리, 홍역, 수두 등은 한번 걸리면 다시 걸리지 않는 평생면역에 해당된다.

2 **과립구 역할** - 백혈구의 60%를 차지하는 과립구는 비교적 큰 병원체를 소화·분해한다. NK세포(1970년대 발견), 살해 T세포가 암세포를 직접 공격하여 항체는 암세포를 항원으로 간주한다. 이들이 암세포 표면에 표지로서 부착하고, 간접 공격을 더하는 것으로 판명되었다. 세포 간 신호전달 물질인 사이토카인(cytokine)에 의해서 활성/성장/분화된 NK세포는 체내 모든 곳을 빠짐없이 순회하면서 자기세포가 변질된 암세포 등을 찾아내서 공격하여 제거한다.

자연치유력의 3대 요소

면역기능은 자연치유력의 주인공으로 인간이 지닌 생명력 그 자체이다. 건강한 몸을 유지하는데 필요한 3대 요소는 항상성 유지, 자기방어(생체방어), 자기재생으로 특별한 장치 없이 신체에 자연스럽게 갖춰지는 것이 대단히 중요하다. 인체는 다음의 세 가지 기능이 각각의 역할을 완수하여 상처나 병을 치료한다.

1 **항상성유지** - 외부환경의 변화나 체내 생리기능이 정상에서 벗어난 상황에 대처하여 인체를 자연스럽게 원래의 수준으로 일정하게 유지하는 것이다(예: 체온/혈액/수분량/호르몬..). 항상성유지 기능은 주로 자율신경/에너지 대사/호르몬의 기능에 의해서 조절되고 있다.

2 **자기방어기능** - 병원체/미생물/암세포/잠재적 유해물질에 대해 자체적으로 몸을 지키는 신체의 자기방어법이다.

3 **자기재생기능** - 재생 가능한 세포/조직/기능들이 손상에 대하여 회복할 수 있게 자연치유력이 스스로 몸을 지키도록 하는 자기방어법이다.

※ 자기방어기능 – 세균이나 바이러스 등의 외부 적과 싸우는 힘
※ 자기재생기능 – 세포가 손상되어도 원상태로 돌아가려 하는 힘

생체정보와 생체광자

생체정보이론(시작: 독일 포프박사)에서는 세포에서 발생하는 극미의 미세광자를 '생체광자(biophoton)'라고 정의하며, 세포들 간의 정보교환은 생체광자를 바탕으로 이루어진다고 한다. 이 이론에 따르면 세포 내에는 DNA 구조적 특성에서 비롯된 진동에 공진하여 세포 당 3~4개/초 정도의 극히 미약한 생체광자가 발생하며, 세포들이 이를 이용하여 서로 정보를 소통한다고 말하고 있다. 발생한 생체광자의 물리적 특성은 레이저 광선의 경우처럼 동조성이 높은 파동이어서 비록 강도는 약할지라도 먼 거리까지 효과적으로 전달할 수 있다. 생체 내 모든 세포들은 세포 DNA에서 발진된 특정 주파수대 영역의 파동을 이용해 서로 필요한 정보를 주고받는다. 다시 말해 세포 내에서 발생한 파동은 세포 간 통신이나 생명체 전체를 주관하는 일정한 신호에 따라 서로 소통한다는 것이다. 창시자는 생체에서는 주로 DNA에서 미약한 광자가 발생한다고 보았다. 생체광자는 미약한 에너지를 지니고 정보를 담는 속성이 있어 생체정보라는 표현이 사용되고 있다. 생체정보를 담고 있는 생체광자는 DNA와 물에서도 측정 가능하여 물의 오염도를 알아내는 데도 사용된다. 이러한 생체정보가 인체의 자기치유력에 어느 정도의 영향력을 미치는지에 대해서는 더 연구할 필요가 있다. 새롭기는 하지만 전혀 터무니없는 이론은 아닌 것 같다.

독소 배출 & 노폐물 청소

음식섭취를 적당히 조절하는 방법은 우리 몸을 깨끗하게 하고 건강하게 한다. 흐르는 물이 썩지 않듯이 맑은 피가 신체 구석구석을 잘 돌면 병이 잘 생기지 않으나 물이 고여 문제되듯이 피 또한 탁해져 어느 한 곳에 정체되면 병이 될 수 있다. 한시적인 금식은 체내 세포 속에 있는 해로운 독소들을 분해시켜 배출하고, 탁해진 피를 정화시켜 맑은 피로 바꿔줄 수 있다. 맑은 피는 혈액순환을 원활하게 하며 근본적인 병의 원인을 없애 치유효과를 가져 온다. 음식 조절로 물만 마시면 몸은 체내에 있는 양분(지방/단백질/탄수화물)을 소비하면서 노폐물을 배출하고 축적되었던 지방을 에너지 공급을 위해 사용한다. 이 단계를 거치면 장내 노폐물과 질병으로 손상된 세포들 대부분이 배출되어 생리기능은 활발해지고 혈관은 깨끗해진다. 모든 병은 혈액의 원인으로 말미암아 생겨난다고 해도 틀린 말이 아니다. 우리가 먹는 음식 및 호흡은 인체의 건강과 직결되어 있으므로 호흡에 의해 몸으로 들어오는 공기 또한 깨끗해야 한다. 탁한 공기는 피를 탁하게 하는 원인이 되기 때문이다. 우리가 사는 환경에는 정상세포를 나쁘게 변형시키는 요인들이 많이 포함되어 있어 치유체계를 건강하고 효율적으로 유지하는 방법을 알아두는 것도 날로 중요해지고 있다. 지금도 우리 몸속에 함께 있는 각종 유해한 세포들을 물리칠 수 있도록 깨끗한 혈액상태를 유지하고 질병을 예방하는 치유체계를 최상의 전략으로 세우도록 노력해야 한다.

현대인과 질병 요인

1 **잘못된 식생활**: 사람들에게 찾아오는 질병가운데 외부 요인에 의해 일어나는 외인성 질병은 전체 질병의 30% 정도를 차지한다. 반면, 내적 요인에 의한 내인성 질병은 무려 70% 정도로 자신으로부터 오는 것이 대부분이다. 내인성 질병의 70%가 음식물(식품/먹거리)과 관련된 생활습관병으

로부터 온다는 통계가 있다. 먹거리로 인한 병이 전체 질병의 50% 내외로 약 절반을 차지하는 것이다. 병이 나타나는 증상은 대개 살아온 결과물이 반영된 것이므로 병에 걸리게 한 원인을 찾아 새롭게 바꾸어야 병이 치유될 것이다.

2 **영양 불균형**: 현대 성인병 환자의 70% 이상이 불규칙적이고 균형이 어긋난 섭식생활에 의해 유발된다. 그 중 과식/과음/과욕/과로 등이 문제를 일으키게 된다. 우리나라에서 발생하는 환자의 약 15%는 영양부족으로 생긴 병을 앓는 경우이고, 놀랍게도 약 85%는 영양공급이 지나쳐서 오는 병이라고 한다. 과다한 영양상태도 당연히 몸에 독을 축적하는 요인으로 발달할 수 있다.

3 **나쁜 자세**: 나쁜 자세도 질병 유발의 원인이 될 수 있다. 자연치유에서 깨끗한 피를 만들려면 내적, 외적으로 협력체계가 구축되어야 한다. 먼저 몸에서는 간과 신장이 제 기능을 잘 하여 청혈과 노폐물 제거를 담당하고, 외부적으로는 신체를 바르게 하여 내적 신진대사를 돕게 하는 것이다. 몸의 바른 자세와 건강은 밀접한 관계가 있다. 바른 자세는 체액순환을 돕고 뇌에 산소공급을 원활하게 하여 건강증진에 크게 도움이 된다.

4 **마음의 질환**: 만병의 근원은 스트레스에 있다고 한다. 많은 질병이 마음에서 오고, 실제 많은 현대인들이 크고 작은 마음의 질환에 시달리고 있다. 이들 중 대표적인 것이 기(氣)가 막히는 생리현상으로 건강한 사람은 일반적으로 기가 덜 막히나 심약한 사람일수록 잘 막히는 경향이 있다.

5 **운동 부족**: 질병의 원인은 잘못된 식생활에서부터 시작되나 운동부족이 이를 부추기는 계기가 된다. 건강한 생활을 위해선 자신에게 알맞은 운동을 하여 몸에 활력을 주고, 운동 전후의 명상이나 스트레칭으로 심신의 안정감을 갖는 신체 관리가 필요하다.

6 **환경오염**: 주위의 오염된 환경으로 인한 질병은 호흡기질환 등 다양하고 복합적인 증상들을 나타낸다. 우리는 알게 모르게 환경호르몬에 노출되

어 건강상에 문제가 될 수 있다는 것을 잘 알고 있다. 인체는 물/공기/흙을 떠나서는 살 수 없으므로 이들을 비롯한 환경을 살리는 것이 급선무이다. 이것이 궁극적으로 우리를 건강한 생명체로 살게 하는 지름길이다.

치유지혜

병에 걸려 아픈 경험이 있는 사람들은 예방이 얼마나 중요한지, 그리고 예방이 탁월한 지혜의 산물이란 것을 잘 안다. 건강 차원에서 예방의 중요성이란 병에 걸려보지 않고서는 좀처럼 느낄 수 없다. 사실 아픔은 건강의 한 요소라고 말하는 사람도 있다. 인체는 웬만한 자극에서는 회복되는 놀라운 힘을 지니고 있으며, 건강한 상태에서는 몸에 있는 에너지가 적재적소에서 효과적으로 기능을 발휘하게 한다. 질병의 치유는 바깥에서 오지 않으며, 아플 때 먹는 약은 몸의 치유력이 활동할 수 있게 돕는 조력자일 뿐이다. 더울 때 땀나고 추울 때 콧물나고, 상한 음식이 들어오면 나타나는 증상(복통/미열/식은땀/두드러기/구토/설사..)은 이상 환경에 대처하는 몸의 자연스런 반응이다. 몸에 열이 나는 것은 열/땀으로 체내 독소를 밖으로 내보내려는 인체의 자연치유력 작용이다. 몸은 본능적으로 필요한 것을 보충하려 해서 수분이 필요하면 갈증이 생기고, 아프면 식욕이 떨어져 소화기관을 일시적으로 쉬게 하고 몸의 휴식과 정화를 모색하여 제자리로 돌아가려 한다. 병에 걸리면 면역시스템이 즉각 작동하여 백혈구는 병원체를 잡아먹고, 적혈구는 병 치료에 필요한 O_2와 영양분을 병변 부위에 공급한다. 자율신경과 연관된 작용들(소화/흡수/배설/자연치유..) 가운데 소화와 흡수기능이 휴식을 취하면 배설과 자연치유 작용은 활발해진다. 음식물이 들어오지 않는 상태에서의 정상적인 기능유지를 위해 각종 호르몬분비 활성화, 저항력 강화, 자연치유력의 극대화 상태를 만들어 놓는다. 그 결과 체질이 개선되고 몸이 정화되어 종국에는 아픈 것이 사라지게 된다. 태어날 때부터 질병을 극복하는 이러한 자연치유력을 북돋워 주는 것이 건강관리에 무엇보다도 중요하다는 것을 우리 모두 잊어서는 안 된다.

치유명언

- 내면의 의사는 자연치유력이다.
- 웃음은 값으로 따질 수 없는 만병통치의 신약이다.
- 인간은 자연으로부터 멀어질수록 질병에 가까워진다(괴테).
- 병은 우리가 갖고 있는 자연의 힘, 즉 자연치유력으로 고칠 수 있다(히포크라테스).
- 말에는 폭탄보다 강한 위력이 숨어있다. 말 한 마디로 자신의 운명과 상대방 운명을 바꿀 수 있음을 명심해야 한다.

대부분 질병의 85% 이상은 부정적인 마음에서 비롯된다고 보고 있다. 모든 질병이 어둡고 부정적인 마음(근심/걱정/분노/불쾌/원망/미움/공포/슬픔..)이 직·간접적으로 영향을 미치는데서 유래된다고 볼 수 있다. 이것을 거꾸로 보면 인체에 발생하는 질병의 85%는 자체의 자연치유력인 마음에 의해 조절될 수 있다고 해석할 수 있다. 특히, 분노로 화를 낼 때 인체에서는 과학적으로 측정하기 어려운 무서운 독력을 지닌 독소를 내뿜는데, 1시간 동안 계속해서 화를 낸다면 놀랍게도 80여명을 죽일 정도의 독소가 발생한다는 실험결과도 나온 바 있다. 원한이나 분노는 모두(본인+상대방+제3자)의 건강을 해치는 것이다. 반면, 웃음은 신체의 자연진통제로 알려져 있는 엔도르핀을 많이 나오게 한다. 큰소리로 웃으면 스트레스가 해소되고 세포가 활성화되어 우리 몸의 면역력이 증진된다. 웃을 때는 얼굴 근육이 움직이므로 뇌가 적당한 자극을 받고 몸의 긴장을 풀어주는 효과를 불러 온다. 또한 큰 소리를 내어 웃는 웃음은 산소 섭취량을 증가시켜 심호흡과 같은 효과를 가져와 세포를 활성화시킨다. 웃음과 건강에 대해서는 이후 제 12장 치유의 비법 III에서 자세히 다루어진다.

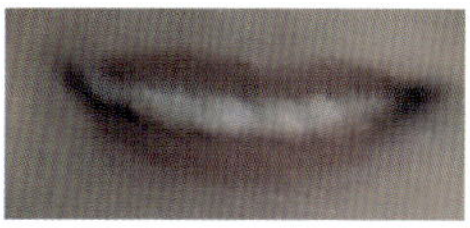

▲ 그림 5-2 웃는 입술

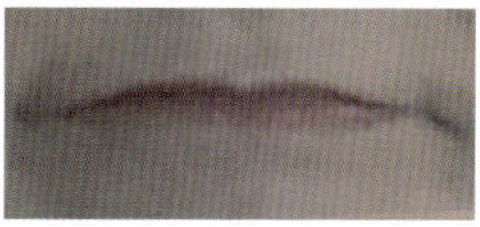

▲ 그림 5-3 화난 입술

5-2 놀라운 치유체계 I

자기복구메커니즘이 치유체계의 기반

앞에서 언급되었듯이 생명체는 질병/상처를 어느 정도 치유하는 자기복구메커니즘(치유시스템)을 갖고 있다. 치유시스템은 인체에 준비되어 있으며, 이를 이용하여 건강을 유지하고 병을 치료할 수 있는 것은 자연이 준 선물이다. 어렸을 때 넘어져 무릎에 상처가 나거나 다쳤을 때 무심코 상처에 침을 발랐던 기억이 있다. 침을 발랐을 때 빨리 나았던 느낌이 들었던 것은 실제로 침에 항체라고 하는 세균에 대한 저항력을 보이는 단백질이 들어 있어서 약간은 상처의 치료에 도움이 되었던 것이다. 무심코 하였던 비위생적인 행동이라 생각했었는데, 실은 과학적으로 증명된 자연치유력이었다.

유전자 & 치유시스템

모든 생명은 세포 내 핵에 존재하는 DNA(deoxyribonucleic acid)를 유전정보로 하여 세포분열을 한다. 생명은 DNA로부터 전사(transcription)라고 하는 과정을 거쳐 RNA를 만들고, RNA를 기반으로 번역(translation)이라는 과정을 거쳐 단백질을 만든다. 이것은 2개의 당 분자가 사슬로 이어진 거대분자이고, 2개의 사슬이 형태적으로 사다리처럼 수소결합으로 묶여서 서로 꼬인 이중 나선구조(double helix)를 하고 있다. DNA는 4종류의 뉴클레오티드(A, G, C, T)로 되어 있고, 이들의 배열이 유전정보를 결정한다. 수만 년 동안 증식을 반복해도 사람이 사람일 수밖에 없고 소나무가 소나무일 수밖에 없는 이유는 세포분열의 증식과정에서 세포가 정확한 복제능력(사람세포→사람세포/소나무세포→소나무세포)을 발휘하기 때문이다. 그러나 세포가 증식할 때 오차 없이 정확하게 복제되는 것은 아니고 오류가 나타나기도 하지만 이를 다시 고쳐서 정확하게 복제해 나가는 특성이 있다. 세포가 증식하려면 세포분열을 거쳐야 하고, 세포분열에 앞서서는 DNA가 복제되어야 한다. DNA의 복제와 전사를 위해서는 일단 긴 이중나선이 풀리고 분리되어야 하는데, 이때 한 가닥으로 분리된 사슬은 변이원 물질(유전자변이/돌연변이 유발 물질), 방사선, 자외선 등의 공격을 받기 쉽다.

※ DNA 수준에서의 자기치유력: 유전정보의 복제는 주로 몇몇 효소(DNA중합효소)가 담당하는데, 그중 일부 효소가 실제로 치유시스템과 관련 있는 것으로 알려져 있다. 복제 작업에서 가끔 잘못된 뉴클레오티드를 분자 연결고리에 편성해도 그 자체가 실수를 인식하여 잘못된 부분을 제거하고 바로 원래 배열로 되돌아간다. DNA가 손상을 입었을 때 다른 효소가 손상을 인식하고, 손상된 쪽의 DNA 고리를 절단한다. 또 다른 효소가 손상 부위의 양끝을 절단하고, 중합효소1이 그 틈새를 정상으로 매우면 새로운 효소가 절단된 양끝을 묶어 복구를 종료한다. 중합효소1이 틀린 뉴클레오티드를 편성해도 그 자체가 실수를 인식하여 잘못된 부분을 제거하고 원래 배열로 되돌린다. 이것은 효소 자체에도 자기치유력이 갖추어져 있다는 것을 의미한다.

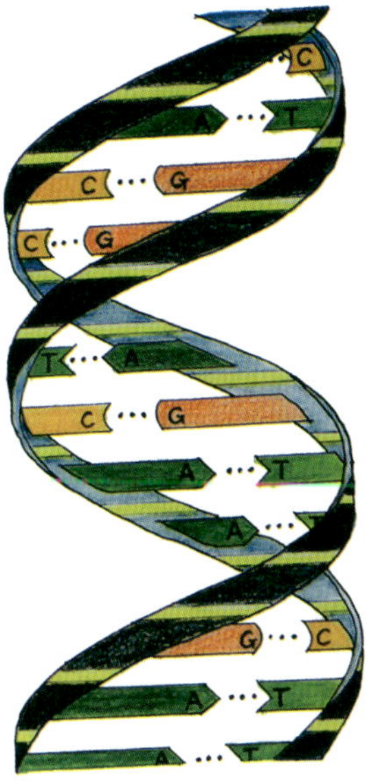

▲ 그림5-1 DNA 이중나선구조

치유메커니즘

치유력은 생명의 고유한 힘으로 치유시스템은 복제과정을 유지하기 위해 작용하는 생존에 꼭 필요한 가장 기본적인 능력이다. 치유는 자발적으로 일어나고, 손상 발생 자체가 자동적으로 몸의 자기복구메커니즘을 활성화시킨다. DNA중합효소1과 같이 복제작업과 복구를 겸하는 효소가 있다. 상처가 나면 면역세포가 일제히 상처 부위로 집합하여 치유에 돌입한다. 치유시스템에는 진단 능력이 있어 손상을 인식할 수 있기 때문에 손상 입은 조직을 제거하여 정상적인 조직으로 교체할 수 있다. 치유시스템에는 많은 세포와 다양한 물질이 관여한다. 치유시스템은 궁극적으로 원래의 형태로 되돌리는 것이 그 목표이며, 촉진인자-억제인자가 균형을 이루며 상호작용을 한다. 치유체계의 작용을 향상시키는 것과 적절한 생활습관 사이에는 긍정적인 관계가 있다. 개개인 건강의 정도는 기본적인 유전적 요소와 생활습관이 연관되어 결정된다.

세포재생능력

피부 최외층에서는 오래된 각질이 끊임없이 벗겨지고, 그 밑층에서는 늘 새로운 피부가 만들어진다. 소화기관의 내벽층은 매일 매일 벗겨지고 새로운 세포들로 교체된다. 건강한 간과 장은 엄청나게 많은 부분을 제거해도 단시간에 남겨진 조직이 잃어버린 부분을 복원하는 강한 복구력을 지니고 있다. 부분적인 간염의 경우에도 비슷한 원리로 재생된다. 그러나 항상 재생 가능하지는 않고 이들 장기나 세포는 분화의 단계가 어느 정도 지속될 수 있는 중간 정도의 것일 때로 한정되어 있다. 정자와 난자가 만난 수정란에서 시작되는 인체의 세포들은 몇 번이나 분열을 반복하고 기능이 특수화되는 분화과정을 거쳐 다양한 장기로 발달한다. 분화가 끝까지 진행된 세포나 장기에서는 재생이 거의 불가능하다(예: 심장세포, 신경세포 – 최고로 분화된 세포). 심장 근육이나 뇌 신경세포는 새로운 세포로 대체되지 않는다는 사실은 이미 잘 알려져 있다. 이와 함께 신체가 본래 가지고 있는 기능 회복의 구조와 라이프스타일 간에는 밀접한 관계가 있다는 것이 계속 밝혀지고 있다. 대표적인 사례는 서서히 진행되고 있는 심각하지 않은 동맥경화에서 찾아볼 수 있다. 동맥경화는 병리학적으로 아테롬경화라고 하는데, 심하지 않은 동맥경화를 자연치유의 방법으로 개선하고자 한다면 우선, 경화의 원인인 포화지방의 섭취를 끊고 혈중 콜레스테롤을 대대적으로 감소시키는 생활을 해야 한다. 또 스트레스 대처법을 잘 익히면 혈관동맥에 아테롬(atherom, 동맥에 침전되는 콜레스테롤/단백질성 덩어리로 동맥의 통로가 좁아지거나 가늘어지는 원인 유발)이 퇴행하여 혈류량이 늘어난다고 한다.

상처치유의 과정

다쳐서 피부가 벗겨지면 상처에서 피가 흐르고 그 부위에 통증을 느낀다. 통증은 뇌로 전달하는 말초신경의 작용으로 주의를 상처로 돌려 치유행동을 환기시킨다. 출혈은 혈액 내 응혈소의 작용으로 혈병(피떡)으로 바뀌고, 이내 상처 부위를 보호하는 피딱지가 생긴다. 만약 여기서 멈추지 않고 염증(상처 주위 벌겋게 붓고 발열)이 생기면, 백혈구가 상처에 집결하여 면역력을 발휘해 죽은 세포들을 제거하여 감염으로부터 상처를 보호한다(호중구 → 이물질 무력화, 대식세포 → 세포잔해 식작용). 이를 계기로 상처부위 표면에서는 상피세포들이 분열하는 세포증식이 시작된다. 딱지진 혈병층 아래에서는 정상세포가 융기하고 활발한 세포분열이 일어나서 새로운 피부조직이 상처에 생긴 공간을 메워간다. 새 혈관은 상처 가장자리에 있는 기존 혈관에서 생기며, 새로운 피부형성으로 다소 두꺼워지고 상처부위는 치유된다. 상처치유의 과정은 일련의 연쇄반응으로 순서대로 잘 일어나게 하려면 다른 세포와의 긴밀한 연락과 협조가 필요하다. 신호전달과 정보의 교환은 각종 성장인자(세포성장 통제/억제 단백질)가 담당한다. 그러므로 성장인자 간의 협조체제(작용 밸런스)는 치유에 있어 매우 중요한 요소이다. 어떤 성장인자는 새로운 혈관의 형성에 필요한 모든 단계의 변화를 유발하고, 또 어떤 성장인자는 세포의 핵에 있는 DNA/RNA 합성력을 높인다. 또 다른 경우의 성장인자는 세포의 성장을 촉진하지만, 같은 계통이더라도 다른 성장인자는 반대로 세포의 성장을 억제한다(억제작용이 없어지면 세포는 이상 성장하고, 변이하면 암으로 발전). 반면, 억제가 너무 심하면 치유는 저해되고 오랫동안 상처가 낫지 않아 감염이 지속된다. 이런 성장인자 간의 작용 밸런스를 시간적/양적으로 정교하게 조절하는 것이 치유력의 기본이라 보고 있다(출생 시 이미 완전히 갖춘 채 태어난다!).

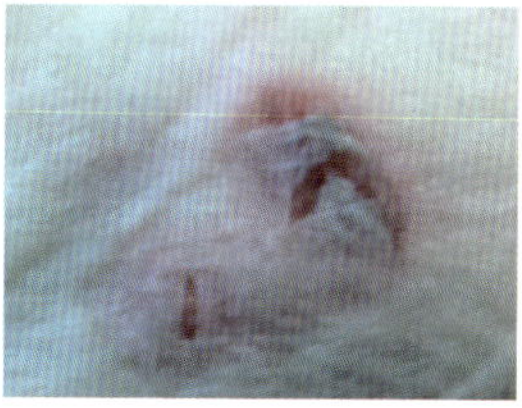

▲ 그림 5-4 피부손상

피부질환 사례와 자연치유

여드름은 피부에 생기는 여러 염증성 반응을 총칭한 것으로 사춘기에서 성인에 이르기까지 모두가 피하고 싶은 대표적인 피부트러블이다. 얼굴 또는 몸에 나는 여드름을 예전에는 청춘의 상징이라고도 부른 적이 있다. 하지만 여드름을 가진 사람들에게 물어보라. 과연 여드름을 청춘의 상징이라고 생각하는지... 아마도 이들에게는 신경 쓰이고 마음을 어둡게 만드는 고민거리일 것이다. 특히, 감수성이 예민하고 자기 외모에 신경을 많이 쓰는 요즈음의 젊은 사람들에게 있어서는 자신의 용모를 깎아내리는 단점 투성이의 피부질환으로 여겨질 것이다. 심한 여드름으로 흉터가 남게 되면 오랫동안 마음에 상처로 남아 대인관계나 그 사람의 인격에도 크게 부정적인 영향을 끼치게 된다. 그러므로 여드름이라도 가벼이 보아서는 안 될 것이다.

1. 여드름과 자연치유

인체에서 몸의 윗부분은 음, 아래 부분은 양으로 알려져 있다. 음양학적으로 볼 때 일반적으로 음의 성질을 띠면 팽창하고 위로 올라가는 반면, 양의 성질을 가진 것은 수축하고 중심으로 내려가는 특성을 띤다. 화학물질로서의 당과 지방은 사물을 팽창하거나 자라게 만드는데, 인체의 생명유지를 위해서는 당/단백질/지방이 반드시 필요하다. 그러나 몸이 필요로 하는 양을 초과하면 그 초과량은 저장되거나 제거되어야 한다. 우리 몸이 이들 양분의 초과량을 없애는 방법 중 하나는 인체를 덮고 있는 피부의 모공을 통해 밖으로 내보내는 것이다. 여드름은 피지선에 발생하는 염증성 질환으로 보통 피부에 붉게 나타나는데, 그 종류는 수십 가지가 된다. 주로 사춘기에 많이 나타나고 다양한 원인들(세균/화장품/스트레스/변비/음식/약물/성 호르몬/환경..)로 인해 생기나 여드름의 가장 큰 원인은 호르몬이다. 사춘기에는 남성호르몬 분비, 특히 테스토스테론이 증가되어 여드름이 나기 시작한다. 남성호르몬은 남녀 모두에게서 분비된다.

여드름은 왜 생기는가? - 털을 감싸는 자루인 지선성 모포에 생기며, 피지선(피부의 지방성분을 생산하는 선)과 연결되어 있다. 지방이 모포관으로 운반되어 모공에서 표피로 배출되는 것이 피지인데 끊임없이 피지선이 모포를 거쳐 표피로 흘러 피부면에 얇은 지방막을 만들어 피부를 보호하는 역할을 한다. 이 지방막의 특성에 따라 두껍고 지방이 너무 많으면 지성피부, 적당하면 중성피부, 아주 얇고 지방이 적으면 건성피부로 나뉜다. 여드름은 일반적으로 지성피부를 갖는 사람에게서 많이 발생한다. 여드름은 피지가 많이 분비되는 부위에 생기기 쉬워 그 모공에서 시작된다. 피지선에서 생산이 증가된 피지는 털을 감싸고 있는 주머니로 들어가고, 또한 그것이 모공으로 배출이 된다. 모포관 속에는 인체에 해를 주지 않고 여러 가지로 피부의 생리기능을 돕는 세균들이 있다. 피부에 있는 여러 세균들 중 어떤 균들이 털을 감싸고 있는 주머니를 자극해 여드름이 생기는 것이다. 이러한 여드름은 대개 신체의 윗부분에(얼굴/어깨/등/가슴..) 자주 나타난다. 여드름이 잘 생기는 사람은 지방/짠 음식/패스트푸드를 삼가해야 한다. 이들 먹거리에 들어 있는 소금은 신장을 수축시키고 혈액 여과능력을 감소시키기 때문에 몸에 독이 된다. 신장이 혈액을 깨끗하게 정화하지 못할 때 독소는 온몸의 조직으로 퍼져나가 피부에 여드름으로 표출된다. 일설에 의하면 볼에 나타난 여드름은 폐에 문제가 있을 때 나타난다고 하며, 턱은 생식기관, 이마는 장과 간, 코는 심장을 관련지어 각 기관이 원활하지 못할 때 해당 부위에 문제를 발생시킨다고 한다. 여드름은 또한 스트레스에 의해서도 자주 나타나며 여기에는 신장이 관련되어 있다고 한다. 스트레스는 직접적으로 신장과 혈액의 여과기능을 감소시키므로 신장 기능에 영향을 준다.

여드름 자연치유 시 유의할 점:

- 화장은 되도록 하지 않는다.
- 배변을 규칙적으로 한다(최대의 적: 변비).
- 당/지방/단백질을 자제하여 식이조절을 한다.
- 알칼리성 음식을 제한하고 식사 시 잘 씹어 먹는다.

- 숙면, 정신적 안정, 스트레스 해소, 규칙적인 생활을 한다.
- 적당한 운동으로 혈액순환과 신진대사를 도와 땀을 배출시킨다.

2. 습진과 자연치유

피부에 발생하는 또 다른 골칫거리 가운데 하나가 습진(발진)이라 할 수 있다. 습진이 생기는 원인은 배설 및 혈액순환 기능과 관련이 있어 몸 안에 있는 독소가 배설되는 것보다 더 많이 남아 있거나 쌓이는 양이 배출능력을 초과한다면 혈액 속에 쌓이게 된다. 혈액은 점점 탁해지고 순환속도가 느려지게 되는데, 이때 지방과 기름성분으로 된 독소가 피부표면 아래 조직에 쌓여 외부로 표출되면 습진으로 나타난다. 이러한 습진으로부터 벗어나려면 정제당/지방/콜레스테롤/화학첨가물 정제 음식 등의 섭취를 급격히 줄이거나 과감히 끊어야 한다. 또한 몸에 축적되는 독소가 많아지면 주요 해독기관인 신장/장 기능의 효율성을 떨어뜨리는 염분의 섭취를 줄여야 한다. 이들 기관에서 염분의 농도가 높아지면 독소를 혈류 속에 축적시키는 결과를 초래하여 습진은 더 심하게 나타나게 된다.

5-3 놀라운 치유체계 Ⅱ

우리 몸의 자연치유 능력과 놀라운 치유체계는 앞장에서 언급된 인체의 항상성유지, 생체조절반응, 면역시스템 등의 요인들과 직접적으로 관련되어 있다.

인체의 온도조절

인체의 정상체온은 36~37.5℃ 사이로 나이 또는 측정부위에 따라 약간씩 다를 수 있으나 항상성에 의해 거의 같은 체온을 유지하게 된다. 보통 38℃ 이상을 넘어가면 위험할 수 있고, 체온이 높으면 몸이 아프다는 증거로 예의 주시해야 한다. 우리 몸은 열에 굉장히 민감하며, 고열에서는 뇌세포가 손상을 받을 수 있다. 몸의 열(체열)이 균형을 잃어 정상체온 이상으로 올라가면 열기, 이하일 때는 냉기가 된다. 체온이 가장 낮은 때는 오전 1~4시, 가장 높은 때는 오후 2~4시이다. 체온 유지를 위한 몸의 열 조절은 뇌(시상하부)가 조정하며, 열을 발산할 때는 땀이 나게 한다. 반면 열을 생성시키려면 몸을 떨거나 움직여서 가능하게 한다. 더울 때 땀이 나고 추울 때 몸을 떠는 이유는 바로 인체가 몸의 열을 발산하거나 올리려고 하는 반응이다. 체열의 대부분은 근육과 선(내분비기관/림프선..)에서 생성되고 혈액을 통하여 온몸에 전달된다. 정상적으로는 피부/대소변/호흡을 통해 열이 발산된다. 체온이 정상범위를 벗어나 고체온증(38.5℃ ↑) 상태가 되면 체온이 오르고, 물이 뜨거워지면 수증기가 되어 분리되는 것처럼 혈액에서도 분리현상이 일어난다. 체온이 40℃ 이상 오르면 시상하부가 손상될 수 있고, 경련/혼수상태가 일어날 수 있다. 44~45℃에서는 회복이 불가능한 상태로 죽음에 이른다. 인체는 저체온 상태에서보다 고체온에서 더 심하게 저항/반응이 나타나므로, 머리부터 손/발끝까지 체온을 같게 유지시키고 건강을 잘 관리해야 한다.

O_2 & CO_2 교체

인체 생명유지에 반드시 필요한 에너지와 산소는 음식물과 호흡으로부터 온다. 몸에서는 에너지 사용 후 CO_2 및 노폐물이 생성되는데, 호흡을 통한 O_2와 CO_2 교체와 배설작용으로 이들을 체외로 배출하여 균형을 유지한다. 인간은 숨을 쉬면서 생명을 시작하고 숨을 거두면서 생을 마감하므로 O_2와 CO_2는 생명유지에 필수적인 요소이다. 정상적으로 흡입한 공기에는 약 20.9% 산소가 포함되나, 날숨에서는 산소 16% 정도와 이산화탄소 약 3.5%를 내보낸다. 유입량과 배출량의 차이는 세포에 공급된 산소의 양을 뜻한다. 들숨에서 O_2는 액체화되어 헤모글로빈과 함께 이동하다 세포/조직의 O_2 농도가 낮아진 곳에서는 순식간에 분리되어 보충하는 역할을 한다. 산소 없이는 한순간도 살 수 없는 인간은 호흡을 통해 거의 대부분의 O_2를 공급받으나 때에 따라서는 물을 통해서도 O_2를 흡수한다. 생물체는 호흡의 O_2로 음식물의 영양분을 처리하고(소화/흡수/산화과정), 그 과정에서 생기는 에너지로 살아간다. 음식물이 처리될 때 많은 일산화탄소가(CO) 발생한다. 인체에 O_2가 풍부하면 음식을 통해 발생한 CO는 O_2와 결합하여 CO_2가 되어 여러 형태(피부호흡/대소변/방귀/트림/땀..)로 체외에 배출된다. 그러나 O_2가 부족하면 CO는 독가스 형태로 몸속에 쌓이게 된다. 이 CO가 과잉된 지방/단백질과 화학적으로 결합하게 되면 종양이 자라는데 이것이 '무산소 증식세포'라고 불리는 암이다.

O_2 & 건강 - 인체가 O_2를 충분히 얻는 방법은 얇은 옷을 통한 피부로의 공급, 유산소운동, 깨끗한 물마시기 등으로 직접 공급받는 것으로 모두 건강관리에 중요하다. 특히 맑은 물은 O_2를 공급할 뿐만 아니라 체액의 순환을 원활하게 하여 몸속에 축적된 독소를 제거하는데 큰 도움이 된다. 질병이 오는 가장 근본적인 원인으로 기본적 요소인 O_2/물/염분/비타민 C 등의 부족을 꼽고 있다. 이들 요소는 서로 상호보완의 협력관계에 있어 어느 하나라도 부족하면 인체는 질병에 취약해진다.

산-알칼리 균형

체액의 산과 알칼리의 균형은 약알칼리성(pH 7.45) 상태에서 최적의 조건이다. 정상적인 동맥의 혈중농도는 pH 7.35~7.45로 여기서 벗어나 산성 또는 약알칼리성으로 기울어지면 신진대사 과정에 악영향을 주게 된다. 인체의 pH 농도가 7.35 이하로 떨어지면(산성 혈증) 신경세포는 흥분을 하게 된다. pH 7.0 이하에서는 신경세포 활동이 제한되기도 하며, pH 7.8 이상이면 신경세포의 활동이 상승되어 전신경련이 일어난다. 즉, pH가 7.0 이하이거나 pH 7.8 이상이면 생명활동에 치명적으로 작용하여 생명유지가 어렵다는 의미이다. 정상을 벗어난 pH는 주로 인체의 중추신경계(뇌+척수)에 영향을 미치는 것으로 밝혀져 있다. 건강하려면 체액(혈액/림프액/뇌척수액) pH 농도를 약알칼리성으로 유지하는 것이 가장 중요하다. 약알칼리성 인체에서는 질병도 없고, 세균도 거의 증식하지 못한다. 질병의 60% 정도가 산성 과잉에서 오고, 약 40% 정도는 알칼리성 과잉에서 온다고 한다. 체액이 산성인 상태로 생활하면 산성병(당뇨/고혈압/신경통/비만/동맥경화/지방간..)이 쉽게 찾아온다. 반면, 체액이 알칼리성으로 기울면 알칼리성병(위산과다/위궤양/소화불량/천식/암..)이 생기므로 체액의 항상성을 유지하도록 노력해야 한다. 이처럼 체액의 균형은 인체의 항상성과 자연치유력 유지에 대단한 위력을 발휘한다. 이렇게 중요한 체액이 제 기능을 잘 하도록 불균형을 미리 예방하려면 일상적인 생활에서 생활습관을 개선해야 한다. 몸의 산성화를 막기 위해서 쉽게 할 수 있는 것은 먼저 깨끗한 물을 마시고, 자연식 식생활을 하는 것이다. 이를 통해 체내의 알칼리도를 예방 차원에서 높이고, 여러 자연요법(스트레칭/명상/운동/냉 · 온욕/수치료..)을 병행하면 체액의 균형은 바람직하게 유지될 것이다.

혈액과 혈류

혈압이란 혈액이 혈관을 흐를 때 혈관벽에 미치는 압력 또는 심장이 혈액을 뿜어낼 때 혈관이 받는 압력이다. 혈압은 동맥에서 가장 높고 정맥에서 가장 낮으며, 혈압 측정은 주로 동맥혈압을 측정한다. 정상인의 혈압은 최대혈압 130㎎Hg 미만, 최소혈압은 90㎎Hg 미만으로 이보다 높으면 고혈압, 낮으면 저혈압이다. 심장 수축기 압력은 115~120㎎Hg, 이완기 압력은 75~80mmHg, 정상적인 맥압(수축기압과 이완기압의 차이) 수치는 40mmHg이다. 혈압은 나이에 따라 달라 신생아는 낮고 성인은 높으며, 평상시에는 체중, 운동, 스트레스의 영향을 받는다. 혈액순환은 인체의 생명과 건강을 유지하기 위해 잠시도 멈출 수 없는 중요한 운동이다. 동맥의 혈관벽이 두꺼워지고 이물질이 쌓여 혈관이 좁아지면, 순환하는 혈액량이 줄어 심장의 압박으로 혈압이 상승한다. 고혈압은 혈액이 탁하고 혈액이 하체보다는 상체에 집중되는 경향이 있다. 고혈압에 적신호가 켜지기 시작했다면 피를 맑게 하고, 혈액순환을 도와주는 자연요법과 걷기 등 하체를 유연하게 하는 운동을 병행하면서 자연적인 치료방법을 활용하는 것이 좋다.

혈당량 조절

혈당(혈액에 들어있는 포도당)의 정상수치는 80~120㎎/*dl*이다(공복 110㎎↓, 식후 2시간 약 140㎎). 만약 혈당이 180㎎ 이상으로 많아지면 과잉 혈당이 소변으로 배출된다. 인체는 넘치는 혈당은 저장하고, 부족하면 저장된 것을 방출하고 분해하여 정상적으로 혈당량을 유지한다. 혈당이 정상적으로 유지되려면 당의 섭취량과 방출량이 조절되어 균형이 유지되고 알맞은 상태가 되어야 한다.

체액의 조절

체액은 생체 대사작용의 주요 물질로 건강과 자연치유력 유지 시 매우 중요하다. 사람이나 동물의 체액과 혈액에서 소금물이나 체액 보충에 가장 좋은 것은 증류수이다. 링거액/주사액에도 염분이 0.9% 포함되어 있어 인체에 들어가면 여러 가지 생리현상(해열/해독/수분보충..)을 돕는다. 체액은 체중의 약 60%를 차지하며, 젊거나/야윈 근육형/어린아이들이 체액이 가장 많고, 늙고 비만형인 사람들이 체액을 적게 갖는다. 일정량의 체액은 혈액으로 인체 내에서 순환하는데, 갈증을 느끼면 물을 마시게 되고 많으면 소변으로 배출된다. 혈액의 농도가 짙으면 노폐물 농도도 높아져 중추신경을 자극하여 두통/현기증이 생기고, 이런 상태가 지속되면 질병을 유발한다. 체액조절은 항상성 작용에 있어서 매우 중요한데, 균형이 조금만 흐트러져도 질병으로 나타난다. 정상인의 세포내액은 전체 체액의 70%, 세포외액은 30%로 구성되고, 정상적으로 인체는 체액을 배출해야 한다. 일상에서는 약 700*ml* 물을 음식물로 섭취하고, 약 300*ml* 물이 대사과정에서 생산되므로 인체에 필요한 물은 수시로 보충해 주어야 한다. 사람의 체질에 따라 차이가 있으나 그 양은 보통 200*ml* 컵으로 8컵 정도이다. 특히, 혈액/림프액이 약알칼리성(pH 7.35~7.45)으로 유지될 때 모든 생명활동(효소활동/항상성유지/면역기능/양분합성..)이 정상적으로 돌아간다는 것은 체액이 얼마나 중요한자를 알 수 있는 하나의 지표이다.

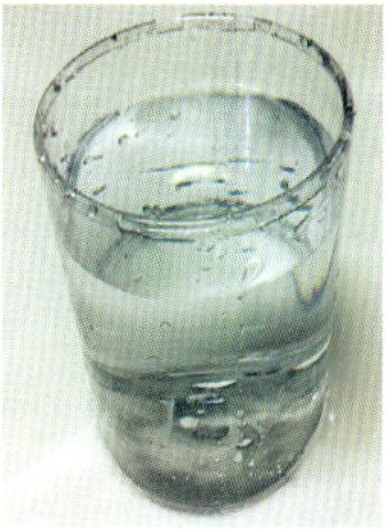

▲ 그림5-5 물

호르몬분비 조절

호르몬이란 인체의 다양한 생명활동(신진대사/항상성/성장/생식/스트레스대응..)을 원활하게 작동하도록 해주는 화학물질이다. 호르몬은 인체의 많은 세포-조직-기관들을 일련의 복잡한 과정들로 연결시켜 통합된 기능을 하는데, 화학적 성질에 따라 특유의 기능을 지닌 여러 종류로 분류된다. 내분비선(호르몬 분비샘)은 고유의 특성과 작용기작을 지닌 호르몬을 분비하는 상호 보완작용 및 협력관계를 유지하면서 인체 기능을 강화시킨다. 신체기능을 조절하는 호르몬이 정상적으로 분비되지 않으면 회복이 어려운 병적 상태에 놓이게 된다.

면역시스템과 손잡은 놀라운 치유능력

면역시스템의 기본적인 기능은 몸으로 들어오는 침입자에 대한 자체 방어능력이다. 침입자는 병원체(세균/바이러스/기생충/곰팡이..), 동·식물, 오염물질, 음식물, 다른 사람의 혈액/조직에 이르기까지 다양하며 인체에 들어오면 면역반응을 일으키는 이물질이 된다. 면역시스템은 매우 복잡한 시스템으로(구성: 세포/항체/화학물질) 자기 몸에 속하지 않는 것은 파괴하고 제거한다. 생명을 위협하는 요인으로 작용할 수 있는 그 어떤 것들도 모두 공격하여 제거한다. 앞장에서도 설명하였듯이 면역에는 세포성 및 체액성면역기구가 있는데, 세포성면역에는 백혈구의 일종인 대식세포와 림프구(T세포/B세포)가 있다. 세포성면역에서는 인체에 병원체가 들어오면 혈액이나 림프액 속의 백혈구가 면역활동을 시작한다. 대식세포가 직접 관여하거나 골수에서 생성되는 T세포가 분화하면서(보조T/억제T/살해T세포) 역할을 분담한다. 항체를 만드는 B세포는 탁월한 기억력으로 한번 침입한 병원체를 정확히 기억하고, 재 침입 시 동일 항체를 만들어 공격한다. B세포는 한번에 10만여 개의 항체를 생산하는 놀라운 면역활동을 수행한다.

인체에 병원체가 침입하면 생체 내에서의 생화학반응이 시작된다. 대식세포가 직접 제거하거나, 살해 T세포나 B세포가 생산한 항체가 공격을 하거나, 다시 대식세포가 잡아먹는 면역의 방어체계가 펼쳐진다. 엔도르핀이 신체의 면역기관을 튼튼하게 한다는 것은 백혈병 유발원을 투여하고 엔케팔린을 주사한 쥐 실험연구에서 규명되었다. 다른 실험에서는 엔케팔린이 림프구를 강하게 하여 암환자가 질병을 이기는 체질로 바뀌게 하였고, B세포와 T세포 자체가 엔도르핀과 엔케팔린 생성하고, β-엔도르핀이 T세포를 번식시키는 기능 등을 가지고 있다는 사실을 발견하였다. T세포는 면역체계를 유지하는데 가장 중요한 역할을 하며, 질병에 대한 저항력은 개개인의 T세포 상태에 따라 달라진다. T세포가 약해지는 가장 큰 원인은 마음의 상태이다.

신체 내에서 일어나는 면역반응은 T세포의 양과 질에 비례한다. T세포의 기능은 몸속에서 일어나는 각종 위험신호를(알레르기/통증/가려움/소화불량..) 외부로 알리거나 병원체, 암세포에 부착해서 독성물질로 암세포를 죽인다(독소발생 → 주위에 1,000여개의 대식세포를 모이게 하여 항원을 식작용). 대식세포는 인체를 깨끗이 하는 청소부 역할을 한다(세균/바이러스/노화된 백혈구/적혈구/노폐물 제거). 백혈구는 혈관을 돌며 수많은 역할을 하는 면역세포로 몸에는 약 1억 개 이상의 백혈구가 있고, 1㎣ 혈액에는 5,000~10,000개의 백혈구가 있고(적혈구와 백혈구 비율은 700:1), 대부분의 면역세포를 포함한 모든 혈액세포는 골수에서 생성된다. 혈류 림프구의 80%를 차지하는 T세포는 면역계를 지배하고 있으며, 크게 5종류로 분화된다. 촉진 T세포와 억제 T세포의 균형은 2:1이며, 이들의 균형이 깨지면 면역결핍(감염/에이즈/암..)이나 면역과다(알레르기/자가면역/림프암..) 현상이 생기면서 질병에 걸리게 된다.

① 자연살상 NK세포(특별 항원 타겟)

② 보조 T세포(항원 분별/인터페론 분비/바이러스증식 억제에 관여)

③ 세포독성 T세포(보조 T세포 명령으로 이물질 제거/장기이식 거부반응에 관여, 일명 '살인청부업자')

④ 촉진 T세포(Th)

⑤ 억제 T세포(Ts)

면역력은 사람마다 개인차가 있어 질병에 취약한 사람을 보면 따뜻한 계절에도 몇 번씩 감기로 고생하는 반면, 매서운 영하의 겨울 날씨에도 감기는커녕 더 건강해 보이는 사람도 있다. 면역력이 좋은 사람들은 감기/독감 바이러스가 몸속에 들어와도 이들을 이겨내는 저항력으로 감기에 걸리지 않고 걸린다 하더라도 쉽게 자연적으로 치유된다. 질병에 대한 저항력이 곧 면역기능이며, 면역시스템은 질병의 발생과 치유체계에 절대적인 영향을 끼친다. 또한 정신적으로 안정되고 몸과 마음이 균형 잡혀 있으면 병원체가 침투해 설령 질병에 노출되어도 방어능력에는 문제가 없다. 질병의 대부분은 그릇된 식생활과 생활패턴으로 인해 몸이 병에 잘 걸리도록 변화하면서 발생한다.

재생하는 신체

피부에서는 끊임없이 각질이 벗겨지고 새로운 피부가 만들어진다. 대장 내벽층은 배변활동으로 매일 벗겨지고 새로운 세포들로 교체된다. 건강한 간은 많은 부분을 잘라내도 수개월 이내에 남은 조직이 활성화되어 손실된 부분을 복구하는 뛰어난 재생능력을 지닌다. 하지만 이러한 재생력도 세포분열을 반복하여 분화가 지속될 수 있을 때로 한정되어 있다. 인체의 세포들은 주기에 따라 분열한 후 구조와 기능이 특수화되는 분화과정을 거쳐 간/심장/뇌/신장 등의 각 장기로 발달한다. 분화가 끝까지 진행된 세포 또는 장기에서는 재생이 거의 불가능하다(예: 뇌/심장/신경세포..). 심장의 근육이나 뇌의 신경은 필요할 때 분열하여 증식된 세포로 새로운 근육세포나 신경세포로 대체되지 않는다는 사실은 익히 잘 알고 있다. 인체에는 이렇게 엄청난 복구력을 가진 장기에서부터 재생력이 불가능한 기관에 이르기까지 다양한 분화 특성이 나타난다.

이와 함께 우리의 생활습관이 인체의 기능회복에 큰 영향을 준다는 것도 밝혀지고 있다. 동맥경화가 그 대표적인 사례이다. 혈관의 구조/기능에 이상이 생기는 동맥경화는 오랜 기간에 걸쳐 서서히 진행되므로 초기에는 심각성을 전혀 알 수 없다. 유전적인 경우를 제외하고 동맥경화가 심하지 않아 치유가능한 단계라면 몸의 자연치유력으로 개선시킬 수 있다. 자연치유로 고치려면 가장 먼저 자신의 생활패턴 및 주위환경을 살펴서 혈관에 문제를 발생시키는 근원부터 찾아야한다. 제일 먼저 혈관벽 경화의 원인가운데 하나인 포화지방의 섭취를 끊어 혈중 콜레스테롤을 낮춰야 한다. 규칙적인 생활과 자신에게 맞는 운동법을 찾아 실행해야 한다. 동시에 치유에 방해되는 부정적인 감정(걱정/불안/분노..)을 갖지 않도록 스트레스에 대한 대처법을 시간을 두고 철저히 익히면 몸이 달라지는 것을 느끼게 된다. 혈관벽에 생긴 아테롬이 점차 퇴행하면 혈류량이 늘어나고 혈액순환이 순조로워진다. 따라서 면역기능과 자연치유력이 향상되어 건강을 위협하는 길로 향하던 동맥경화를 되돌려 치유의 길로 들어서게 할 것이다. 그러므로 우리 몸의 재생력은 어떻게 관리하느냐에 따라 후천적인 생활습관에 의해서도 큰 도움을 받을 수 있다.

참고문헌

김상호, 강경희, 김동운 외 옮김. 2011. 인체 생명과학. Chiras 지음. 라이프사이언스

김성광. 1997. 금식으로 병을 고칠 수 있다. 강남출판사

김옥분 역. 2005. 자연치유. 앤드류 와일 지음. 정신세계사

김윤선. 2009. 면역력. 내 몸을 살린다. 모아북스

김평안. 2011.놀라운 자연의사. 에버라스팅가스펠

이연숙, 구재옥, 임현숙, 강영희, 권종숙. 2012. 이해하기 쉬운 인체생리학. 파워북

이응철, 고은애, 이형환. 2013. 자연치유학. 아트하우스출판사

해독한의원 지음. 2007. 내 몸을 살리는 해독. 느낌이 있는 책

Hardin J., Bertoni G., Kleinsmith LJ. 2008. Becker's World of the Cell. 8th Ed. Pearson Education

Plopper G. 2013. Principles of Cell Biology. Jones & Bartlett Learning

Simon E. J., Reece J. B., Dickey J. L. 2010. Campbell Essential Biology with Physiology. 3rd Ed., Benjamin Cummings

http://auragirl.tistory.com/2741

http://blog.naver.com/kungfu9?Redirect=Log&logNo=40182649929

http://cafe.naver.com/ijune/54

http://hiramid.co.kr/bbs/board.php?bo_table=52&wr_id=14

http://ko.wikipedia.org/wiki/%EC%97%AC%EB%93%9C%EB%A6%84

http://news.kakdang.or.kr/board.php?boardName=lectures&page=4&mode=view&t_num=5

http://snilbo.co.kr/sub_read.html?uid=11577&section=sc1

http://www.taoworld.kr/gnuboard4_shop/bbs/board.php?bo_table=con07_06_01&wr_id=74&page=2

http://www.ulnara.or.kr/gn.php?c=gn&step=2&code=gn01&id2=27

Chapter SIX

천연물질 vs. 화학물질

천연물질이 항상 안전하다는 생각은 자연에서 다양한 생명체들이 살아가는 방법을 잘 모르고 하는 생각일 수도 있다. 생태계를 구성하는 모든 생명체(동물/식물/미생물..)는 근본적으로 자신의 생존과 자손 번식을 위해 살아간다고 해도 틀린 말이 아니다. 이들이 살기 위해 만든 여러 가지 활성물질들이 이들에게 유용하다고 해서 우리 인간에게도 유용하고 우리에게 대가없이 제공될 것이라는 생각은 판단 오류이다.

Chapter 06

제6장
천연물질 vs. 화학물질

6-1 천연물질

천연물질과 합성화학물질

우리가 자연에서 얻는 천연물질이 화학물질에 비해 인체와 환경에 안전하다는 생각, 과연 옳은 생각일까? 천연물질과 화학물질을 다루는 본 장의 내용을 시작하기에 앞서 이 질문을 한 번 내놓아본다. 천연물질이 항상 안전하다는 생각은 자연에서 이어지는 생명체들이 살아가는 방법을 잘 모르고 하는 생각일 수도 있다. 생태계를 구성하는 모든 생명체(동물/식물/미생물..)는 근본적으로 자신의 생존과 자손 번식을 위해 살아간다고 해도 틀린 말이 아니다. 이들이 살기 위해 만든 여러 가지 활성물질들이 이들에게 유용하다고 해서 우리 인간에게도 유용하고 우리에게 대가없이 제공될 것이라는 생각은 판단 오류이다. 즉, 천연물질이 인간에게 항상 좋다는 생각은 오류라고 보면 된다. 경우에 따라 천연물질과 합성화학물질의 경계는 불분명할 수 있으며, 쉽게 정의할 수 없는 사례도 발생한다. 자연에서 생산되는 천연물질이라면 어느 것이든 인체와 환경에 안전한 것일까? 인공적으로 합성된 모두가 인체와 환경에 해로운 화학물질이라고 생각하는가? 이는 우리 모두가 천연물질과 화학물질에 대하여 더 생각해보아야 할 문제인 것 같다.

우리에게 필요한 천연물질에서..

천연의 생체물질은 1차 대사물질과 2차 대사물질 두 가지로 나뉜다. 모든 생명체들이 생명유지에 공통적으로 수행하는 필수적인 물질대사를 1차대사라고 하고, 여기서 생성된 화합물이 1차 대사물질이다. 1차 대사화합물로는 당/단백질/지질/핵산 등의 생체고분자가 있으며, 세포골격 구성, 에너지 저장, 생체반응을 일으키는 촉매물질, 유전정보 담당물질 등으로 생체 내에서 필수불가결하게 쓰이고 있다. 2차대사는 생물 종에 따라 다르게 일어나고 특유의 생체반응으로 2차 대사물질을 생성하는데 그 종류는 매우 다양하다. 인체의 물질대사나 생리기능을 조절하는 필수적인 영양소인 비타민은 유기물로 유용한 2차 대사물질의 한 종류라 할 수 있으며 소량으로 신체기능을 조절한다. 이점은 호르몬과 비슷하지만 내분비기관에서 합성되는 호르몬과 달리 체내에서 전혀 합성되지 않거나 합성되더라도 충분하지 못하기 때문에 외부로부터 섭취되어야 한다는 점에서 다르다.

비타민

1차 대사물질과 달리 2차 대사물질인 비타민은 에너지를 생성하지 못하지만 몸의 중요한 여러 기능을 조절한다. 대부분은 효소나 조효소의 구성성분이 되어 당/지방/단백질/무기질 대사에 관여한다. 효소/조효소는 화학반응 참여 후에도 소모되는 물질이 아니기 때문에 인체 내에서 비타민은 극소량만 필요하다. 그러나 생체반응에서 효소의 기능은 절대적이므로 적은 양이라 할지라도 필요량이 공급되지 않으면 영양물질의 대사 체계가 원활하게 진행되지 못한다. 비타민은 대사기능을 위해 미량 필요하나 극히 일부를 제외하고는 체내에서 합성되지 않아 식물로부터 섭취해야 한다. 일반적으로 지용성과 수용성으로 나뉘는데, 수용성은 비타민 B1, B2, B6, B12, C, 엽산이 있고, 지용성에는 비타민 A1, A2, A3, D2, D3, E, K1, K2가 있다. 이들은 체내에서의 작용이 다르다. 수용성 비타민은 혈액 등 체액 중에 분포하고 과잉 섭취하면 소변으로 배출되지만, 지용성 비타민은 세포조직 내에 축적되기 쉽기 때문에 과잉 섭취하면 해가 된다. 각각의 인체 내 효능을 비교하면 다음과 같다.

※ 비타민: 생명유지에 중요한 물질이란 의미를 지닌다. 'vital'(생명에 필요한) & 'amine'(질소함유 화합물)이 합성되어 'vitamin'이란 단어가 되었다. 1926년 비타민 B1 첫 발견된 이래 30여종 이상의 vitamin이 발견되었다.

• 수용성 비타민

· **비타민 B** : 생체반응 촉진, 효소작용 돕는 조효소 역할, 물질대사 등 중요 작용에 관여. 결핍 시 신경염, 각기병 등의 원인이 된다.

· **비타민 B1** : 당질대사에 불가결한 인자. 쌀겨/돼지고기 다량 함유. 물에 녹기 쉬우므로 가공과 조리 시 물로 씻으면 손실이 크다.

· **비타민 B2** : 동물의 성장을 촉진시키는 인자. 구운 김/건조 송이버섯에 다량 분포. 결핍 시 빈혈/식욕부진/구강염/설사 등을 야기한다.

· **비타민 B6** : 아미노산 대사에 관여. 부족하면 염증(피부염/신경염/구내염..)을 유발한다.

· **비타민 B12** : 핵산성분의 합성에 관여. 결핍 시 악성빈혈을 일으킨다. 간장/육류/생선/치즈/달걀/장/된장에 포함. 일상의 식사로도 충분한 섭취 가능하다.

· **비타민 C** : 일명 ascorbic acid(1932년 레몬에서 비타민 C 단리 ascorbic acid로 명명). 세포가 효소를 얻는 과정에 관여한다. 결핍 시 거친 피부/모세혈관 손상/피로/식욕부진/감염증에 걸리기 쉽다. 신선한 과일과 야채에 많이 들어 있다.

• 지용성 비타민

· **비타민 A** : 레티놀(retinol)이 대표적이며, 결핍되면 시력감퇴 → 야맹증

유발. 눈의 로돕신(망막의 색소단백질)은 빛을 감지하여 입체구조로 되는데, 그것을 전기신호로 바꾸어 뇌에 전달한다. 로돕신 중에서 빛을 감지하는 색소가 바로 레티놀이다. 돼지/장어/인삼 등에 다량 분포. 피부/각막/점막의 정상적 기능유지에 중요한 역할을 한다.

- **비타민 D** : 모두 스테로이드 유도체로서 칼슘의 흡수/수송/뼈로의 침착 촉진작용과 칼슘 결합성 단백질의 생합성을 유도한다. 결핍 시 뼈 발육이 저해되며, 생선의 간유/난황/버터에 많다.
- **비타민 E** : 일명, 토코페롤. 공기 중 산소에 위해 산화되기 쉽고 빛에 의해 분해된다. 생체막에서 지질의 산화방지/적혈구 보호/세포호흡/헴 합성/혈소판 응집에 관여. 암과 노화예방에 효과적이고, 참기름/생선(장어)에 많이 함유되어 있다.
- **비타민 K1** : 식물에 의해서만 합성되고, 녹색 잎에 많다.
- **비타민 K2** : 인체 장내세균에 의해 합성, 혈액 응고인자로 작용하며, 결핍되면 출혈이 멈추지 않게 된다. 비타민 K 공급이 적절하면 혈장의 농도가 알맞게 유지된다. 빛에 의해 분해되기 쉽지만 공기 중에서는 비교적 안정적이다.

천연 감미물질

설탕(자당)은 대표적 천연 감미물질로 사탕수수에서 얻을 수 있다. 합성 감미물질로는 사카린(saccharin), 아스파탐(aspartame) 등이 잘 알려져 있다. 설탕과 같거나 그 이상인 감미물질은 파라과이 원산의 국화과 식물인 스테비아에서 단리된 스테비오사이드(stevioside)이다. 이것은 설탕의 약 300배 정도 당도가 있어 청량음료/껌/당뇨식의 감미료/저칼로리 식품/의약품에 사용된다. 이외에 감초의 뿌리에 포함된 글리실리진산 등이 있다. 글리실리진산은 감미도가 설탕의 약 150배인 감미료로 백색, 무색의 결정 분말이다.

DHA(docosa hexaenoic acid)

필수지방산으로 등푸른 생선(고등어/참치..), 어패류의 지질에 많이 함유되어 있다. 동·식물의 지질에 함유되어 있는 지방산은 동물에서는 주성분이 oleic acid와 palmitic acid가 있으며, 식물에서는 linoleic acid와 oleic acid가 있다. 대부분의 바다생물은 DHA를 함유하고 있다. 에스키모인들이 고지방 식사에도 동맥경화/뇌경색/심근경색 등의 심혈관계 질환이 드물다는 점에 착안, 연구하여 DHA가 발견되었다. 이것은 고도의 오메가-3 지방산의 일종으로 뇌세포/근육세포 세포막의 주성분(인지질 성분 30% DHA)으로 구성되어 있음이 밝혀졌다. 알려진 DHA의 체내 기작으로는 순환기계 질환의 개선, 제암작용, 뇌신경세포에 작용, 정보전달물질인 아세틸콜린 방출 등이며, 학습력 개선/혈액 지질 개선/RAM 수면시간 증가, 향후 암 치료제 같은 신약개발에도 많이 이용될 전망이다.

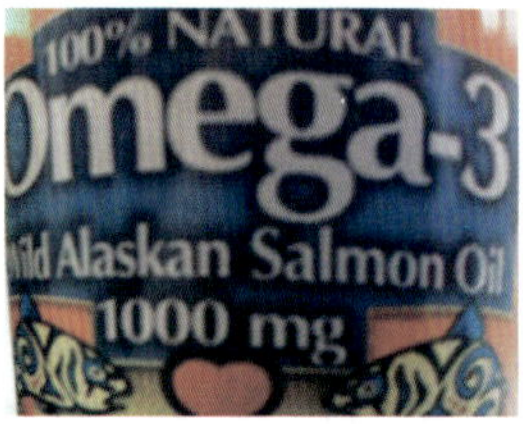

▲ 그림 6-1 오메가-3

차(茶) 성분

예부터 불로장생의 선약이라고 불렸던 차는 그 맛이 독특하여 떫고 단맛이 섞인 특유의 맛과 향이 난다. 떫은맛의 성분은 카테킨(catechin), 단맛은 테아닌(teanin) 등의 아미노산에 의한다. 향기는 청엽(青葉)알코올/청엽알데히드/벤질알콜/테르펜 등 천연의 향 이외에 잎의 가열과 발효에 의한 산화·중합에 의해 생성되는 향미(flavor) 등 약 350종의 성분이 밝혀져 있다. 차의 약리작용은 항산화/항암/알레르기/고혈압/고지혈증/비만/당뇨병에 효과가 있고, 항균과 항바이러스 작용도 한다. 약효는 잎에 함유된 caffeine(2~3%)과 다량의 catechin류(폴리페놀, 14~18%) 생리활성에 의한다고 한다. 항산화작용, 항암작용, 고혈압, 당뇨병, 알레르기에 대한 효과는 동물실험으로 증명된 바 있다. 카페인은 가열이나 발효로 변화하지 않으므로 어떤 종류의 차에도 동량 함유되어 있지만, 카테킨류는 자동산화나 효소산화를 받기 쉬우므로 차의 종류에 따라 함량에 차이가 있다. 차 잎에 함유된 카테킨은 산화시키는 효소(polyphenol oxidase)를 어떤 제조공정으로 활성 억제시키는가에 따라 나뉘고, 종류는 그 풍미의 특징에 따라 200종 이상으로 다양하다. 발효차는 홍차가 대표적이며, 녹차는 최초 공정에서 가열(중열/볶음)하여 효소의 활성을 잃어 효소에 의한 성분변화를 막은 것으로 항산화성분인 폴리페놀이 다른 차에 비해 많은 것이 특징이다. 반발효차는 차 잎을 시들게 하여 약간 산화 발효시킨 후 볶은 것이다.

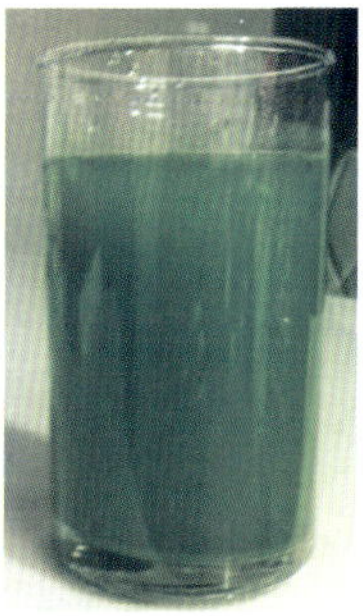

▲ 그림 6-2 녹차

천연색소

천연색소의 수는 많고 다양하다(carotenoid/flavonoid/quinone/alkaloid/porphyrin/β-cyanin 등). 색소는 카로틴(carotinoid, 황색/적색) 플라본(flavonoid, 백색/황색/적자색/청색), 안토시아닌(anthocyanin, 적색/자색/청색), 클로로필(chlorophyll, 청록색/황녹색) 등으로 분류된다. 꽃잎 속에서 카로틴은 물에 불용성이므로 표피세포에 산재하고, 플라본과 안토시아닌은 수용성이므로 세포의 액포 속에 용해되어 있다. 홍화의 꽃은 화장품(립스틱/볼연지)으로 이용되거나 생약으로 이용된다. 이러한 색소는 아래의 식물들에서 흔히 볼 수 있다.

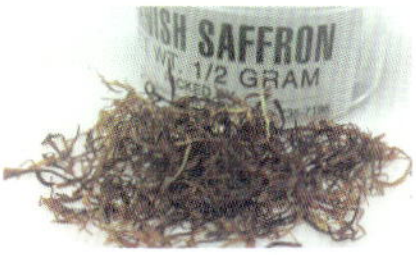

▲ 그림 6-3 샤프란

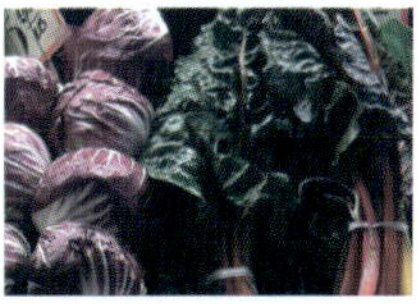

▲ 그림 6-4 붉은색 양배추

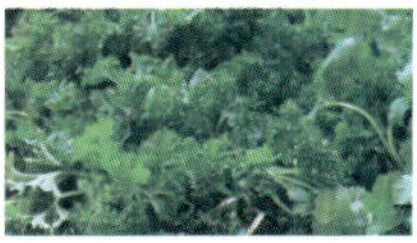

▲ 그림 6-5 녹색 채소류

- carotenoid: 黄 β-carotene 당근, 赤 lycopene 토마토
- flavonoid: 黄 carthamine 잇꽃(홍화), 사프란, 赤-赤紫 enocyanin 포도
  赤 rafanine 붉은색 순무, 赤 rubrobrassicin 붉은색 양배추
- porphyrin: 綠 chlorophyll 녹색의 잎
- β-cyanin: 赤 β-nidin 사탕무우, 黄 anacaflavin 누룩곰팡이

Question:
포도, 감, 오렌지 껍질의 흰 가루의 정체는...?

Answer: 오렌지는 이송 도중 수분이 증발할 우려가 있어 공기접촉을 차단할 목적으로 식용 왁스를 바른다(식용 왁스: 인체 무해). 포도의 흰 얼룩은 대부분 효모균이므로 이것을 닦아내고 포도주를 담그면 포도주가 만들어지지 않는다. 감이나 귤껍질의 흰 얼룩은 과일 속 포도당 성분이 껍질 밖으로 자연스럽게 빠져 나와서 공기와 만나 건조되어 가루가 된 것이다.

삼림욕으로부터의 천연물질

테르펜(terpene) - 짙은 녹색의 깊은 산속에서 신선한 공기로 호흡하며 산책하면 무척 상쾌한 기분이 든다. 그 예로, 침엽수림은 일종의 방향성 성분인 테르펜이라는 유기물질을 만들기 때문에 쾌적한 기분이 들게 된다. 그러나 나무에 상처가 나면 주위의 환경 속에 있는 다른 생물들을 죽이는 어떤 종류의 물질을 만들어 내는데 이 물질을 피톤치드라 하며, 피톤치드 중에는 테르펜류가 포함되어 있다. 이소프렌(탄소 5개로 된 물질)은 석유 화학공장에서 석유를 원료로 대량 생산하며, 천연고무와 같은 분자구조를 가진 합성고무의 원료로서 중요하다. 많은 식물에서도 이소프렌이 합성되고, 이소프렌에 의해 유도된 여러 유기물질을 찾아볼 수 있다. 침엽수에 많이 포함된 테르펜 종류도 그 중 하나로 식물의 향기로운 맛 성분으로 알려진 것도 테르펜 종류에 속한 것이 매우 많다(시트랄/리모넨/멘톨/파이닌..).

※ 테르펜: 이소프렌 2분자가 결합하여 탄소 수가 10개인 탄화수소를 모노테르펜이라 하며, 시트랄(곧은 사슬상태), 파라시멘/리모넨/멘톨(고리구조) 등은 모두 향료로서 중요하다(멘톨: 박하 잎에 많다). 이소프렌이 3분자 결합한 탄소 15개의 탄화수소가 세스키테르펜이며, 파르네솔은 향수의 냄새성분이 쉽게 날아가지 않도록 첨가하는 휘발 보류제로서 중요하다. 이소프렌이 4분자 결합하여 생긴 탄소 20개의 탄화수소는 디테르펜이며, 비타민 A도 디테르펜 골격구조를 갖는다. 이소프렌이 많이 결합하여 생긴 고분자 화합물을 폴리테르펜이라 부르고, 송진, 천연고무 등은 폴리테르펜의 일종이다.

자연에 가까운 식사는 뇌에 좋다

자연식을 하는 아이들에 비해 식품첨가물이 들어있는 인스턴트식품을 많이 먹은 아이들에게서 집중력이 부족한 성향이 나타난다는 것은 오래 전부터 보고되어 왔다. 미국의 한 학교에서 실험한 다음의 결과는 우리에게 암시하는 바가 크다고 할 수 있다. 쥐들을 네 그룹으로 나누어 〈그룹1〉자연식+깨끗한 물, 〈그룹2〉자연식 약간+인공 인스턴트식품(핫도그/소시지), 〈그룹3〉설탕처리한 시리얼+과일펀치, 〈그룹4〉단 도넛+콜라를 준 실험을 3개월 동안 진행하였다. 그 결과는 그룹에 따라 판이하게 다른 양상으로 나타나 〈그룹1〉 쥐들은 사회적이고, 조용하였으나 나머지 그룹의 쥐들은 행동에 약간씩 이상을 보였다고 한다(그룹2/폭력적, 그룹3/불안정, 그룹4/폐쇄적). 이외의 다른 연구에서도 자연에 가까운 식생활을 할수록 두뇌 발달이 나 사회성에 긍정적인 결과를 가져온다는 결과들이 나오고 있다. 다음의 자연주의 식사법을 지금 당장 실천해 보는 것이 어떨까?

– 자연주의 식사법과 실천 –

- 식품 자체의 향/맛/질감을 최대한 살려 조리한다.
- 제철/친환경 농산물/국산 재료 등 믿을 수 있는 재료를 구입한다.
- 식품구입 시 반드시 식품정보를 알 수 있는 라벨을 확인한다.
- 되도록 식품첨가물이 들어간 음식은 구입하지 않도록 한다.

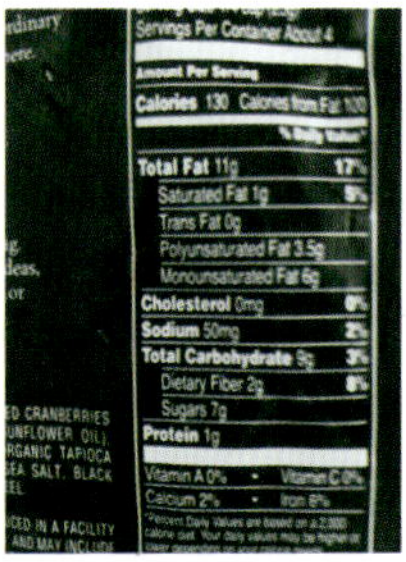

▲ 그림6-6 라벨

- 식품첨가물을 피할 수 없다면, 덜 섭취하도록 노력한다.
  ① 캔 식품/진공포장 식품은 헹구고 씻어서 조리한다.
  ② 가공식품은 일단 물에 한번 끓여낸 후 조리하도록 한다.
  ③ 플라스틱 용기의 가공식품은 유리/사기그릇에 옮겨 가열한다.
  ④ 일회용 용기에 담긴 음식물은 가능하면 먹지 않는다(예: 컵라면).

6-2 화학물질

기본적인 화학물질

우리가 생명을 유지하는데 있어 단 한순간도 없어서는 안 되는 기본적인 화학물질로 공기와 물을 꼽을 수 있다. 공기는 호흡과정에서의 O_2-CO_2 공급에 있어 절대적이고, 물은 인체의 주성분으로 세포/조직의 모든 물질대사에 필수적인 성분이기 때문이다.

- **공기** - 지구 대기에 분포하는 무색무취의 기체 혼합물로 공기가 없으면 지구는 태양의 빛과 열에 직접 노출되어 생명체가 살 수 없게 된다. 생물체의 생명유지에 중요한 역할을 하는 공기의 조성이 질소(78%), 산소(21%), 아르곤(약 1%), 이산화탄소(약 0.03%)로 이루어졌다는 것은 18세기경에 밝혀졌다. 대부분의 생명체들이 산소호흡을 하므로 산소 함량이 높아지면 호흡에 유리할 것으로 생각되나 실제로 산소 100% 상태에서는 생물이 살아갈 수 없다. 그 이유는...? 생명체 내에서 일어나는 수많은 물질대사에서 산화과정이 너무 빠르게 일어나기 때문이다. 모든 것이 산소로만 이루어진 100% 조건에서는 금속(철/알루미늄..)도 한순간에 불꽃을 내면서 타버리고 음식물 또한 바로 산화 연소되어 재로 변한다.
- **물** - 공기와 더불어 생명체에 없어서는 안 되는 물질로 물은 산소와 수소로 이루어진 매우 간단한 화합물이다. 지구 표면의 71%가 물로 덮여 있으며, 그 가운데 바닷물은 지구 전체 물의 97%를 차지한다. 바닷물의 염분(염화나트륨/NaCl) 농도는 약 3%인데, 이런 바닷물은 소금의 원료로서도 매우 중요하다. 천일염의 주성분인 염화나트륨 외에도 바닷물 속에는 다양한 미네랄이 녹아 있다(칼슘/마그네슘/칼륨/요오드/황산이온/붕산이온..). 빗물은 공기 중의 CO_2를 흡수하기 때문에 대략 pH 5~6 정도이고, 이제 막 내리기 시작한 비의 pH 값은 일반적으로 더 낮게 나타난다(~pH 4). 오늘날에는 석유/석탄 연소로 인하여 대기 중에 방출된 황 화합물/질소산화물이

빗물에 녹아 들어가 산성을 나타내는(산성비) 경우가 많아졌다.

우리 주변의 화학물질

우리들 주변에는 간단한 화합물에서부터 매우 복잡한 화학물질까지 이루 헤아릴 수 없을 정도로 많은 합성화학물질이 존재한다. 우리는 주변의 수많은 합성물질들 덕분에 건강하고 편리한 생활을 누리고 있다. 그러나 그 이면에는 우리가 먹는 농축수산물 먹거리에 수많은 종류의 화학물질이 사용되고 있어 환경 및 인체에 부정적인 결과를 가져오는 어두운 그림자도 있다(환경오염 & 기능장애 등). 다음의 몇몇 사례는 일상생활 속에서 가장 많이 사용하거나 영향을 미치는 화학물질 몇 가지를 살펴본 것이다.

- **랩 필름** - 고분자 화합물(폴리염화비닐리덴)로 흔히 비닐이라 불리는 폴리염화비닐(PVC)과 매우 흡사하나(탄소에 염소 1개 더 붙음), 가소제 및 열 안정제 등이 첨가되어 필름으로 만들어졌다. 이 고분자 화합물은 원래 난연성과 기밀성이 우수하여 2차 세계대전 중 군사적 용도로 쓰였고(모기장/방수 구두바닥/무기포장용 필름..), 이후에는 식품포장용 필름으로 쓰여 오늘날 우리가 많이 사용하는 랩 필름이 되었다. 식품포장용 필름의 생명인 산소와 수분의 통과가 거의 없다는 것이 최대 장점이다. 이를 이용해 식품이 변질되는 것을 막을 수 있으며 식품의 신선도 유지에도 큰 역할을 한다. 차단이 잘 되므로 향/냄새 또한 일정기간 보유할 수 있는 것도 특징적 이다. 거의 모든 가정과 상업용 매장에서 쉽게 찾아 볼 수 있는 가장 보편화된 생활용품이다.

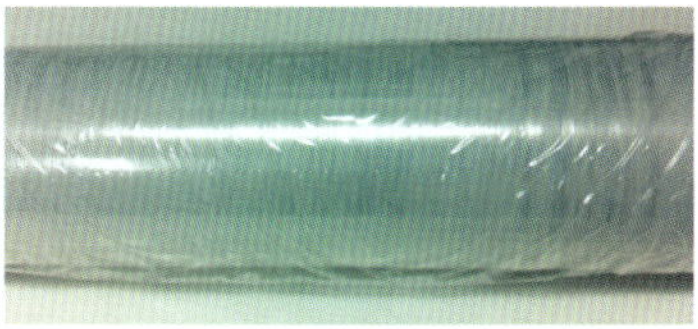

▲ 그림 6-7 랩 필름

- **농약 & 살충제**

1 **농약** - 2차 세계대전 이후 우수한 효과를 가진 유기 합성농약이 등장하

면서 화학농약이 전반적으로 사용되었다. 화학농약은 전후의 세계 식량 증산에 큰 공헌을 하였고 기아와 질병으로부터 수많은 사람을 구제하였다. 그러나 유기염소계 살충제 잔류문제 등을 일으켰고, 화학비료나 농약이 과다 사용되어 환경오염(수질/토양오염)의 주범으로 낙인찍힌 바 있다. 이후 환경 부하 경감이 보다 더 중요하다고 생각되어 농약사용에 의식을 갖고 대처하자는 움직임도 많아졌다. 농약 성분이 인체에 미치는 영향에 대해서 연구한 결과를 보면, 보편적으로 알레르기를 유발할 수 있고, 유기염소계 살충제는 돌연변이를, 제초제는 암을 유발하는 것으로 보고되고 있다. 화학비료로 농사를 지으면 토양의 산성화/연약한 농작물/약한 저항력/병충해/질산염 축적 등 많은 문제들이 나타난다. 또 화학합성 농약은 잡초와 해충은 물론 익충(지렁이/선충..)도 함께 죽이고, 주변의 물로도 흘러 들어가 모든 생태계를 파괴하는 결과를 가져온다. 이들 농약이 더 큰 문제가 되는 것은 특히 과일이나 열매에 잔류하여 우리의 식탁으로 올라오는 경우이다. 최근 식품의약품안전처가 시중에 유통 중인 수입 바나나에서 농약(이프로디온 등)이 허용기준치 이상 검출돼 회수 및 압류 조치하였다고 밝힌 바 있다. 바나나는 인기 있는 과일로 남녀노소 모두가 즐기는 대표적인 과일인데 농약 허용기준치를 몇 배에서 수십 배까지 초과한 바나나가 대량으로 유통되었다니 우리의 건강이 심히 우려되는 바이다.

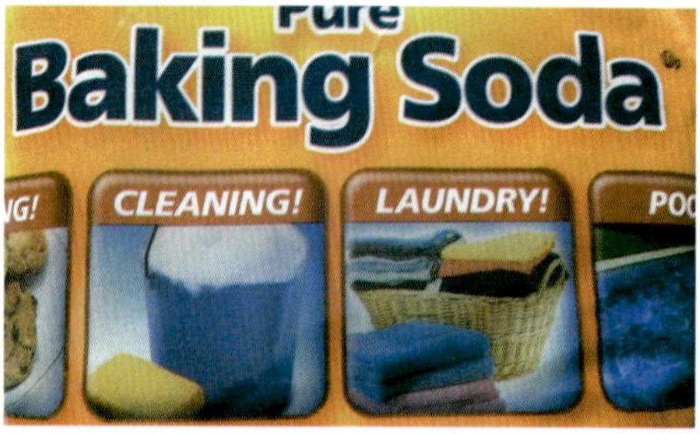

▲ 그림 6-8 베이킹 소다

2 **살충제** - 유기 염소계열의 살충제이자 농약 화학물질인 DDT는 지속성이 있는 살충제로 효력이 오래 지속돼 더욱 효과가 있다(긴 지속효과 = 장기간 분해되지 않음). 이들은 환경에 널리 잔류하기 때문에 생태계에 악영향을 끼친다. 2차 세계대전 때 질병을 일으키는 모기의 구제와 곤충에 의해 일어나는 질병의

구제에 사용하였다. 전후에 DDT는 농업분야 등에서 살충제로 널리 쓰였으나 DDT와 다른 살충제가 인간을 비롯한 많은 동물을 위협하는 발암물질로 알려지면서 전 세계적으로 농작물에 사용이 금지되었다(미국, 1972년 DDT사용 전면중단). 하지만 질병을 매개하는 곤충에 대해서는 일부 나라에서 아직도 쓰이고 있어, 전 세계적으로 많은 논의를 불러일으키고 있다. 현재 사용하는 대부분의 살충제는 피레드로이드계로 제충국의 성분을 개량해서 화학적으로 합성하여 만든 것이다. 천연의 제충제보다 살충효과가 크고 매트식의 전자모기향 살충제로도 사용된다. 효과가 빠르고, 잔류성이 적은 펠메트린은 바퀴벌레/파리/모기 등에 유효하다.

※ 피레드로이드계(pyrethroid) 살충제: 국화과 식물인 제충국의 유효성분과 유사한 화학구조를 가진 산화칼슘 합성 살충제

- **식품첨가물**

배고플 때 빨리 먹을 수 있는 즉석식품이(컵라면/소시지/어묵/도넛..) 눈앞에 있다면 이를 먹고 싶다는 유혹을 뿌리치기란 그리 쉽지 않다. 먹고 싶어 손이 가다가 인위적으로 첨가된 합성물질들이 떠오른다면 잠시 생각에 잠기게 된다. 이미 우리 식탁은 인공 식품첨가물(방부제/인공감미료/합성착향료/트렌스지방/발색제/합성조미료MSG..)을 피할 수 없는 단계가 된지 꽤 되었다. 현재 식품의약품안전청이 허가한 식품첨가물은 600여 가지로 이중 화학적 합성 식품첨가물은 400여 가지로 천연첨가물의 2배 이상이다. 인위적인 식품첨가물 사용은 인체에 해를 줄 수 있다는 연구 결과들이 있으므로 사용을 조심해야 할 것이다. 우리가 주위에서 쉽게 접하는 사례 중의 하나가 인공색소 이야기이다. 인공착색제 색소 중 케이크에 많이 사용되는 색소(황색 5호)는 위장장애, 또 다른 색소(황색 4호)는 비만/충치/일부 암 유발 가능성이 보고된 바 있다. 식품의 표백제나 보존제로 쓰이는 아황산나트륨은 아토피/피부염/천식/알레르기를 유발할 수 있다. 합성 인공색소/화학조미료/보존제 등은 뇌신경에 손상을 줄 수 있는 대표적 식품첨가물질로 아이들에게 행동/학습장애를 유발할 수 있는 것으로 보고돼 있다.

현재 식품첨가물은 1,000품목 이상이 사용되고 있으며, 방부제/살균제/발색제/표백제/산화방지제/조미료/감미료/유화제/팽창제 등 매우 다양하다.

1 **방부제** - 아질산나트륨이 대표적이다. 식품이 선홍색 → 갈색으로 변하는 것을 막는 역할을 하나 강한 독성을 가지고 있다(치사량은 약 1g). 대량 섭취하면 혈관확장/메트헤모글로빈(헤모글로빈의 철이 산화된 상태) 형성/혈액의 효소 운반능력 저하 등을 유발하며, 어린 아이들은 특히 예민하게 반응한다고 한다. 아질산나트륨은 육류에 함유된 아민류(단백질)와 반응해 발암물질(니트로소아민)을 생성한다. 또 돌연변이와 출산장애 등을 일으키는 것으로도 알려져 세계보건기구(WHO)에서는 어린이용 식품에서 되도록 사용하지 말 것을 권하고 있다. 식품의약품안정청은 현재 육가공품에 대한 아질산나트륨 잔존량을 0.07㎎(70ppm)으로 제한하고, 햄/소시지의 안전섭취량 기준을 체중 1kg당 하루 2.7g 이하로 가이드라인을 정한 바 있다.

2 **합성착색료** - 가공식품의 기호성을 높이도록 착색의 안정도/색의 선명도를 보충하는 것 때문에 많은 양의 합성착색료를 사용한다. 빨강/노랑/주황 등 선명한 색의 음료도 합성착색료를 넣은 것이 많다. 현재 식품첨가물로 사용허가 된 색소는 12가지(붉은색7+노란색2+푸른색2+녹색1). 같은 색조라 하더라도 그 색에 차이가 있을 수 있고, 착색의 안전성도 다를 수 있다.

3 **인공감미료** - 화학합성 된 단맛 물질로 설탕 대용이며, 껌에 가장 많이 들어가는 당류로 특히 인공감미료(단맛多/열량無)를 많이 사용한다. 껌의 인공감미료는 자일리톨, 소르비톨이 대표적으로 쓰이며, 무설탕 껌과 치약 등에도 들어간다. 합성착향료는 우유 및 100% 과일주스에도 들어간다. 사카린은 설탕의 500배 정도의 단맛을 갖는 물질로 유해성의 보고가 있어 식품첨가에 대한 의견이 아직도 분분한 인공감미료이다. 또 다른 인공감미료는 아스파템(아미노산 2개가 결합한 당)인데, 이것은 설탕의 200배 감미를 갖고 있어 저칼로리 청량음료(콜라) 감미료로 사용되고 있다. 아스파템의 결점은 열에 약하다는 것이고, 많은 양을 섭취하면 신체에 부정적 영

향을 미친다는 보고가 있다.

4 **합성조미료** - 아미노산의 일종인 글루탐산에 나트륨을 결합시켜 만들어 우리의 입맛을 중독시키는 향미증진제로 화학조미료(MSG, 글루타민산나트륨)가 있다. 일본에서(1909년) 개발된 MSG는 다시마의 감칠맛을 유사하게 표현한 합성된 조미료이다. 마법의 흰색 가루로 많은 식품에 오랫동안 첨가되던 물질이나 얼마 전부터 그 위해성이 알려지면서 사람들이 기피하는 첨가물이 되었다. MSG 화학조미료를 과도하게 사용하면 두통/현기증/구토/비만 등을 유발할 수 있다.

5 **유화제** - 빵과 케이크를 만들 때 대표적으로 첨가되는 물질이다. 물과 기름을 서로 섞이게 하고 농도를 향상시켜 빵을 부드럽고 맛있게 만들고 보존기간도 더 길어지게 하는 역할을 한다. 유화제를 많이 사용하면 다른 영양소의 흡수를 방해할 가능성이 있다고 한다. 두부/스파게티/라면/커피믹스 등에도 함유되어 있다.

6 **팽창제** - 베이킹 소다와 함께 과자나 빵을 만들 때 부풀게 하는 물질로 대표적인 것이 베이킹파우더, 즉 탄산수소나트륨은 가장 대중적인 식품첨가제이다. 이것도 오랫동안 다량 사용하면 헤모글로빈 빈혈증, 구토 등을 일으킬 위험이 있다. 가공식품에 많이 사용되는 팽창제인 염화암모늄은 다르게는 공업용으로 쓰이는 소재이기도 하다. 요즘 껌을 만들 때 사용되는 원료는 대개 초산비닐수지라는 석유에서 화학적으로 합성된 플라스틱이다. 초산비닐수지의 전 단계인 초산비닐은 피부/점막/눈에 자극을 주는 유해물질로 지정되어 있다.

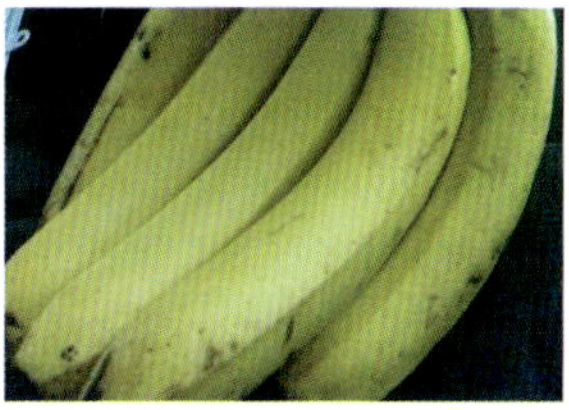

▲ 그림 6-9 방부제 처리된 바나나

수돗물의 첨가물질들

우리가 일상적으로 사용하는 수돗물

에는 인체에 해로운 화학물질이 꽤 많이 들어 있다. 수돗물을 정화하여 마실 수 있는 물로 만들기 위해 여러 물질들이 첨가되는데, 염소와 불소가 가장 흔하게 사용되는 첨가제이다. 이 외에 트리할로메탄(발암물질), 유기염소화합물(TOX, 유전자 손상물질/기형이나 암 원인), 유리섬유(가려움/습진 유발) 등이 포함되어 있어 문제가 된다.

- **염소** - 1차 세계대전에서 독가스로 사용되었던 물질로 최초의 생물학적 무기로 사용된 재료이다. 물속 박테리아를 제거하기 위해 널리 사용되고 있다. 물 정화시스템에는 극히 적은 양의 염소를 넣어 그 유독성을 줄인다고 하나 염소가 첨가된 물을 마시면 소화를 돕고 면역기능 유지에 필요한 소화관의 유익한 박테리아도 함께 제거될 수 있다. 염소는 휘발성이 매우 강해 공기 중으로 증발하면 많은 산업현장에서 발생된 탄소성 유독물질과 빠르게 결합하여 THM(트리할로메탄)이라는 새로운 위험 화학물질이 된다(클로로포름 등 일부 THM은 생명에 치명적). 인체의 THM 흡수는 돌연변이와 암을 발생시킬 수 있다고 보고되어 있다.

  ※ 트리할로메탄 제거방법: 수돗물에서 발암성 트리할로메탄을 제거하려면 약 10분간 끓이는 것이 가장 쉽고 효과적인 방법이다. 우리가 먹는 음식과 식수에는 천 가지 이상의 발암물질이 들어있고, 여기에는 3천여 종류의 식품첨가물이 포함되어 있다고 한다.

- **불소** - 강력한 산화제로 적은 양으로도 강한 독성을 나타내는 원소로 논의 여지가 많은 첨가물이다. 불소는 세포와 염색체의 유전자 구조를 변형시킬 수 있으며, *3ml* 정도를 섭취하면 죽음에 이를 수 있다. 우리가 마시는 물은 수돗물이 되기까지의 과정에서 수많은 오염요소(박테리아/염소/불소/약물/농약/살충제/납/석면/질산염..)의 영향을 받는다.

  ※ 수돗물에서도 늘어나고 있는 초산성 질소: 초산성/아초산성 질소는 동물의 분뇨/부패물질 또는 화학비료 등에 함유된 질소가 분해되어 생긴다. 화학비료 속 질소는 토양미생물에 의해 산화되어 초산성 질소로 변하고, 빗물과 함께 지하수에 침투한 것이 수돗물의 원수로 사용되므로 초산성 질소는 가정까지 도달하는 것이다. 수돗

물이나 우물물에 포함되어 있는 초산성 질소는 체내에 들어가면 아초산성 질소로 환원되어 다른 유기물들과 반응하여 발암성 물질인 N-니트로소화합물을 생성한다.

생활환경 속 유해물질들

오늘날 현대인들은 유해물질의 바다 속에 살고 있다고 할 정도로 이들에 둘러싸여 살아가고 있다. 우리가 숨 쉬는 공기나 물 이외에도 토양, 식생활, 주거환경 등 어디를 둘러보아도 복합적인 오염 속에 살고 있다. 이것은 오염원이 한두 가지가 아니라 생활전반에 너무나 다양하게 펼쳐져 있다는 것을 의미한다. 배기가스/매연/쓰레기 소각장 다이옥신/산성비/식품첨가물/잔류농약/생활 속 화학물질 등등 그 수가 무려 3만 가지가 넘는다고 한다. 가정도 더 이상 화학물질로부터 안전한 곳이 아니다. 집안의 대표적인 유해물질은 건축자재에서 나오는 포름알데히드로 피부염/두통/알레르기 질환을 일으키는 대표적인 화학물질이다. 또한, 유해 전자파(휴대전화/컴퓨터..), 자외선(오존층 파괴에 의한 강한 자외선)도 건강을 해치는 위험인자이고, 환경호르몬의 문제도 심각하게 대두되고 있다. 정상적인 호르몬을 교란시키는 환경호르몬 또는 환경호르몬 의심 화학물질은 약 100종류 이상으로 알려져 있다. 다이옥신류(1g으로 1만 여명을 죽게 할 수 있는 맹독성 화학물질), PCB(폴리염화비닐류), 비스페놀A(합성수지 원료), DDT 등이 대표적이다. 유해물질 중에서도 가장 큰 영향을 미치는 것이 우리들이 매일 섭취하는 음식에 들어 있는 화학물질이다. 가장 걱정되는 것은 농작물 생산과정에서 사용되는 농약이나 수확 후 신선도 유지를 목적으로 사용되는 물질(포스트 하비스트 post harvest) 또한 많은 논란이 되고 있다.

※ 포스트 하비스트: 수확한 농작물에 해충/곰팡이/부패 등을 방지하기 위해 뿌리는 농약으로 곧 소비될 농작물에 뿌려지기 때문에 그 위험성이 더 크다고 할 수 있다. 이 물질들은 수확 후 사용되는 농약에는 잔류 허용기준이 없기 때문에 문제가 되고, 환경호르몬 물질로 의심되는 농약도 여전히 쓰이고 있다. 농약이 아니더라도 식품제조나 보존과정에서 사용되는 화학물질의 양도 위험수준을 넘어가고 있다. 양식어, 돼지고기, 닭고기 등에서도 유해성이 강한 항생물질이 검출되고 있다. 감자튀김

의 원료가 되는 수입 냉동감자에서 발아방지용 제초제가 검출되어 문제가 되기도 하였다.

지금까지 발암성이 확인된 합성화학물질은 수백 종류에 이른다. 식품첨가물에서 특히 주의해야 할 것은 수입 농산물에 사용되는 방부제로 수입 감귤류(오렌지/자몽/레몬), 바나나에 방부제가 많이 사용되고 있다. 위에서 언급하였듯이 매일 사용하고 마시는 수돗물에도 해로운 화학물질이 잔뜩 들어 있다. 건물의 외장 및 실내 인테리어에 사용되는 건축자재에 포름알데히드 등의 유독성 화학물질이 들어 있어 인체에 악영향을 끼친다는 사실은 이미 새집증후군에서 증명되어 상식처럼 알고 있다. 일상생활에서 흔히 쓰이는 종이제품에서도(냅킨/종이컵..) 환경호르몬 의심 유해물질이 검출되고 있다. 유해성의 문제는 음식, 생활용품, 의류에까지 확대되어 방균/방부제로 쓰이는 유기 수은화합물이 사용되고 있다. 유기 수은화합물은 가정용 접착제/도료/왁스/구두약 등에도 사용되고 있는 화학물질이다.

6-3 중금속과 미네랄

미네랄과 중금속: 미네랄은 매우 작은 형태로 되어 있으나, 중금속은 비중이 4 이상인 금속을 말한다.

미네랄(minerals)

지구상에 존재하는 미네랄 종류는 대략 70여 종으로 광석 상태로 존재하는 무기미네랄과 식물 속에 아미노산과 결합한 상태로 존재하는 유기미네랄이 있다. 미네랄은 생명체에 꼭 필요한 미네랄 성분을 일컫는 것으로 음식으로 흡수하는 유기미네랄과 의약품으로 흡수하는 무기미네랄이 있다. 몸에 흡수된 미네랄은 유기물이든 무기물이든 일시적으로 이온화되었다가 필요한 상태의 유기물로 재결합되어 몸속 필요한 부분에서 효소의 역할을 하거나 조직에 저장된다. 무기미네랄에 비해 유기미네랄이 흡수가 더 잘 된다. 우리 몸이 다량으로 요구하는 필수 미네랄은 나트륨/칼슘/인/마그네슘/칼륨 등이고, 소량으로는 망간/요오드/질소/불소/철/아연/구리/셀레늄/크롬/니켈 등이 있다. 몸에 해로운 미네랄에는 비소/카드뮴/납/수은/우라늄/바륨/비스무트 등이 있다.

- **칼슘**(Ca) - 골격과 치아의 구성성분. 성장/발육에 도움이 되며, 일부는 세포와 세포 내외의 체액에 있으면서 생리조절 기능을 수행한다. 결핍 시 골밀도가 낮아지고 골절이 쉽게 일어난다. 칼슘은 심근수축을 도와 고혈압을 낮추는 치료효과를 가지며, 불안/초조 증세를 완화시켜 주는 기능도 한다. 혈액 중의 칼슘 농도는 일정하게 유지되어야 하기 때문에 칼슘 섭취량이 줄어들면 부갑상선 호르몬이 분비된다. 이 호르몬은 뼈 속의 칼슘을 녹여 혈액의 칼슘 부족분을 채우게 되어 뼈는 더 약해질 수밖에 없다. 현대인 10명 중 7명이 여전히 칼슘 부족상태에 있다고 한다.

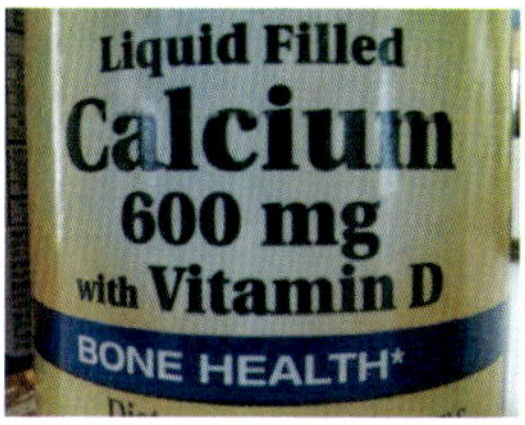

▲ 그림 6-10 칼슘

- **나트륨**(Na) - 우리 몸의 수분은 혈액/위액과 같은 세포외액과 세포 안에 있는 세포내액으로 나뉜다. 세포내액에는 칼륨이 나트륨보다 10배 많고, 세포외액에는 나트륨이 칼륨보다 28배 많다. 나트륨 농도에 따라 삼투압 작용이 일어나 칼륨과 나트륨이 교환되면서 삼투압이 일어나는 통로로 영양분도 이동한다(∴ 나트륨 = 에너지이동 펌프). 그러므로 원활한 물질이동을 위해 소금은 세포대사에 필요한 만큼 섭취해 주어야 한다.

- **철**(Fe) - 산소를 운반하며, 헤모글로빈/미오글로빈의 성분이다. 인체 철분의 약 67%는 헤모글로빈에 있는 철로서 헤모글로빈의 헴(heme)을 구성한다. 항산화기능이 있고 세포면역을 강화시켜 질병에 대한 저항효과를 증

진시킨다. 식수에 있는 철분은 인체의 산화/환원작용에 중요한 역할을 하게 된다. 그러나 식수에 0.3mg/l 이상 들어있으면 오히려 해가 된다.

- **구리**(Cu) - 필수 미량원소로 성인 1일 섭취량은 2~5mg. 대부분 음식/물을 통해 섭취되고, 섭취된 구리의 대부분(98%)은 분변으로 배설된다. 항산화 기능/항암효과가 있다.
- **마그네슘**(Mg) - 심장질환에 예방효과가 있으며 마그네슘-칼슘 균형이 중요하다. 신진대사 작용을 원활하게 하여 각종 효소기능을 도와준다. 스트레스 해소에도 좋은 효과를 준다.
- **망간**(Mn) - 뇌와 신경조직 질환을 예방하는 효과가 있다.
- **아연**(Zn) - 노화가 진행되면 면역기능이 떨어지는데 아연을 투여하면 혈액에 T세포가 증가하여 항체기능을 증진시켜 면역기능이 유지된다. 상처회복 증진 기능이 있다.
- **셀레늄**(Se) - 항산화제로서 노화억제 효과/암 예방/심장질환 예방과 밀접한 관련이 있는 것으로 입증되고 있다. 비타민 E와 함께 복용하면 노화방지에 상승효과가 있다(∵ 셀레늄의 과산화물에 의한 세포막 손상 방지효과). 이외에도 적혈구 보호, 성장촉진 효과 등이 있다.

건강의 제 5원소, '셀레늄'

무기질의 한 종류로 사람/동물의 건강유지를 위해 필요한 극미량 원소이다. 셀레늄은 식사를 통해 매일 일정량 섭취해야 하며, 충분하지 못하면 장기적으로 만성질환(암/심혈관계 질환/관절염 등) 발생위험이 증가하고 노화촉진 등의 결과가 나타날 수 있다. 또한, 면역기능을 강화시키기 때문에 탁월한 항암효과를 비롯한 간질환 예방/피부질환 개선/관절염 예방과 치료에까지 그 쓰임새가 많다. 셀레늄은 유리 활성산소의 공격으로부터 세포를 보호하고, 이들 성분을 제거하므로 강력한 소염작용을 한다. 셀레늄 섭취량이 적은 사람이 적절량을 섭취하는 사람에 비하여 암 발생률이 높다는 것이 역학적으로 보고 되어 있다. 셀레늄은 흑미/버섯/메밀/올리브유/갈치/연어/참치/굴/새우 등에 들어있고, 곡류/육류/어패류에서 쉽게 얻을 수 있다.

중금속

인체에 유해하므로 미량이라도 주의해야 하며, 예로 납, 수은, 카드뮴, 비소, 니켈, 코발트, 망간, 크롬, 주석, 아연, 셀레늄 등이 있다. 직업상으로 중금속을 다룬다든가 배출되는 직업에 종사하는 경우에는 특히 위생상 더 주의가 필요하며, 개인이나 주민들에게 공해병의 원인이 되는 경우 또한 보고되고 있다. 메틸수은화합물이 미나마타병을 일으킨다는 것이 세계적으로 알려지면서 공장에서의 배출은 법적으로 엄격히 금지되고 있다. 다음은 식품 속에서 자주 검출되는 대표적인 중금속 네 종류이다.

- **카드뮴**(Cd)

  금속카드뮴은 내식성(부식이 일어나기 어려운 성질)이 강해 정밀기기 도금, 선박/클리닝 기계의 방청제(금속 부식방지 위해 금속표면에 칠하는 물질)로 많이 쓰인다. 다른 금속과 합금으로 이용되며, 땜납/은납 등에 사용되고 있다. 카드뮴은 음식물 섭취로 체내 유입되거나 호흡을 통해 폐로 쉽게 흡수된다. 흡수된 카드뮴은 혈액으로 들어가 각 장기에서 농축되며, 특히 간장과 신장에 많이 축적된다. 카드뮴의 체외배출 속도는 상당히 느리나, 주로 소변을 통해 배출된다.

- **수은**(Hg)

  자연에 널리 있으나 보통 물에 포함되는 것은 매우 드물고 수은광이 있는 지역의 지하수/광천수에서 검출되기도 한다. 무기 수은화합물은 신장에 빠르게 축적된다. 흡수된 메틸수은은 즉시 혈액에 나타나며, 혈액에 있는 수은의 80~90%가 적혈구와 결합한다. 메틸수은이 독성이 큰데, 그

것은 지질용해도에 차이가 있기 때문으로 무기수은에 비하여 쉽게 세포막을 통과할 수 있다. 수은염은 신장/간장/땀샘/타액선 또는 모유를 통하여 배출된다.

- 메틸수은 - 중독량 100㎎. 1일 섭취량 0.1㎎ 정도에서는 증상이 없다. 만성중독 시 지각장애/운동실조/보행장애/시야협소/언어장애/난청 등의 증상이 나타난다.
- 금속수은 - 독성은 약하며 보통 대변으로 배설된다. 중독 시 흥분/손가락 떨림 등이 나타난다.
- 수은염 - 경구 치사량 1~4g. 염화 제2 수은 1.5g을 섭취하면 → 5분 후 구토증 → 극심한 복통(짧은 시간에 의식 잃을 정도)이 유발된다.

• **납(Pb)**

가장 유독한 중금속으로 몸속에 축적되면 장애를 일으키는 만성독성이 있다. 낡은 납 수도관이 주요 오염경로이다. 납은 산에 쉽게 녹으므로 산성비를 맞아서 지하수를 오염시킬 위험성이 크다. 일반적인 전기제품(가전제품/컴퓨터/휴대폰..)에 사용되기 때문에 가정/공장의 폐기물도 오염원이 된다. 또, 오염원에는 화학물질이 섞인 공장폐수(수질오염), 배기가스, 공장의 매연에서 방출되는 납 화합물(대기오염) 등이 있다. 일상생활 속에서는 머리염색약/통조림/담배연기/교통량이 많은 도로근처에서 자란 농산물이 주 오염원이다. 납이 공기/식물/물을 통해 흡수되면 뼈에 축적되어 혈액이나 신경계에 손상을 입힌다. 중독되면 식욕부진/두통/현기증/흥분/고혈압/빈혈/변비/뼈나 근육의 통증/경련/정서불안/우울증/전신권태감/급성복통/신장염/관절염/생식기능 저하 등의 다양한 증상들이 나타난다.

• **비소(As)**

비소는 불용성으로 독성이 약하나, 비소화합물은 매우 유독하다. 많은 비소화합물은 수용성이기 때문에 비소에 의한 수질오염이 문제가 된다. 비소는 자연계에 널리 분포하며, 보통 많은 식품에 미량 함유되어 있다(곡류/야채/육류 0.01~1.0㎍/g, 해조류 10~60㎍g/g). 무미-무취-무색으로 예로부터 독약으로 살인에 사용되었지만, 간장/근육/피부/모발/손톱 등에 장기간에 걸쳐 잔류 축적되면 만성독성을 일으킨다.

생명 위협하는 유해 미네랄/중금속

유해 미네랄은 독성이 있기 때문에 몸에 들어가면 다른 화학물질과 결합하여 활성산소를 더욱 발생시키고 심신을 조화롭지 못하게 한다. 그리고 세포/기관에 축적되어 단백질과 결합해서 효소작용을 억제하여 문제를 일으킨다. 그 결과 정상적인 단백질이 만들어지지 못하고 몸의 거의 모든 중요 기능(조혈/세포내 전달/유전자/면역계 등)에 악영향을 미친다.

- **납** - 주요 오염경로는 납 수도관이다. 물이 납에 노출되는 시간이 길어질수록 물은 더 많은 납을 함유하게 된다. 납은 물이 산성일 경우 더 빨리 녹으며, 차가운 물보다는 따뜻한 물에서 더 잘 분해된다. 납은 생식기관과 중추신경계에 해를 입힐 수 있다. 정서능력/행동발달 과정에서 문제를 일으킬 수 있으며, 혈압을 증가시키고, 청력에 영향을 미친다. 납중독이 심하면 빈혈증/신장병이 발생하고 지능발달이 지연될 수 있다.
- **비소** - 잔류농약, 음료수를 통해 섭취된다. 공기/물/음식/담배 등을 통해 환경을 오염시키기도 하고, 살충제를 통해서 오염시키기도 한다. 소화기관/폐에 해를 입히며 적은 양으로도 무기력함과 피로를 발생하게 한다.
- **알루미늄** - 자연계에 많이 분포한다. 신경세포와 같이 장기적으로 지속되는 세포에 축적되어, 뇌에 퇴행적인 영향을 미치는 신경독의 일종으로 작용한다. 우리는 알루미늄을 거의 대부분 음식을 통해 섭취하게 되는데, 중탄산나트륨/소금/비타민/치약을 통하여 흡수되기도 한다. 알루미늄의 주요 공급지는 주방용품/가전제품이다. 칼슘과 철의 흡수, 그리고 콜레스테롤의 흡수도 방해한다. 수돗물 정수에 사용되고 있는 황산알루미늄이 인체 축적의 원인이 될 수 있다. 신장이 정상적으로 기능을 한다면 대

부분 배출되므로 알루미늄제 조리도구는 큰 영향을 미치지 못한다. 그러나 신장의 기능이 떨어지면 혈중 알루미늄 농도가 상승하여 체외로 배출되지 못한다. 산성비에 의해 토양의 알루미늄이 이온화되어 채소류를 통해 몸속으로 들어올 수 있다.

- **질산염** - 대부분 농업폐수와 부패된 물탱크에서 발생한다. 질산염은 체내에서 발암물질로 알려진 니트로소민을 축적시킨다.
- **수은** - 장기간 흡수하게 되면 근육에 문제가 생기거나 신장병 또는 뇌의 손상을 일으킬 수 있다. 신경을 통해 운반되어 인간의 뇌로 축적될 수 있다고 한다. 치아를 때우는 봉의 재료와 예방접종에 쓰인다. 유기수은(티메로살)은 각종 백신에 사용되고, 에틸은(독 물질)은 의약품의 방부제로 사용되고 있다.

먹거리에 숨어있는 4대 독소

1 **수은** - 알레르기성 피부염이나 냉증을 일으키는 독소(중독원: 오염된 어패류..)
2 **카드뮴** - 골다공증 유발(중독원: 담배/매연/잔류농약..)
3 **납** - 현기증/만성피로/빈혈/두통 초래(중독원: 어패류/물/배기가스..)
4 **비소** - 손발 저림/두통(중독원: 오염된 물/잔류농약..)

중금속과 무기물

우리는 독소와 중금속, 첨가제, 방부제, 공해물질, 조제약품 등의 이롭지 않은 성분을 몸속에 알게 모르게 축적해오며 살고 있다. 이러한 유해물질들은 땀이나 대소변을 통해 배설된다 하더라도 모두 제거되지 않는다. 중금속은 물과 음식에 의해 우리 몸속에 들어온다. 물속의 유기물이 박테리아에 의해 분해될 때 많은 용존산소(물속에 녹아있는 산소)가 필요하다. 물속에서 산소를 빼겨 혐기성 상태가 되면 빼앗긴 용존 산소만큼 물은 중금속을 녹인다. 중금속/무기물이 포함된 물과 음식을 섭취하였을 때 독소가 제거되지 않는다면, 혹은 해가 없는 것으로 처리되지 않는다면 이들은 배출되지 않은 상태로 몸 어딘가에 남아 문제를 일으킬 수 있다. 더불어 환경에서도 문제가 야기 될 수 있다. 빗물은 대기 중 탄산가스가 녹아들어 오염되지 않아도 약산성을 띠고 오염된 빗물은 더욱 높은 산성을 띤다(산성비). 따라서 빗물은 보통 물보다 중금속을 녹이는 성질이 큰데, 산성 빗물은 토양/암석/각종 구조물에서 중금속을 녹여 하천으로 흘러들어가게 하여 중금속 농도를 높여준다. 중금속이 들어있는 물을 마시거나 중금속 오염수에서 자란 어패류를 먹게 되면 중금속은 자연적으로 체내에 쌓이게 된다. 몸속에 용존산소가 줄어들거나 pH가 낮아지면 중금속이 쉽게 물에 녹기 때문에 인체에 중금속이 녹아드는 것을 방지하기 위하여서라도 물속에 용존산소가 부족하지 않도록 대처해야 한다.

- **소금** - 우리의 건강을 되살리는 자연의 식품으로 몸의 균형회복을 위해 섭취해야 하는 것은 바로 소금이다. 미네랄의 집합체인 천연염은 인체에 필요한 미네랄의 보고이다.

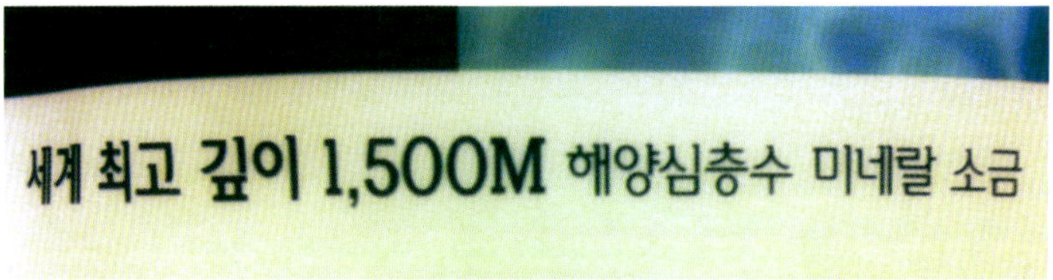

▲ 그림 6-11 심해 소금(라벨)

토양에 있던 많은 미네랄이(칼슘/인/철/구리/아연/니켈..) 빗물과 함께 바다로 흘러들어 결정화된 것이 천연염이다. 천연염이 몸속에 들어오면 혈액순환을 촉진시키며, 몸을 따뜻하게 하고 기력/체력을 높이는 효능이 있다. 소금과 특정 미네랄의 균형을 세포 단계에서 추적한 연구에 의하면 정제과정을 거친 소금은 인체의 미네랄 불균형을 초래하고 장기에도 해롭다고 한다. 소금의 정제과정에서는 굳는 것을 방지하기 위해 항경화제(알루미늄 함유)를 사용하는데, 정제소금을 계속 먹게 되면 해로운 중금속이 몸속으로 많이 유입된다. 알루미늄의 축적과 알츠하이머병이 연관이 있다는 최근의 연구가 있다. 소금을 정제하는 과정에서는 미량~다량의 미네랄/원소/동위원소 등이 제거되고 염화나트륨 분자는 분리된다. 그러므로 정제소금은 다양한 원소들이 빠진 채 염화나트륨 분자만 있는 불균형 물질이다. 우리의 몸은 이런 소금을 독소로 간주하여 과다하게 섭취할 경우, 그 독소를 세포 밖으로 배출시키려 노력하느라 몸이 붓고 탈수현상이 일어나 갈증을 느끼게 된다. 건강하려면 가공되지 않은 소금을 섭취하라. 균형 잡힌 천연염은 인체의 산성화를 막아주고, pH를 균형 있게 만들어 체액을 정상적으로 유지시켜 준다. 또한, 소금은 뼈의 주요 구성성분이며, 그 수치가 지나치게 낮으면 건강상의 문제(우울증/호르몬/체액 불균형..)를 일으킬 수도 있다. 하지만 염분의 수치가 높아도 인체의 균형에 문제가 발생하니 적절량의 가공되지 않은 소금을 섭취하는 것이 가장 바람직한 일이다.

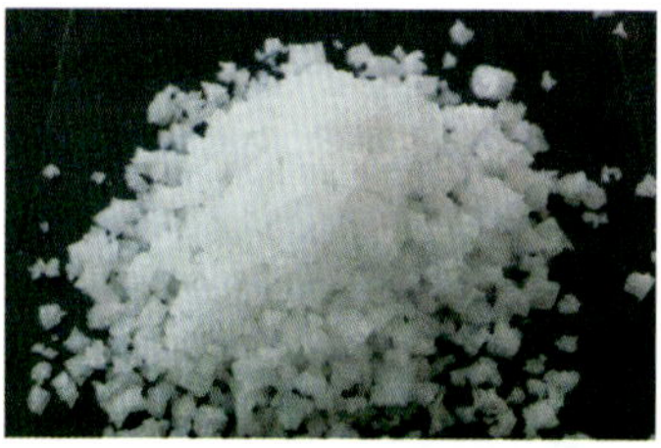
▲ 그림 6-12 천연염

- **정크푸드**(junk food, 패스트푸드/인스턴트식품) – 정크푸드를 먹으면 몸은 산성화되기 쉽다. 몸이 산성화되면 인체는 체액을 균형 있게 유지하기 위해 엄청난 양의 미네랄을 요구하게 된다. 음식에서 적정량의 미네랄을 얻지 못하면 몸은 뼈에서 미네랄을 가져오게 하므로 자신도 모르게 조용히 빠져나간다. 몸속 미네랄을 빼내감으로써 뼈 조직은 약해지고, 작은 충격에도 쉽게 골절되기도 한다. 또한 문제가 되는 것은 뼈에서 미네랄을 빼내가면서 칼슘만 가져가는 것만이 아니라 필요한 미네랄은 무엇이든 빼내간다는 것이다. 미네랄이 결핍된 뼈는 불균형 상태의 체액을 안정시키기 위해 또 다시 미네랄이 결핍된 뼈에서 미네랄을 빼내는 악순환이 계속된다. 이러한 상황이 개선되지 않으면 우리 몸은 심각한 불균형의 상황에 직면하게 된다. 몸의 균형을 유지하여 자연치유력을 향상시키려면 자연에서 오는 먹거리를 섭취해야하고 이것이 정크푸드를 멀리해야 하는 이유이다.

참고문헌

박태선, 김은경. 2011. 현대인의 생활영양. 교문사

이영순. 2003. 독성학. 청구문화사

이병학, 현인환, 윤용수, 독고석, 이병찬 외. 2007. 환경공학개론 지구환경과학. 동화기술

정인영 역. 2004. 몸속의 독을 없애는 생활의 기술. 오오모리 다카시 지음. 아카데미북

천만석 역. 1992. 생활 속의 화학물질. 우에노 케헤이 지음. 아카데미서적

해독한의원. 2007. 내 몸을 살리는 해독. 느낌이 있는 책

http://health.chosun.com/site/data/html_dir/2005/10/02/2005100256086.html

http://ko.wikipedia.org/wiki/%EB%AC%BC#.EB.B0.94.EB.8B.B7.EB.AC.BC

http://ko.wikipedia.org/wiki/%EB%B9%84%ED%83%80%EB%AF%BC

http://m.blog.daum.net/sellus/18316744

http://news892.ndsoftnews.com/news/articleView.html?idxno=1176

http://www.6262nong.com/board/board.html?code=cocen1174_board1&page=18&type=v&num1=999939&num2=00000&number=61&lock=N

http://www.doopedia.co.kr/doopedia/master/master.do?_method=view&MAS_IDX=101013000827506

Chapter SEVEN

치유 방해요소들

생물 · 의학 · 환경적 요소

활성산소는 인체가 살기 위해 음식물을 섭취하여 에너지로 바꾸는 과정에서 생긴다. 활성산소가 일단 생기면 높은 활성과 반응성으로 세포의 효소나 DNA, 미토콘드리아 DNA(고유의 ATP 생성체제 보유) 등을 공격하여 손상시킨다. 하지만 인체에는 유해 활성산소의 증가를 막기 위해 항산화효소를 분비하여 대비하는 방어체제가 구축돼있어 어느 정도 이들의 무제한적 증가는 막을 수 있다.

Chapter 07

제7장

치유 방해요소들 : 생물 · 의학 · 환경적 요소

7-1 생물학적 치유 방해요소

치유 방해요소들: 생물학적 요소

우리 몸의 치유체계가 균형과 조화를 이루어 정상적인 기능을 할 때는 인체 치유체계의 존재를 거의 인식하지 못한다. 실제로 사람들은 겉으로 문제가 드러날 때까지 몸의 건강상태를 잘 인식하지 못한다. 모든 사람은 건강하길 원한다. 당연히 인체 내 모든 시스템이 효율적으로 작동하여 항상성이 유지되고 건강한 삶을 누릴 수 있기 때문이다. 생명의 항상성은 생물체 내에서 기본적인 원동력으로 작용한다. 항상성유지와 자연치유는 밀접하게 연관되어 있으며, 우리 주변에는 이를 돕는 요인과 방해하는 요인들이 널리 퍼져있다. 이들 요인에 대해서는 이미 자연치유 관련 주제에서 일부 언급된 바 있으나, 생물학적으로 관련된 요인으로는 세포에 일어나는 장애를 비롯하여 아래와 같이 요약되었다. 본 주제에서 설명하지는 않으나 신체적 기능과 밀접한 관계가 있는 사람의 정신은 자연치유에 매우 큰 영향을 주며, 정신적인 사건은 자연치유를 촉발할 수도 있고 자연치유를 가로막을 수도 있음을 상기하기 바란다(제2장 참고).

1. 세포의 장애
2. 체액/pH 불균형
3. 면역력
4. 혈액순환 장애
5. 에너지/영양 부족
6. 조식 복구와 재생 장애
7. 활성산소
8. 유전자 이상
9. 출혈/신체적 충격
10. 독소
11. 감염/염증
12. 화상/동상

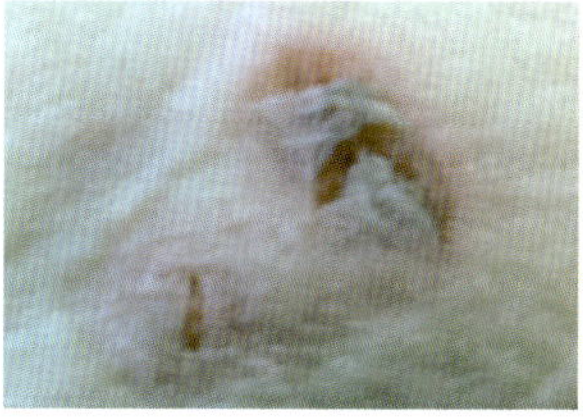

▲ 그림 7-1 화상

활성산소, 노화의 주범?

강력한 반응성을 가진 활성산소는 표면에서 전자를 잃고 균형을 이루지 못해 다른 분자에서 전자를 빼앗아 오려는 과정에서 산화작용을 하는 산소다. 즉, 보통의 산소가 음전기를 띠거나 다른 원소들과 결합해 활성이 커지고 반응성이 극도로 높아진 상태를 말한다. 반응성이 높아진 전자는 세포내 구조들을 파괴적으로 산화시켜 기능을 떨어뜨린다. 활성산소는 주로 산소와 영양분으로 에너지를 만드는 세포 내 발전소인 미토콘드리아를 공격한다. ATP(adenosine triphosphate/세포활동에 필요한 에너지를 제공하는 분자)는 미토콘드리아에서 산소의 도움으로 영양분의 에너지 처리과정을 거쳐 만들어지고, 이 과정에서 부수적으로 활성산소가 발생한다. 이처럼 활성산소는 인체가 살기 위해 음식물을 섭취하여 에너지로 바꾸는 과정에서 생긴다. 활성산소가 일단 생기면 높은 활성과 반응성으로 세포의 효소나 DNA, 미토콘드리아 DNA(고유의 ATP 생성체제 보유) 등을 공격하여 손상시킨다. 하지만 인체에는 유해 활성산소의 증가를 막기 위해 항산화효소를 분비하여 대비하는 방어체제가 구축돼있어 어느 정도 이들의 무제한적 증가는 막을 수 있다. 몸의 면역력이 저하되거나 세월이 흘러 활성산소가 몸속에 많아지면 이들에 의한 세포구조물 파괴가 빠르게 진행되어 노화증상들이 속

속 드러나게 된다. 또한, 질병 발생과도 직결돼 있는 악명('인체의 배기가스') 높은 활성산소에 대해 의학계에서는 모든 질병의 근원이 바로 활성산소의 과도한 발생과 연관돼 있다고 믿고 있다. 활성산소가 인체에 미치는 악영향은 산화반응으로부터 오며 산화는 인체 노화의 주범이라는 것을 알고 그 발생을 최소화하여야 한다.

활성산소 vs. 항산화제, 그리고 질병

현재까지 알려진 질병 가운데 90% 정도가 활성산소에 의해 생긴다고 한다. 활성산소 또한 독소의 일종으로 노화의 주범이란 이야기는 많이 들어 알고 있다. 인체의 독소 배출기능은 누구나 시간이 지나가면서 서서히 떨어진다. 산소는 생명유지에 필수적인 것으로 몸속으로 들어오는 것을 피할 수는 없으나 활성산소를 유난히 많이 만드는 환경은 더욱더 피해야 한다. 그렇다면 활성산소를 만드는 주범은 무엇일까? 다름 아닌 과음/과식/과도한 운동/자외선/환경 독소/스트레스 등이며, 몸속에서 일어나는 염증반응도 활성산소를 많이 만드는 원인이다. 활성산소를 모두 제거할 수는 없지만 생성되는 것들에 대한 적극적인 방어대책은 바로 이들의 독소를 중화시켜주는 항산화제를 섭취하는 것이다. 가장 잘 알려진 항산화제는 비타민 C로 인체는 비타민 C를 스스로 합성하지 못한다. 비타민 C는 활성산소의 공격을 막고, 산화된 비타민 E를 재생시키는 작용을 한다. 또한 대부분의 중금속과도 잘 결합하여 독성미네랄이 쉽게 배출될 수 있도록 돕는 역할을 한다. 이와 함께 혈관벽을 튼튼하게 해주고 염증반응을 조절하므로 노화방지를 위해서도 훌륭한 보조제라 할 수 있다. 항산화 비타민 외에도 베타카로틴 또한 강력한 항산화제이고, 최근 독소배출과 관련하여 주목 받고 있는 코엔자임 CoQ-10과 셀레늄도 항산화작용이 뛰어나다. CoQ-10은 세포 내 미토콘드리아에서 항산화작용으로 에너지(ATP)를 만드는 물질로 필수적인 영양소로 여겨진다. 비타민 E보다 강력한 지용성 항산화제로 스트레스 받을 때 심장을 보호하는 작용을 하나 질병/스트레스/환경오염/나이가 들면 인체에서 그 양은 줄어든다고 한다. 셀레늄은 활성산소를 중화시키는 강력한 항산화력을 발휘하고, 중금속 해독에도 뛰어난 효과를 가지고 있다. 체내에 쌓인 독소를 배출하는 이들 항산화제 기능을 돕기 위해서는 체내 순환이 원활하도록 물을 충분히 섭취해 주어야 한다(하루 1.5~2ℓ). 항산화제는 활성산소가 유전자나 세포 수준에서 작동하여 질병을 일으키는 과정을 차단하거나 지연시키는 파워풀한 물질이라 볼 수 있다. 다음은 활성상소가 일으키는 몇몇 증상 또는 질병을 예로 들어보았다.

- 세포 공격 → 세포 약화 → 노화 촉진
- 유전자 손상 유발 → 난치병, 암 발생
- 알레르기 반응 → 화분증, 피부염, 비염
- 염증 유발 → 관절염
- 과산화지질 생성 → 각종 생활습관병
- 호르몬 불균형 → 생리불순/불면증/갱년기 장애

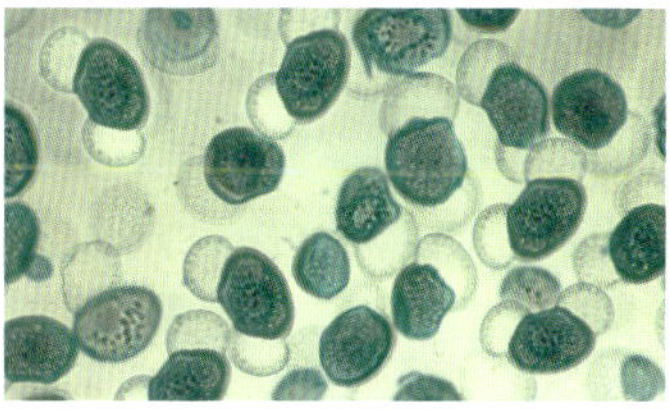

▲ 그림 7-2 알레르기 유발원(소나무 화분)

활성산소 검사를...?

만약 누군가로부터 건강을 위해 활성산소 검사가 필요하다는 말을 듣게 된다면 다음의 경우를 의심해 볼 필요가 있다.

- 비만인가?
- 스트레스를 많이 받고 있나?
- 심한 노동과 육체 피로에 시달리고 있는가?
- 최근, 염증이나 기타 질병을 심하게 앓은 적이 있는가?
- 나이에 비해 피부가 어둡거나 늙어 보인다는 말을 자주 듣는가?

7-2 의학적 치유 방해요소

질병이란

질병은 정신 또는 몸 전체 또는 일부에 장애가 발생하여 정상적인 기능을 할 수 없는 상태를 말한다. 감염성과 비감염성의 두 종류로 분류되고, 감염성 질환은 질병을 일으키는 병원체(바이러스/세균/곰팡이)가 인체에 침입하여 발생한다. 이들 중 세균에 의한 질병은 항생제의 발달로 대부분 치료가 가능해졌지만, 바이러스성인 경우에는 항바이러스제 개발이 전 세계적으로 활발히 진행되고 있다. 비감염성 질환은 병원체 없이 인체에 나타나는 질병으로 발병 원인이 밝혀지지 않은 경우도 많다. 병에 따라 여러 가지 위험인자가 복합적으로 질병을 유발시키는 데 관여하는 것으로 추정되고 있다. 질병과의 관련 있는 위험인자들로는 흡연-폐암, 짠 음식-고혈압, 단 음식-당뇨병 등에서 찾아볼 수 있다. 오늘날에는 비감염성 질환에도 생활방식에 변화를 주어 주위에서 위험인자를 제거하는 질병관리가 중요해지고 있다. 예전의 질병관리란 질병이 발생하면 치료하는 것이었으나, 오늘날에는 질병 발생 전 바람직한 생활패턴 관리로 질병의 예방을 강조한다. 스트레스에 대처할 때 또는 감정이 폭발할 때 몸에는 비정상적인 열이 발생하여 인체 전반에 나쁜 영향을 미치게 된다. 혈액순환, 체온조절, 체액의 pH, 산소공급, 면역체계 등에 균형이 흐트러지고 건강이 흔들리는 것은 항상성을 방해하는 주요인이 된다. 아파서 병원에 가면 병의 원인을 조사하기 위해 가장 먼저 하는 것이 혈액검사와 소변검사인데, 이 둘이 인체 건강의 척도이기 때문이다. 혈관이 긴장된다거나 지나치게 빠른 혈류는 치유에 방해가 되는 요인들이며, 질병에 접근하지 않으려면 이를 부르는 흥분되고 조급한 마음을 버려야 한다. 자연치유에 방해가 되는 다양한 요인들 가운데 현대인들이 가장 많이 경험하는 질병의 일환으로서 만성피로, 스트레스, 암을 예로 들어보기로 하자. 이에 앞서 질병에 대한 설명을 간략히 하면 다음과 같다.

자연치유와 질병 예방

자연치유의 큰 목적은 질병을 치유하는 것보다 질병이 나타나지 않도록 예방하고 건강을 증진시키는데 있다. 그러나 인체의 항상성이 여러 가지 요인에 의해 균형을 잃으면 질병의 그늘에 둘러싸이게 된다. 일반적으로 질병은 병을 일으키기 쉬운 요인들로 인해 병 발생여지가 있는 시기로부터 시작된다. 이어서 병적 변화가 생기는 증상발현의 전 단계를 거쳐 뚜렷한 임상증상이 나타나고, 어떻게 대처했는가에 따라 완전히 회복되든가 아니면 장애를 남기게 되는 결과에 이른다. 자연치유는 질병을 하나의 계기로 삼아 더욱 건강을 증진시키고 삶의 질을 높여가는 단계로 인식한다. 질병 예방은 3단계로 나누며, 자연치유는 증상이 발현되기 전 단계와 1차 예방에 더 많은 관심을 두고 있다.

- 1차 예방 – 병이 발생하기 전에 막는 단계. 자연치유는 병의 예방보다 건강유지, 건강증진, 무병장수를 목적으로 한다.
- 2차 예방 – 질병 증상이 나타나면 조기에 진단과 치료를 받는다. 병이 악화되지 않게 원인을 찾아 지연시켜 후유증을 최소한으로 하도록 한다.
- 3차 예방 - 1, 2차 예방에도 불구하고 질병이 진행되면 3차 예방으로 대비한다. 어떤 병에 걸린 후 부작용, 장애 또는 그 여파를 최대한으로 줄이는 것이다.

만병의 근원, 만성피로의 해결책

피로를 느낀다는 것은 심신의 건강유지에 과부하가 걸려 제 기능을 다할 수 없는 상황이 벌어지고 있음을 알리는 예고 증세이다. 피로감을 느껴 휴식을 취해주어 사라지는 것은 만성피로가 아니다. 그러나 휴식을 취해도 피로감이 1개월 이상 지속되면 치료를 요하는 병적인 피로(급성피로)인 것이다. 병적인 피로가 6개월 이상 계속 이어지면 만성피로로써 진단을 통해 근원적으로 치유를 해야 한다. 만성피로를 일으키는 주된 원인 중의 하나는 신체적 질환을 들 수 있고, 만성피로와 함께 오는 신체적 질환은 수백 가지에 이른다. 더불어 영양 불균형도 만성피로의 원인에 해당된다. 현대인들이 겪는 만성피로의 대부분은 사회적, 심리적인 스트레스에 의한 만성피로로 대인관계, 과다업무, 불규칙한 생활, 운동부족, 과음 등이 원인이기 때문에 생활습관을 바꾸고 각종 스트레스에 대처하는 능력을 길러야 한다. 피로는 모든 병이 공통적으로 갖는 징후! 만성피로가 쌓이면 → 근육에서 글리코겐 빠져나감 → 혈액內 유산 축적 → 발/발가락 통증이 온다. 피로감을 유발하여 지치게 한 동물의 피를 뽑아 충분히 휴식을 취한 동물에게 주사하면 온갖 피로의 징후가 나타난다는 연구 보고가 있다. 이것은 몸이 지쳐 피로해지면 체내에 독소가 생긴다는 증거가 아닐까?

만성피로증후군 개선에는

몸이 만성적으로 피곤하면 면역력과 자연치유력이 저하되어 질병에 쉽게 노출되고 삶의 의욕이나 활력도 고갈이 된다. 이를 만회하기 위한 방법으로 생약요법, 영양요법, 운동요법, 생활습관 개선의 자연요법들이 추천되고 있다.

- **생약요법** - 약용식물들로부터 추출되는 파이토케미컬(phytochemical) 식물 활성 물질들이 생약으로 쓰인다. 예를 들어 버드나무의 살리실산은 통증에 효능이 있어 유럽에서 쓰였고, 마황(에피드라)의 주성분인 에페드린과 카페인은 중국에서 오랜 동안 여러 증상(이뇨/수렴/해열/기침)에 약제로 사용되어 왔다.

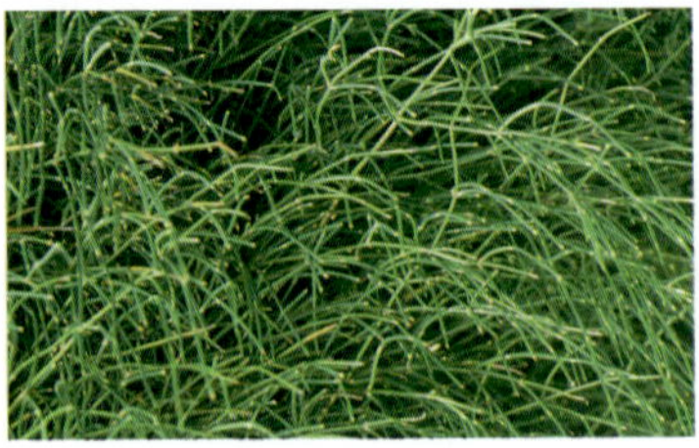

▲ 그림 7-3 마황

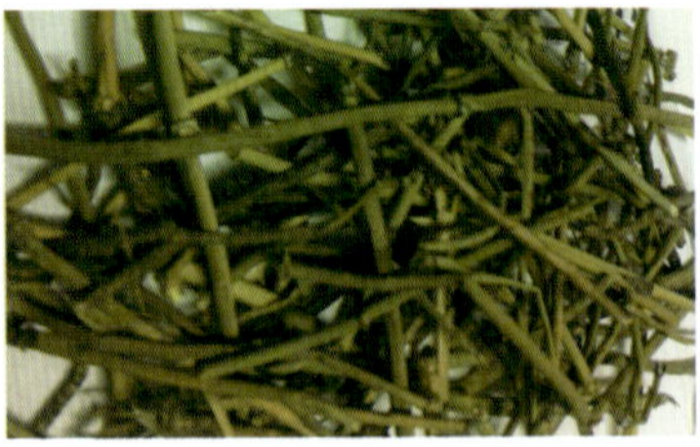

▲ 그림 7-4 마황(건조)

- **영양요법** - 몸의 면역기능/항산화기능/대사기능 향상을 위하여 식생활 개선을 해야 한다. 채소와 과일을 충분히 먹고 비타민 C군과 B군 복용을 권장한다. 에너지 생성을 돕고 뇌기능 활성물질이 함유된 음식(브로콜리/마늘/포도..)을 꾸준히 먹는다. 매일 2l 정도의 물을 마시고 운동을 하는 것도 좋다. 피해야 할 음식(기름진 육류/카페인/당분/고지방 음식/자극성 음식/인공조미료..)은 삼간다.
- **운동요법** - 유산소운동(걷기/자전거타기 등) 양을 늘려가며 하루 약 30분 이상 운동하면 좋다. 운동 전이나 후에 부작용이 없는 명상과 호흡조절 기법을 병행하면 더 효과적이다. 명상을 통해서는 면역기능이 향상되고, 호흡조절을 통해서는 스트레스가 완화되어 매우 권장되는 방법이다.
- **생활습관 개선** - 피로감이 표출되는 것은 몸이 자신의 힘든 상항을 알리고 개선하도록 요청하는 것이다. 만성피로는 이 기능이 극단적으로 작동하여 몸과 마음이 지쳐 있는 상황이다. 자신의 생활습관을 잘 돌아보고 한계 이상으로 무리하고 있는 부분이 있다면 빨리 개선해야 한다. 가장 쉽게 할 수 있는 것은 주위에 있는 화학합성 용품들 치우기/조금쓰기/멀리하기 등등이다(예: 인공 향이 강한 비누/화장품/샴푸/표백제/헤어스프레이/염색약/파마약..).

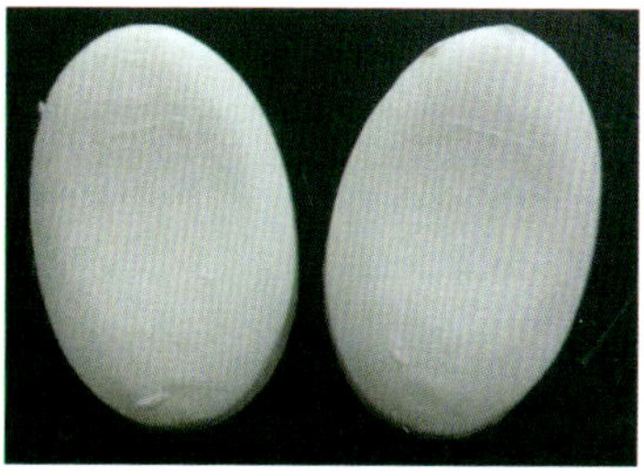

▲ 그림 7-5 향첨가 비누

스트레스

스트레스 역시 인체의 균형과 조화를 깨뜨려 자연치유력을 약화시키는 가장 강력한 주범 중의 하나이다. 스트레스는 외부에서 가해지는 신체적, 정신적 자극이나 외부자극에 의한 정신적 긴장상태로 정의된다. 인체는 항상 자신에게 알맞은 상태를 유지하려는 항상성을 지니나 변화요인에 대해 적응을 하지 못하면 일시적으로 항상성이 깨져 스트레스 상태에 들어가게 된다. 스트레스가 계속해서 쌓이면 면역체계가 점차 약화되어 질병에 취약해지므로 스트레스는 만병의 근원이 되는 것이다. 하지만 모든 스트레스가 인간에게 나쁜 것만은 아니다. 많은 스트레스는 부정적이지만 일부 스트레스는 긍정적인 의미를 지닐 때도 있다. 스트레스가 부정적으로 작용하면 역기능 스트레스, 긍정적인 의미를 지니면 순기능 스트레스가 된다. 역기능 스트레스는 스트레스 수준이 지나치게 낮거나 지나치게 높을 때 나타난다. 때로는 적절한 스트레스가 생활에 활력을 넣어 자신감을 주고 생산성과 창의력을 높여 줄 수 있다는 점에서 긍정적인 효과도 있다. 최적의 스트레스는 건강을 위협하지 않고 긍정적인 효과를 극대화시킬 수 있는 스트레스이다.

※ 스트레스: 원래 라틴어 '조이다(tighten)'에서 유래되었고, 물리학 용어로 '왜곡되다. 삐뚤어지다' 라는 뜻을 가진 말로 물체 내부 각 부분에서 상호간에 미치는 압력을 뜻하는 단어다. 20세기 초반 현대의학에 도입되면서 '체내에서 일어나는 비특이적 반응'을 일컫는 말로 보편화되어 널리 사용되기 시작하였다.

스트레스와 인체 반응

인체에서 스트레스를 관리하는 곳은 뇌의 시상하부로 가까이 위치한 뇌하수체와 부신(콩팥 위 내분비선)이 밀접하게 연결되어 있다. 스트레스 반응에 따른 생리적 변화는 시상하부라는 뇌 신경중추에 의해서 일어난다. 이들은 체온, 혈압, 심장박동, 수면패턴, 허기갈증과 생식기능 등을 조절한다. 부신은 스트레스호르몬(도파민/에피네프린/노르에피네프린/코티졸..)을 생성하고 분비한다. 부신호르몬은 혈류나 호흡에 대한 기능이 있어 그 양이 조금만 변해도 항상성이 깨지고 건강에 큰 해를 끼친다. 도파민이 조금만 더 분비되어도 혈관이 축소되고 혈압이 상승한다. 스트레스 원인이 시상하부를 흥분시키면 복잡한 신경적/생화학적 반응이 연쇄적으로 일어나 거의 온몸의 기능을 변화시킨다. 인체의 평형상태를 깨는 스트레스 상태가 되면 스트레스호르몬(카테콜라민/코티졸)이 분비되어 혈액에 그 양이 현저하게 증가한다. 그리고 뇌 속에서는 진통작용을 위해 도파민을 분비한다. 또한, 이들 스트레스 요인에 대항하기 위해 부신으로부터 혈관을 통한 또 다른 호르몬(아드레날린)이 분비된다.

- **카테콜라민 분비** - 스트레스가 가해지면 뇌의 시상하부는 이를 먼저 인식하고 온몸에 그 상태를 전파하기 위해 교감신경을 자극시켜 카테콜라민을 분비하게 한다. 산소와 포도당을 온몸에 공급하기 위해서 신체에는 동공확대/혈관수축/심장박동 증가 등의 변화가 일어난다. 위와 장은 응급상황에서 할 역할이 없으므로 잠시 작동을 멈추는데, 이것이 바로 스트레스를 받으면 소화가 잘 안 되는 이유이다. 혈류 또한 빨라지는데 이는 교감신경 속에 카테콜라민 분자들이 가득 차 있기 때문으로 스트레스를 받으면 급속히 늘어나 혈관을 수축시킨다. 혈관이 수축되면 혈류가 빨라져 몸은 산소와 포도당을 신속히 공급받게 된다.

- **코티졸 분비** - 위와 동시에 즉각적으로 스트레스호르몬인 코티졸이 만들어진다. 코티졸은 간에서 포도당을 빠르게 생성하여 혈액으로 보내는데, 비상 시 에너지 공급책의 역할을 하는 셈이다. 빠르게 만들어진 포도당은 산소와 함께 당장 필요한 뇌와 근육으로 집중되고 불필요한 말초혈관계에는 혈액을 보내지 않는데, 긴장하면 손발이 차지는 것은 이 때문이다. 위기 상황에서 나오는 순간적인 초능력은 바로 코티졸과 관련이 있다. 위급 시 나오는 초인간적인 힘은 몸이 코티졸을 통해 에너지원인 포도당을 신속하게 공급받은 덕분이다. 코티졸은 인체 장기의 정상적 기능을 조절하기 때문에 우리 몸에 필수적인 호르몬으로 스테로이드계 호르몬이다. 부신에서 분비되어 혈압/심혈관계 기능조절, 긴장상태에서 당/단백질/지방의 사용에 관여한다. 근육이 필요로 하는 지방산 합성, 뇌 기능에 필요한 에너지 생성에도 절대적으로 필요한 호르몬이다

- **혈관 손상** - 몸이 매우 긴장하고 스트레스를 받으면 카테콜라민을 분비하여 혈관을 수축시킨다. 계속 스트레스가 가해지면 혈관이 가장 먼저 손상을 받고 결국에는 동맥경화로 진행된다(카테콜라민→혈관수축→혈압상승→혈

관 내벽세포 손상→혈관 내벽 출혈→혈소판 지혈작용→끈끈한 콜레스테롤 혈관벽 부착→혈관벽 탄력성 소실→동맥경화). 만약 심장에 혈액을 공급하는 관상동맥이 수축되거나 막히면 심장마비가 온다. 이처럼 혈관질환은 스트레스 때문에 혈압이 높아지면서 시작된다.

- **스트레스성 거식** - 스트레스는 위장의 기능을 멈추게 하여 소화 장애를 일으킨다. 스트레스를 받으면 위와 장은 작동을 멈추고 혈류는 빨라지지만 혈액이 몸 곳곳에 가지 않고 중요한 근육에만 집중되기 때문에 화가 나거나 불안한 상태에서 식사를 하게 되면 곧바로 위장에 탈이 나게 된다. 이런 현상이 계속되면 거식증세의 섭식장애로 진행될 수 있다.

스트레스는 만병의 근원

심한 육체적 노동을 하지 않아도 몸이 무겁고 땀나고 근육/어깨 등이 쑤시는 현상은 몸이 스트레스를 심하게 받고 있다는 표시이다. 스트레스로부터 오는 신체적 징후들은 무척이나 다양하다(위경련/편두통/무력감/피로/알레르기/땀..). 하지만 뚜렷하게 병이라고 할 수 없는 증상도 있어 이를 소모형 증후군이라고 구분하는 사람들도 있다. 이 증후군은 무리한 육체적, 정신적 노동과 그에 따른 스트레스가 그 원인이라 한다. 무기력 증후군은 스트레스로 갑자기 무기력한 태도를 보이거나 슬럼프 상태에 빠지기도 한다. 정신보건 상태를 조사한 통계에 의하면, 대인관계가 현대인들 스트레스의 커다란 원인으로 나타나고 있다. 신체적으로는 불면증과 두통이 가장 많고, 심리적으로는 근심, 불안, 우울의 증상이 70% 정도 차지한다. 스트레스의 대표적인 증상으로는 심리적인 불안과 초조를 꼽고 있다.

암(cancer)

아직도 많은 사람들은 암을 정복되지 않은 치명적인 난치병으로 여기고 있다. 암은 여러 단계를 거쳐 발병하지만,

시작은 하나의 작은 정상세포에서 출발한다. 우리 몸의 정상세포가 발암물질의 공격을 받아 세포핵 속의 유전자가 손상을 받게 되면 암세포로 변하기 시작한다. 하지만 이 단계의 세포들이 모두 암으로 발전되지는 않는다. 실제 건강한 사람의 몸에서도 수시로 이러한 세포들이 만들어지지만 대부분 몸이 건강할 때는 면역작용에 의한 자체 방어기전으로 이들을 없애버린다. 하지만 암세포가 되어 증식하는 유사분열의 속도는 조직 및 세포의 종류에 따라 다르다. 가장 빨리 분열하는 암세포는 매 18~24시간마다 분열 증식하지만, 정상적인 사람의 배아세포보다 더 빨리 분열하지는 못한다. 정상세포는 분열할 때, 멈출 때, 죽어야 할 때 등의 세포주기(cell cycle)를 가지고 주기에 따라 활동하는데, 정상적으로 분화를 하던 세포나 정상적으로 분화하여 분열증식을 반복하던 세포가 세포주기에서 벗어나면 반영구적인 증식 능력을 획득하고, 인체의 제어 및 방어기전에서 벗어나게 되는 것이다. 그러나 암세포는 분열을 중지할 시기를 알지 못해 멈추지 않고 계속 분열하는 분화되지 않는 미성숙 세포이다. 일단 종양이 형성되면 주변의 정상세포보다 활발히 분열하기 때문에 성장이 빠르게 진행되면서 정상세포의 자리를 차지하여 조직을 파괴하고 기능장애를 일으키기 시작한다. 정상세포가 이상 세포로 되는 전암세포로의 촉진단계는 보통 수년~수십 년이 걸리나 초기 촉진단계에 있는 암세포들은 쉽게 검출되지 않는다. 전암세포가 진행되어 악성 종양세포가 되어 자라면 이때 암이 검출된다.

- **암 발생 메커니즘**
  - 1 **단계** - 세포 유전자(DNA) 수준에서의 손상/변이/돌연변이 단계. 세포가 정상적으로 기능을 하지 못하는 변이 상황에 놓여 이상 증식하기 시작하면 암이 발생되는 것이다. 암이 시작될 때는 발암물질의 대사활성화, DNA 손상, 세포증식의 세 과정이 먼저 일어난다. 유전자 변이원인은 담배연기로부터 방사능에 이르기까지 매우 다양하다(담배연기의 벤츠피렌/다이옥신/땅콩곰팡이 아플라톡신/발암물질/자외선/X-선/유해 식품첨가물/체내축적 독소..).
  - 2 **단계** - 손상되었거나 변이가 일어난 유전자의 복구에 실패한 단계. 세포에는 유전자 변이를 감시하고 복구하는 기구가 작동한다. 그러나 치

명적인 유전자 변이는 세포를 죽여 자연사시키지만, 변이가 크게 일어나지 않은 경우에는 변이된 상태로 제자리에 있으면서 살아남는다.

3 단계 - 손상되었거나 변이가 일어난 유전자에 계속되는 손상의 축적과 증식 단계

4 단계 - 암 유전자, 암 억제유전자의 돌연변이 단계. 암세포로 엄청난 증식을 촉진하는 단백질을 생산하는 암 유전자의 변이 또는 정상세포의 분열활동 억제 단백질을 생산하는 암 억제유전자에 변이가 생겨야 비로소 암이 된다.

5 단계 - 암화, 폭발적 증식, 전이단계이다. 폭발적인 암조직의 성장에는 암 자체에 영양을 공급하기 위한 신생혈관의 생성이 필수적이고, 다른 조직이나 기관으로 전이되어 퍼져 나간다.

• 암세포의 기본 특성

① 암세포는 하나의 정상세포에서 유래한다.
② 정상적인 생체조절기능에서 벗어나 제멋대로 성장한다.
③ 암 발생조직의 세포는 정상세포들이 수행하는 기능을 상실한다.
④ 혈관/림프관을 가진 다른 조직으로 침범하는 전이를 일으킨다.

• 무엇이 암을 유발하는가?

세포의 분열이 일어날 시기와 장소가 아닌 엉뚱한 시간과 장소에서 시작되거나 정상적으로 세포가 죽어야 하는데 죽지 않는 세포예정사(cell death)에 문제가 생기면 암이 발생한다. 특히, 최근에는 암의 원인으로 발암유전자의 역할과 종양억제유전자의 중요성이 더욱 강조되고 있다. 종양억제유전자도 발암유전자와 같이 정상세포에 존재하면서 평상시에는 암 발생 억제를 조절하는 역할을 제대로 잘 하다가 이 기능을 상실할 경우 되레 암 발생에 기여하게 된다. 대부분의 암은 발암유전자가 종양억제유전자를 누르고 활성화되어 5~8단계에 걸쳐 일어난 변이로 결국 암세포를 만들게 되는 다단계 발암설로 설명되고 있다. 이런 다단계 변이의

원인으로는 유전요인, 바이러스, 방사선, 흡연, 오염된 공기 속 발암물질, 자연발생적 변이 등이 거론되고 있다. 지금은 암을 유전자적 질환으로 정의하고 있는데, 그 이유는 암 유발 요인들이 장기간에 걸쳐 유전자에 변이를 축적시킨 결과로 암이 발생되기 때문이다. DNA 돌연변이를 막으려면 선천적으로 질병유전자를 물려받지 않는 것 이상으로 후천적으로 돌연변이나 유전자 위험인자를 피하는 것도 중요하다. 인체에는 유전자 돌연변이를 감시하는 체계가 있어 돌연변이가 일어난 DNA는 분열을 위한 세포분열 주기에 들어가지 못하게 하거나 제거하기도 한다. 이 감시체계에 문제가 생겨 변이된 세포들이 제거되지 못하고 계속 증식하는 일이 벌어진다. DNA 손상을 가져오는 위의 요인들은 무조건 피해야 하고, 활성산소 생성을 높이고 면역체계를 약화시키는 일(과로/스트레스/음주..) 또한 하지 말아야 한다. 이들을 줄일 수 있는 적당한 운동과 휴식, 녹황색 채소 섭취 등이 자신의 게놈인 DNA를 지키는 것, 곧 건강을 지키는 길이다.

※ 게놈(genome): 유전체라고도 불리는 한 생물이 가지는 모든 유전정보. 모든 생물은 DNA로 구성된 유전정보를 지니기 때문에 일반적으로 DNA로 구성된 유전정보를 지칭한다(예외: 일부 바이러스의 RNA).

• 암 예방 수칙

우리 몸에 생기는 암의 약 35%는 잘못된 식습관에 의한다고 말한다. 거꾸로 말하면 몸에 좋은 음식을 잘 섭취하면 모든 암의 35% 정도는 예방할 수 있다는 이야기가 된다. '국민 암 예방수칙'에 보면 10가지 항목 중 3가지 항목이 음식에 관한 내용이다. 탄 고기나 생선에 있는 물질(헤테로사이클릭아민)은 단백질이나 지방을 높은 온도에서 처리할 때 발생하고, 유전자변형을 일으키는 발암물질로 알려져 있다. 암에서 멀어지고 싶으면 다음의 사항들을 지키면 된다.

- 채소와 과일을 충분하게 먹고, 다채로운 식단으로 균형 잡힌 식사하기
- 음식을 짜지 않게 먹고, 탄 음식을 먹지 않기
- 술은 하루 두 잔 이내로만 마시기

7-3 환경적 치유 방해요소

치유 방해요소: 환경적 요소

인체의 자연치유를 방해하는 요소는 몸 밖의 외부환경으로부터도 심각하게 다가온다. 환경적 방해요인들로 최근 자주 언급되고 있는 오존, 자외선, 환경호르몬 등의 문제를 들 수 있다. 이들이 인체에 미치는 심각한 영향과 그 해로운 결과로부터 벗어나는 생활 속 방법 등을 다루어보고자 한다.

오존과 자외선

- **오존** - 자극성 냄새가 있는 무색의 기체로 강력한 산화력을 가지며, 산소(O_2)와 산소원자(O)가 불안정하게 결합된 분자이다. 대기 중 성층권에 90% 이상 밀집해 있고 지구 표면부위에 소량이 항상 분포되어 있다. 그러나 자연에서도 존재하여 상쾌한 공기나 삼림의 신선한 공기 속에도 극미량(0.05~0.3ppm)의 오존이 포함되어 있다. 지표 부근의 오존은 오염물질에 의해 만들어지기도 하지만 주로 자연상태에서 생성된다. 예를 들면, 번쩍하고 번개 칠 때(∵ 고전압 전기방전) 또는 식물이 광합성(빛에너지로 양분을 만들고 산소를 방출하는 반응) 할 때 주로 생성된다. 매체에서 자주 언급되는 오존주의보 등으로 '오존'이란 단어가 우리에게 익숙해 있지만, 오존은 우리를 유익하게 또는 해롭게도 할 수 있는 두 얼굴을 가지고 있다. 평상시에는 인체에 유익한 효능을(자외선차단/농약+중금속 분해/살균/탈취/공기정화 등) 나타내나, 공기 중의 농도가 높아지면 호흡기 계통에 나쁜 영향을 미치는 양면성을 보인다. 오존의 반감기는 주변조건에 따라 공기 중에는 2~13시간이고, 물속에서는 15~30분이며 온도의 영향을 받는다. 오존은 자연적으로 지구 성층권에 오존층을 형성하여 강력한 태양 자외선으로부터 인간을 비롯한 모든 생명체들을 보호해 주고 있다.

음이온이란 정상상태보다 더 많은 전자를 지니고 있는 원자나 분자를 일컫고, 양이온은 정상상태보다 더 적은 전자를 지니고 있는 이온이다. 양이온이 많은 공기의 이온들은 정상상태가 아니므로 불안정하다. 음이온과 양이온은 공기 중에서 부딪치며 중화되거나 주변 물질에 붙어 전자를 떠넘기거나 모자라는 전자를 빼앗아 안정을 되찾는다. 그 과정에서 유해물질을 분해하여 공기를 깨끗하게 한다(음이온의 공기청정 원리). 음이온과 인체의 건강은 밀접한 관계가 있어 이온이 세포와 전자를 어떻게 주고받는가에 따라 달렸다. 음이온이 건강에 좋다는 말은 음이온이 세포에 전자를 준 결과가 좋게 나타난다는 것을 의미한다(반면, 양이온이 세포의 전자를 빼앗으면 주로 나쁜 결과가 나타난다는 뜻). 음이온이 우리 몸에 좋은 것은 해로운 양이온을 중화시켜 인체 음양의 균형과 조화를 회복하는데 있다. 하지만 음이온도 지나치게 많으면 몸에 해롭게 작용한다. 오존은 약간 비릿한 특유의 냄새를 지니는데, 공기 중의 냄새나는 분자 또는 세균에 달라붙어 분해하는 능력이 있다. 공기 중에 오존이 적당하게 분포하면 공기 속 유해물질을 분해하여 공기를 정화하나 너무 많으면 오히려 건강에 문제를 일으킨다. 그 이유는 오존이 유해물질/세균은 물론 인체의 세포들도 분해하기 때문이다. 공기 중에 오존량이 많으면 눈과 호흡기에 문제가 나타나 눈이 뻑뻑해지고 쉽게 충혈된다. 이유 없이 눈에 이런 증상이 보이면 숨 쉬는 공기를 의심해 볼 필요가 있다. 만약 장기간 지속적으로 오존에 노출되면 기침, 숨찬 증상, 깊은 들숨 시 가슴통증 등이 나타나 건강을 해칠 수 있다.

- **자외선** - 우리의 피부에 영향을 미치는 자외선은 자외선A와 자외선B 두 종류가 있다. 자외선A(ultraviolet A, UVA, 파장 320~340㎚)는 우리가 생활 속에서 항상 접하는 자외선으로 계절에 상관없이 일정하다(예: 유리창을 통해 들어오는 햇빛 등). 자외선A는 피부에 해를 입히는 자외선으로 자외선B에 비해 지표면에 닿는 양이 훨씬 더 많고(10~100배) 파장이 길기 때문에 유리창을 뚫고 들어온다. 긴 파장으로 피부 깊숙이 침투하기 쉬운 자외선A는 인체 안팎으로 여러 가지 해로운 작용을 한다(활성산소 생성/DNA 손상/주름/피부노

화..). 자외선B(UVB, 280~320㎚)는 지표면에 극소량 도달하나 자외선A에 비해 파장이 짧아 유리창을 뚫고 들어오지는 못한다. 강력한 피부세포 파괴능력이 있는 자외선B는 계절에 따라 변화하여 3월~9월 사이 낮 동안에 가장 많이 지면에 도달한다. 어느 연구에 의하면 오존층이 1% 파괴될 때마다 자외선B가 2% 증가하여 피부암 발생률이 3~6% 증가한다고 한다. 피부보호 없이 강한 자외선에 계속 노출되면 피부에 침투하여 '몸속 무법자'로 활동하는 활성산소를 축적시켜 피부노화나 백내장, 심지어는 피부암의 원인이 되기도 한다. 되도록이면 뜨거운 한낮의 외부활동을 자제하고, 외출 시에는 모자/긴소매 착용, 자외선 차단제 사용 등으로 피부가 직접 강렬한 태양광선에 노출되는 것을 피해야 한다.

환경호르몬

죽음의 덫! - 환경호르몬의 전문적인 학술용어는 내분비계 교란물질로 동물/사람 체내에 들어가 내분비계의 정상적인 기능을 방해 또는 혼란시키는 화학물질로 정의된다. 환경 중에 배출된 화학물질이 생물체에 유입되어 마치 호르몬처럼 작용한다고 하여 '외인성 내분비교란 화학물질'이라고도 하나, 일반적으로 인체 외 물질이 원인이 되어 호르몬 분비가 교란되는 것을 의미한다. 환경호르몬은 인체 관련 비정상적 현상들(기형아 출산/면역기능 저하/각종 암 유발..)과의 연관 가능성이 높아 오존층 파괴, 지구온난화 문제와 함께 해결해야 할 세계 3대 환경문제로 손꼽히고 있다. 현재 알려진 대부분의 환경호르몬은 몸속으로 들어와 모방이나 봉쇄작용을 하여 문제가 되고 있다. 모방은 구조가 생체호르몬과 유사한 환경호르몬이 몸에서 천연호르몬처럼 작용하는 경우이고, 봉쇄는 환경호르몬이 본래의 호르몬이 할 수 있는 역할을 빼앗아 버리는 경우이다. 봉쇄에 의하면 환경호르몬이 세포의 대사물질과 결합한 결과 비정상적인 생리작용을 초래하여 우리 몸에서는 면역기능 이상 등 각종 문제들이 발생하게 된다. 환경호르몬 관련 문제는 오늘은 바쁘다고, 또는 현재는 일이 잘 돌아가니 내

일 아니면 조금 있다가 해결하려면 너무 늦는다는 것이 일반적인 지론이다. 환경호르몬과 관련된 문제들은 우리 모두가 머리를 맞대고 되도록 빨리 대처하거나 해결해야 하는 명제이다. 왜냐하면 죽음의 덫이라고 표현되는 무서운 대상이 현재 우리가 살고 있는 곳곳에 도사리며 호시탐탐 우리를 노리고 있기 때문이다.

환경호르몬에서 안전한가?

환경호르몬은 플라스틱, 일회용기, 생필품 소재, 휘발성 유기화합물(VOC) 등 주위의 무수히 많은 것들로부터 다량 배출된다. 또한 쓰레기 소각 시 발생하는 다이옥신이나 오염된 어패류 등을 통해서 흡수된 중금속(수은/카드뮴/납..), 농약, 살충제에서도 발생한다. 우리가 노력을 해도 어떻게든 환경호르몬에 노출될 수밖에 없다는 얘기이다. 아침에 일어나 세수 및 머리감은 후 헤어드라이기로 머리를 말리고, 로션을 바르고, 수돗물을 플라스틱 물병에 받아 마시고, 자판기 음료를 이용하는 것 등등등 이 모든 행동들이 환경호르몬에 노출된 것들이라는 점이다. 환경호르몬으로 추정되는 물질은 비누, 종이컵 등 개인적인 차원에서부터 거대한 산업단지에 이르기까지 전반에 걸쳐 확산되어 있다(식품첨가물/화장품/의약품/농약/소각로 다이옥신/호르몬 유사물질/유기중금속/각종 산업용 화학물질...). 세계야생동물보호기금 목록에서는 67종, 일본 143종, 미국은 73종의 화학물질을 환경호르몬으로 규정하고 있다. 그러나 화학합성물질은 매년 증가하므로 환경호르몬으로 의심되는 물질에 대해서는 지속적인 연구가 필요할 것이다. 내분비장애 관련 연구결과에서 환경호르몬으로 보고된 물질로는 비스페놀A(캔 코팅물질), 농약, DDT(사용금지), PCB, 다이옥신류, 유기주석화합물(선박 방오제/TBT) 등이 대표적이다. 기타 합성세제의 원료(알킬페놀), 컵라면 용기의 원료인 스티로폼의 주성분(스티렌 이성체) 등이 강하게 의심받고 있다. 컵라면을 전자레인지에 넣어 가열할 경우 환경호르몬 물질(스티렌다이머/스티렌트리머..)이 나올 가능성이 높으니 특히 조심해야 한다.

얼마나 노출되어 있을까?

어느 조사에서 자주 사용하는 일상 생활용품을 대상으로 환경호르몬 용출을 실험하여 놀라운 결과를 발표한 바 있다. 우리가 거의 매일 또는 하루가 멀다 하고 사용하는 음료 캔, 컵라면 용기, 우유병, 유아용 장난감, 플라스틱 식기, 식품포장용 랩 등에서 남성의 생식기능을 저하시키는 환경호르몬이 검출됐다는 것이다. 아이들 장난감에서는 플라스틱 가소제로 쓰이는 환경호르몬인 DEHP(디에틸헥실프탈레이트, 일명 DOP), 치아발육기에서는 DBP(디부틸프탈레이트)가 검출되었다. 환경화학연구소에서는 물이 담긴 우유병을 전자레인지에서 5분간 가열한 후 검사한 결과, 엄격히 규제하고 있는 비스페놀 A(생식기 질병/불임 유발물질)가 다량 검출됐다고 밝혔다. 음료 캔 내부 코팅제와 커튼의 방염처리제인 비스페놀 A는 국내 연간사용량이 수만 톤 이상으로 DEHP 다음으로 사용량이 많은 물질이다. 가정용이나 상업용으로 쓰이지 않는 곳이 없을 정도로 가장 흔한 포장용 랩에서도 환경호르몬 물질인 노닐페놀(공업용 세제)/DOP/벤젠류 발암물질이 함께 검출됐다. 조사결과 검출된 DEHP, DBP, 비스페놀 A, 노닐페놀은 암 유발 가능성이 큰 환경호르몬으로 보고 있다.

다이옥신 리포트

우리나라 사람들이 하루에 섭취하는 다이옥신 양은 WHO가 정한 권고기준에 육박하는 것으로 알려져 있다. 다이옥신류의 화학물질은 아주 작은 물질이지만, 우리의 일상생활 및 의료산업, 학계, 경중공업 산업 전반에 광범위하게 직간접적으로 사용되고 있다(소각로/매연/담배/펄프산업/금속 융용/기계설비..). 인체에 축적된 다이옥신은 지방조직에 녹아들어 거의 배출되지 않으며, 태아에 기형을 일으킨다는 것도 몇 십 년 전에 동물실험으로 확인되었다. 일부 사람들의 필요에 의해 만들어 내긴 하였으나 파괴력이 엄청나 예상치 못한 결과를 가져오는 이 작은 물질은 이미 우리에게 큰 경종을 울리고 있다. 우리가 다이옥신에 대해서 관심과 대책을 세우고 지혜로운 행동을 취하려면 먼저 다이옥신에 대한 올바른 정보를 가져야한다.

※ 다이옥신(dioxin): 무색무취의 맹독성 발암물질로 주로 쓰레기 소각장에서 발생하는 환경호르몬. 안정적인 화학적 구조로 인해 잘 분해되지 않고 자연적으로 사라지지도 않는다. 비가 오면 공기 중 다이옥신 입자 → 토양/물 오염 → 오염지역 과채류 다이옥신 → 초식동물 → 먹거리 → 섭식으로 이어져 다이옥신이 인체로 유입된다. 다이옥신은 불용성으로 배설되지 않으나 지용성으로 사람/동물의 지방조직에는 축적되는데, 소량 섭취해도 몸에 축적되어 치명적이다. 월남전에서 사용된 고엽제의 주성분으로 기형아 출산의 원인이 확인되면서 WHO에서는 유전이 될 수 있는 1급 발암물질로 규정하였다.

- **모유 속 다이옥신** – 다이옥신 관련 문제는 남의 이야기가 아니다. 이웃나라에서 수행한 조사연구에서 모유의 다이옥신 농도가 어른 1일 최대 허용기준보다 7배나 초과되는 것으로 나타나 논란이 된 적이 있다. 인체로의 다이옥신 유입은 90% 이상이 음식물을 통해서 오고, 1% 이하가 공기를 통해서 들어오나 연구자들은 독성물질들이 지방에 더 쉽게 축적되기 때문에 모유는 다른 음식물보다 훨씬 더 많은 다이옥신을 함유할 것이라는 것을 문제로 지적하였다. 다이옥신이 인체에 해롭고 태아에 기형을 유발할 수 있다는 사실은 베트남 전쟁이 끝나고 더 확실해졌다. 당시 고엽제 살포지역에서 무성한 열대식물의 잎들을 제거하는 고엽작전이 한창 일 때보다 전쟁이 종료된 후에 증가하였다는 조사 결과에서 증명되었다.

- **쓰레기 소각장 주변** – (외국 사례) 소각장 주변에 사는 모유 수유 여성의 모유에서 다이옥신이 높게 검출되어 물의를 빚은 사례가 있다. 25~34세 여성 100명을 대상으로 모유 내 다이옥신 농도를 조사한 결과 당국의 안전기준치를 초과한 것으로 나타나 충격을 준 후문이 있다. 조사대상 여성이 수유 시 유아가 모유를 통해 섭취하는 1일 다이옥신 양이 안전섭취량을 초과하였고, 일부 여성의 모유에서는 기준치의 몇 배나 많은 다이옥신이 측정됐다고 한다. 우리나라의 경우에도 연구 조사하여 우리들은

안전한지 그 기준치를 비교해 볼 필요가 있을 것이다. 최근 WHO가 다이옥신 인체 허용량을 대폭 강화하듯 환경호르몬에 대한 관심이 전 세계적으로 높아지고 있다. 그러나 잘 알다시피 환경호르몬과 관련된 문제는 환경적, 사회적, 정치적으로도 복잡하게 얽혀 있어 그리 짧은 시간에 끝날 문제가 아닌 듯하다. 그럴지언정 환경호르몬 문제에 대한 인식을 새롭게 하여 내 일처럼 공해물질에 대한 새로운 관심으로 우리 모두가 건강한 삶을 영위해 나갈 수 있었으면 좋겠다.

※ 인삼과 녹차 – 인간이 만든 물질 중 가장 독성이 강하다는 맹독성 다이옥신에도 인삼과 녹차가 예방과 치료에서 탁월한 효능을 발휘한다는 연구결과가 주목을 끌고 있다.

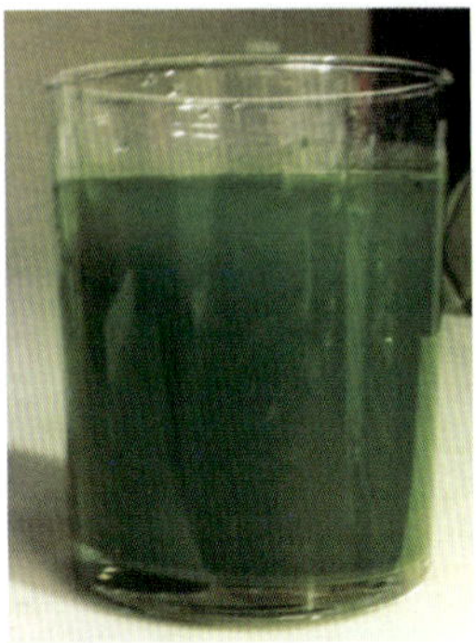

▲ 그림 7-6 녹차

환경호르몬 피하는 생활수칙 10

1. 오르가닉(organic) - 유기농산물 먹기
2. 인스턴트식품 - 섭취 자제(∵ 유해물질 다량 함유)
3. 플라스틱 - 플라스틱제품 사용 최소화
4. 전자파 I - 전자제품(∵ 양이온 다량 방출) 몸에서 멀리하기
5. 전자파 II - 전자레인지 내 플라스틱/스티로폼용기 사용 자제
6. 화학처리제 - 염소표백 세정제/위생용품 등의 사용 최소화
6. 쓰레기 - 생활 쓰레기 최소화
7. 모유 - 아기에게 모유 수유
9. 환경오염 - 오염된 물/공기/토양 등 피할 것
10. 환경호르몬으로부터 인체 보호요령 철저히 지키기

참고문헌

김명원 외 역. 2011. 생명과학 개념과 현상의 이해 제 7판. Reece 외 지음. PEARSON

박상회 감수. 2001. 자기 치유력을 높이는 열쇠. 가와무라 노리유키 지음. 아카데미서적

이연숙, 구재옥, 임현숙, 강영희, 권종숙. 2012. 이해하기 쉬운 인체생리학. 파워북

이영순. 2003. 독성학. 청구문화사

이응철, 고은애, 이형환. 2013. 자연치유학. 아트하우스 출판사

KBS 〈과학카페〉 제작팀. 2009. 과학카페 Vol. 1 인체와 건강. 위즈덤하우스

Hardin J, Bertoni G, Kleinsmith LJ. 2011. Becker's World of the Cell. 8th Ed. Pearson Education

Plopper G. Principles of Cell Biology. 2013. Jones & Bartlett Learning

Simon EJ, Reece JB, Dickey JL. 2010. Campbell Essential Biology with Physiology. 3rd Ed., Benjamin Cummings

http://blog.daum.net/kadosu/2031549

http://kin.naver.com/qna/detail.nhn?d1id=5&dirId=50503&docId=21527052&qb=7Jik7KG07J2AIOustOyDieydmCDsnpDqt7nshLEg64OE7IOI6rCAIOyeiOuKlCDquLDssrTroZzshJwg6rCV66Cl7ZWcIOyCsO2ZlOugpeydhCDqsIDsp4A=&enc=utf8&section=kin&rank=5&search_sort=0&spq=0

http://terms.naver.com/entry.nhn?docId=67120&cid=43667&categoryId=43667

http://terms.naver.com/entry.nhn?docId=1145084&cid=40942&categoryId=32316

http://terms.naver.com/entry.nhn?docId=932010&cid=43667&categoryId=43667

Chapter EIGHT

휴식의 골든타임

인간관계에도 골든타임이 있어 관계 회복을 위한 골든타임을 놓치면 화해/분위기/사람 등 모두 놓치게 된다. 대인관계를 유연하게 하는 사람은 적시에 터닝 포인트를 찾아 나빠졌던 관계도 좋은 방향으로 돌리는 골든타임을 활용한다. 운명/생사/건강/관계 등을 바꾸는 골든타임 전략! 여러분은 자신의 건강 및 자연치유력을 되찾는 골든타임의 타이밍이 과연 언제인지 알고 있는가?

Chapter 08

8-1 치유에 있어서의 골든타임

제8장
휴식의 골든타임

8-1 치유에 있어서의 골든타임

치유 골든타임

우리는 치유체계가 정상으로 건강할 때에는 치유체계의 존재를 거의 인식하지 못하고 있다. 하지만 병이 나면 아프지 않았을 때를 회상하며 건강할 때 건강을 지켰어야 했다고 후회한다. 미리 또는 적어도 증상 초기에 자연치유력이 회생되도록 휴식의 골든타임을 적시에 활용하였다면 병이 진행되지 않았을 가능성이 크다. 원래 골든타임이란 '사건 발생 후 원래의 상태로 회복될 수 있는 결정적으로 중요한 일정한 시간대'를 뜻한다. 그러므로 우리는 인체가 우리에게 수시로 보내는 신호를 무시해서는 안 된다. 이미 회복으로의 골든타임을 놓쳤다는 것은 그동안 이런 신호를 대수롭지 않게 생각하며 몸을 쉬게 해주지 않았다는 것이다. 그렇다면 내 치유의 골든타임은...?

얼마 전 온 나라가 떠들썩할 만큼 사회적으로 엄청난 충격을 받은 사고가 발생했을 때 매체에서는 몇 주 동안 연일 '골든타임'이란 단어를 가장 많이 사용했던 것 같다. 골든타임이라는 단어를 들으면 무엇이 떠올려지는가?

원래의 골든타임은 긴박한 사고가 발생했을 때 인명을 구조할 수 있는 시간으로서, 이 시간에 어떻게 대처했는가에 의해 인명구조의 여부가 결정된다. 물론 사고상황에 따라 다르지만 사고/사건에서 인명을 구조하기 위한 초반의 금쪽같은 시간을 지칭한다. 응급처치법에서 심폐소생술(CPR)은 상황 발생 후 5~10분 이내에 실시되어야 하며, 항공사의 '운명의 90초 룰'에서는 비상상황이 발생하면 90초 이내에 승객들을 기내에서 탈출시켜야 한다는 것이다. 인간관계에도 골든타임이 있어 관계 회복을 위한 골든타임을 놓치면 화해/분위기/사람 등 모두 놓치게 된다. 대인관계를 유연하게 하는 사람은 적시에 터닝 포인트를 찾아 나빠졌던 관계도 좋은 방향으로 돌리는 골든타임을 활용한다. 운명/생사/건강/관계 등을 바꾸는 골든타임 전략! 여러분은 자신의 건강 및 자연치유력을 되찾는 골든타임의 타이밍이 과연 언제인지 알고 있는가?

삶이 초조하고 기진맥진한 느낌의 연속일 수 있고, 때로는 분노와 좌절의 기분이 들 때도 있을 것이다. 많은 현대인들이 피로와 무기력을 피할 수 없는 현실로 받아들이고 살아가면서 진정으로 개운하고 상쾌한 느낌은 잊어버린 지 오래다. 우리의 몸-마음-영혼이 혹사당하고 있다고 해도 과언이 아니다. 이런 저런 이유에서 벗어나 우리는 건강을 유지하고 삶의 활력을 되찾고 싶어 휴식이 늘 필요하다고 느끼지만 정작 그러지는 못 하고 있다. 육체적/정신적/사회적/영적인 휴식은 물론 집에서나 직장에서의 휴식도 필요하다. 현대사회에서는 얼마나 쉬느냐가 아니라 어떻게 쉬느냐가 중요한 시점에 와 있다! 우리가 늘 피곤한 이유는 휴식이 부족해서가 아니고 휴식의 방법이 틀려서라고 한다. 진정한 휴식은 심신의 회복은 물론 영적인 회복도 포함하는 것이다. 삶의 생기를 강하게 불어넣는 휴식을 충분히 취해 재충전의 골든타임을 잘 활용해보자.

휴식을 제대로 취하려면 잠시라도 일상에서 벗어나야 되는 여행에서부터 지금이라도 간단하게 재충전을 할 수 있는 방법에 이르기까지 많은 방법들이 있다. 아마도 손쉽게 잠자는 것을 택하는 사람들이 많으리라 생각된다. 하지만 휴식의 골든타임은 수면 그 이상으로, 잠자는 것만으로는 충분치 않을 수 있다. 진정한 휴식이 반드시 필요하다는 것을 우리 모두는 잘 알고 있다. 바쁜 스케줄 속에서도 쉽게 할 수 있는 것에서부터(호흡법/명상/요가/스트레칭..) 여유를 갖고 할 수 있는 활동에 이르기까지(마사지/茶道/예술 활동/운동/여행..) 어떤 것이든 골든타임에 쓸 수 있는 자신만의 적극적인 휴식법을 개발해야 한다. 휴식을 취할 때 얻을 수 있는 이점은 실로 놀랍도록 많다. 우리 몸 안에 내재된 자연치유력을 이용하여 삶의 활력/생기를 되찾고 기운을 회복하여 새로워지면 더 상쾌하고 활기찬 기분을 느낄 수 있다. 명심하자, 휴식은 당신의 삶에 놀라운 변화를 가져다 준다는 것을…

골든타임을 나만의 은신처로 삼아 쉬어주는 것도 자연치유력 회복에 좋은 방법이다. 아무 것도 하지 않고 몸-마음-정신을 가만히 두는 것이 필요하다. 지칠 때 숨 돌릴 수 있는 장소를 찾아가서 활기를 되찾을 때까지 머무르거나 밖으로 나와서 구름을 봐도 좋고, 아이들이 노는 것을 보거나 풍경을 보는 것도 좋다. 편안하고 자연스러운 것을 보면서 뇌를 충분히 쉬게 해주는 이러한 방법은 바람직한 휴식법이라 할 수 있다. 복잡한 일상에서 잠시 벗어나 자신이 가장 행복하고 즐거워하는 일을 찾아 하는 것도 건강을 위한 골든타임이다. 저자는 이곳저곳에서 구한 특이한 소품(miniature collection)을 만지고 바라볼 때 스트레스도 풀리고 즐거운 마음이 가득해진다. 어떤 것도 할 수 없을 만큼 지쳤을 때 시간이 허락한다면 하염없이 버스를 타고 풍경을 바라보며 그냥 떠나는 '하루여행'을 즐긴다. 여행은 신체와 정신에 신선한 자극을 주고 새로운 활력을 만들어내 정신을 다시 젊어지

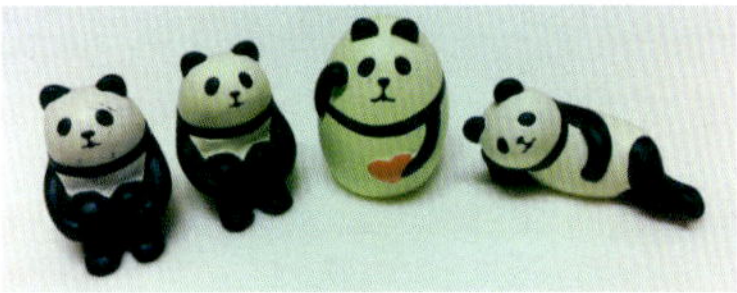

▲ 그림 8-1 미니어처1

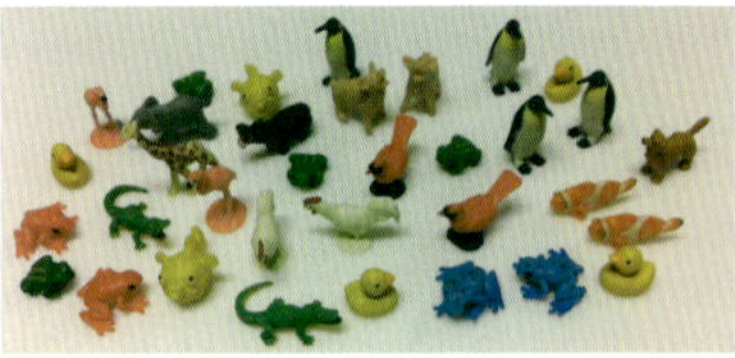

▲ 그림 8-2 미니어처2

게 하기 때문이다. 하지만 시간을 낼 수 없을 때에는 몇 안 되는 소품이지만 만지고 감상하며 어린 아이처럼 무념무상의 골든타임을 갖는다. 어느 치유 방법이든 하루를/한 주일을/한 달을/1년을 열심히 살고 잘 이겨낸 자신에게 이런 작은 휴식을 주는 것이 내게는 짧지만 강한 엔도르핀이 나오게 하는 휴식의 골든타임이다!

참고문헌

이유경 역. 2011. 휴식: 내 몸이 새로 태어나는 시간. 매튜 에들런드 저. 라이프맵

Chapter NINE

자연요법과 **대체요법**

자연요법으로 면역력과 자연치유력을 향상시켜 몸의 조화를 회생하게 하는 것이 가장 자연스러운 치료방법이다. 이를 위해서는 여러 자연적인 접근법을 이용하며, 좁게는 개인적인 요인에서부터 사회 환경적인 부분까지도 범위를 넓힐 수 있다. 몸의 조화는 항상성이 유지되면 자연적으로 따라온다. 항상성은 인체 여러 곳(신경계/면역체계/내분비기관 등)의 조화로운 상호 협력에 의해서 유지될 수 있다.

Chapter 09

9-1 자연요법

9-2 대체요법(1)

9-3 대체요법(2)

제9장 자연요법과 대체요법

9-1 자연요법

자연요법, 몸-마음 함께 치료하는 통합치유법

현대의학은 대개 화학적으로 합성된 약품을 사용하여 아픈 사람을 치료하는 닫힌 치유방식인데 반해, 자연요법은 자연 약재를(식물/광물..) 사용하여 인체의 자연치유력을 향상시키고자 하는 열린 치유방식이라 할 수 있다. 자연요법은 자연의 원료/치료법으로 인체의 자연치유력을 회복시키는 자연적, 능동적, 근원적인 치유를 가능하게 하는 특징을 지닌 역사가 오래된 치료법이다. 자연요법은 사람의 몸과 마음을 연결하여 하나의 통합된 유기체로 보는 통합치유법으로 아픈 사람의 심신상태를 정확하게 읽어나가는 데 역점을 두고 있다. 또한, 심리적인 측면을 중요시 하며, 유기체로서의 사람 전체에 중점을 둔다.

치유능력을 스스로 만들다!

자연요법은 19세기말 독일에서 시작되었으나 체계적으로 확립된 것은 미국의 학자들에 의해서였다. 자연요법은 여러 나라의 전통치료법(아유르베다/중국의학/미국 인디안 전통의료/그리스 의료 등)에서 영향을 받았다. 독창적인 의학 이론/체계를 가지고 있지 않는 견해가 지배적이고, 치료방법으로는 여러 가지가(약초/물/마사지/음식..) 복합적으로 사용된다. 이런 자연요법은 다음과 같은 원칙과 목표를 바탕으로 삼고 있다.

- 인체는 스스로 치유될 수 있는 능력을 가진다.
- 증상 제거보다는 질병의 원인과 상태 규명이 목표 – 건강과 질병은 다양한 요인들이(육체적/정신적/심적/유전적/사회적/환경적) 서로 연관되어 일어나므로 모든 요인이 적절히 조화를 이룰 때 건강을 되찾을 수 있다.
- 질병의 증상은 몸의 특정한 경고 장치 – 질병은 몸과 생활에 이상이 있음을 알려주는 신호이다.
- 궁극적인 것은 질병 예방 – 이미 생긴 질병을 치료하는 것을 넘어 생활 속에서의 예방을 더 중요시 한다.

자연스러운 치료방법

자연요법으로 면역력과 자연치유력을 향상시켜 몸의 조화를 회생하게 하는 것이 가장 자연스러운 치료방법이다. 이를 위해서는 여러 자연적인 접근법을 이용하며, 좁게는 개인적인 요인에서부터 사회 환경적인 부분까지도 범위를 넓힐 수 있다. 몸의 조화는 항상성이 유지되면 자연적으로 따라온다. 항상성은 인체 여러 곳(신경계/면역체계/내분비기관 등)의 조화로운 상호협력에 의해서 유지될 수 있다. 항상성이 유지되는 범위는 생체기능 전반에 걸쳐 나타나나(예: 체온/혈압/체액 pH/혈당/호르몬/병원체 대항력/상처재생..), 주로 항상성을 담당하고 있는 것은 자율신경계나 내분비계로 모두 면역계에 직접 영향을 미친다. 자연치유는 치유체계에 내재한 자연적 치유와 항상성에 의한 치유체계의 활동을 높여주면 최상의 상태가 된다. 자연적 치유는 자연의 물질을 통해 인체 흐름을 자극하여 건강해 질 수 있도록 도움을 받아 건강을 증진하는 모든 치유방법이다.

자연에서 건강을 찾다

많은 사람들은 삶을 향상시키기 위해 다양한 형태의 자연치유법을 찾아 자신에게 맞는 건강법을 시도한다. 자신에게 적합한 자연요법을 찾아낸다면 현대의학의 힘을 빌려서도 얻지 못하는 결과까지 얻을 수 있다. 하루가 다르게 급변하는 사회에 사는 현대인들에게는 개개인의 몸-마음-정신의 건강은 물론 우리를 둘러싼 사회적, 환경적 건강도 동시에 요구되고 있다. 이와 함께 몸과 마음을 하나로 보아 통합된 유기체로 치유하고자 하는 인식 또한 크게 늘어나고 있다. 이제 사람들은 육체적 몸의 치료뿐만 아니라 삶의 질을 향상시키는 포괄적 차원의 치료를 원하고 있다. 그렇다고 자연치유력이 멀리 있는 것은 아니다. 우리는 일상적으로 자연치유력을 이용하며 살고 있는데, 대표적인 예가 감기 걸렸을 때이다. 감기는 대개의 경우 별다른 치료 없이 자연히 치유되고, 이는 인체에 생긴 '이상' 에 대해 몸의 자연적인/능동적인/본연의 치유시스템이 작동하고 있다는 사실을 증명하는 것이다. 하지만 자연의학적인 치료방법들이 항상 안전하고 100% 자연치유의 길에 이르지는 않는다는 것을 알아야 한다.

자연에 순응하는 생활유지

사람은 낮에 활동하고 밤에는 잠을 자는 주행성 동물이나 요즈음 많은 사람들이 불규칙적인 생활로 밤낮이 바뀌거나 생체리듬이 깨지는 생활을 하고 있다. 이러한 생활방식은 몸의 면역력을 떨어뜨려 인체를 질병에 노출시키므로 건강을 위해서는 낮에 일하고 밤에 휴식을 취해 인체에 균형과 조화를 꾀하는 자연의 이치에 맞는 생활이 바람직하다. 인체의 균형을 무너뜨리는 요인들을(잘못된 수면패턴/불규칙적인 식생활/영양의 불균형/마음의 병/운동부족/환경오염..) 멀리 하면 건강이 어느새 내안에 자리 잡고 있음을 느끼게 될 것이다. 급변하는 현대사회의 흐름 속에서 남녀노소를 막론하고 모두에게 가치 있는 정보는 건강에 관한 정보라 할 수 있다. 자연에 순응하는 생활을 유지하는 것이 건강한 삶으로 가는 지름길임을 기억하도록 하자.

대체요법

대체요법, 자연의학이란 무엇인가?

자연요법이란 인간의 온갖 질병과 고통을 자연의 치유능력에 맞추어 조율해주고 복원시켜주는 치유법이다. 특히, 면역기능과 회복능력을 증강시켜주는 여러 자연적 접근방식을 동원하며, 사람을 전체성을 가진 인간으로 보고 아픈 신체부위는 물론 정신적/사회적/환경적인 부분까지 관찰하여 조화를 이루게 하는 방법을 행하는 것을 말한다. 대체자연요법은 천연치료를 이용하여 건강한 생활을 유지 및 증진시키도록 도와 스스로 생활을 개선하는 방법으로 정의된다. 일반적으로는 현대의학이 해결하지 못한 한계점을 보완하고 대체할 자연요법을 대체요법이라 부르는데, 최근 대체요법이 자주 부각되는 이유는 시대적인 요청에 따른 것일 수도 있다(∵ 고비용의 첨단 의료기기와 신약개발을 통해도 해결되지 않는 현대의학의 한계점들이 있기 때문). WHO에 의하면 세계 의료형태의 30~40%가 현대의학을 따르고 나머지는 자연의학이 차지하며, 미국에서는 자연의학 치료에 사용되는 비용이 해마다 15~20% 성장하고 있다고 한다.

대체자연요법에서는(명상/요가/단식/마사지..) 40종류 이상의 대체요법을 설명하고 있는데, 현재 활용되는 민간요법은 뜸, 생식요법 등 250여 가지가 넘는다. 이중 50여 가지는 유용한 요법이지만 과학적인 임상연구가 없는 것도 있어 적용할 때에는 신중해야 한다. 대체요법의 자연치료 요법에는 생활 속에서 할 수 있는 영양요법이나 생활유형의 변화로 가능한 것들도

(마사지/웃음치료/향기치료/명상/요가..) 있다. 고유의 기원과 오랜 역사를 지닌 자연의학의 대체요법에는 수많은 자연치유법이 있다(동종요법/이종요법/생약의학/면역요법/카이로프랙틱/수치료/기공/아유르베다/바이오피드백/약초치료/최면치료/이미지요법/정골요법/수축치료/신체조절법/한의학 등). 대체의학은 서양의학과 밀접하거나 동양의학과 밀접한 두 부류로 나누어지나 공통적으로 사용되는 대체자연요법도(동종요법/식이영양요법/광선요법/수치료법..) 있다. 식중독이나 무엇을 잘못 먹어 일어나는 설사의 경우, 현대의학에서는 약이나 주사를 처방하여 멈추도록 처방하나, 대체자연요법에서는 오히려 설사를 강화시켜 체내의 노폐물과 독소를 빠져나가도록 하여 인체의 자연 순환원리를 따른다. 몸에 남아있는 독소/오염물질을 모두 배출시켜 항상성을 유지시켜 주어야 한다는 것이다. 감기로 열이 나면 더 열을 오르게 하여 치유하는 방법도 같은 맥락으로 동종요법에 해당되며, 이와 관련해서는 다시 설명된다.

9-2 대체요법(1)

오랜 역사의 대체요법들

대체요법에서 이루어지는 자연치료요법에는 생활 속에서 할 수 있는 영양요법(음식물/장수식..) 이나 생활 유형의 변화로도 가능한 치료법들도 많이 있다(예: 명상/요가/마사지/상담/웃음치료/음악치료/향기치료..). 이들 중 고유의 기원과 오랜 역사를 지닌 구체적인 자연의학의 대체요법으로는 동종요법 외에 이종요법, 면역요법, 바이오피드백, 신체조절법, 한의학, 이미지요법, 최면치료, 정골요법, 수축치료, 약초치료, 카이로프랙틱, 아유르베다, 효소요법 등 수많은 자연치유법이 있다.

■ 동종요법

히포크라테스가 BC 4세기 동종요법의 원리를 처음 발견하였고, WHO도 동종요법을 인류의 건강증진을 위한 대체의학의 한 분야로 인정하고 있다. 동종요법은 자연물질로 만든 치료약을 고도로 희석해서 사용하는 수단과 치료의 체계로서 220년 이상의 역사를 갖고 있고, 지금도 그 인기를 누리고 있다. 가장 큰 장점은 매우 희석된 약물을 사용하므로 해가 없다는 점이고, 희석된 물질이 인체의 에너지 장에 작용하여 자연적인 치유반응을 촉진한다는 것이다. 동종요법은 병원체(병균/바이러스/곰팡이..) 대신 자연에서 추출한 천연물질을 알코올이나 물에 희석시킨 상태로 사용하여 면역력을 높이는 원리로 기존치료에 효과가 없거나 심각한 부작용이 따를 수 있는 치료법에 대안이 될 수 있다. 특징은 부작용이 없고 급성증상에 빠른 효과를 나타낸다는 것이다. 하지만 동종요법에 비판적인 사람들도 있어 동종요법에 의한 치료는 플라시보 효과에 지나지 않는다고 비난받기도 한다.

※ 동종요법(homeopathy): 고대 그리스어 어원, 'homios'(유사한/비슷한)+'pathos'(고통/질병) 합성어로 같은 것이 같은 것을 치료한다는 뜻을 지닌다.

동종요법의 원리 - 건강한 사람에게 어떤 증상을 유발하는 약물이 그 증상을 나타내는 환자를 치유할 수 있는 힘을 가지고 있다는 것을 근거로 동종요법이라는 새로운 의학의 원리들이 적용되었다(하네만, 유사성의 법칙). 주된 개념은 같은 것이 같은 것을 치료한다는 것이다. 유사성의 법칙에서는 몸이 질병에 반응하는 법칙을 뜻하며, 질병은 질병을 제거할 수 있는 방어기제를 자극한다는 기본원리가 깔려 있다. 증상을 질병의 일부가 아니라 치유과정에서 나타나는 일부로 보며, 동종요법에서 사용하는 약은 모두 자연(동물/식물/광물)에서 얻는다. 우리 주변에서 흔히 볼 수 있는 것들도(모래/소금..) 약으로 만들어 쓸 수 있다.

같은 것으로 치료한다 - 1790년대 독일의 사뮤엘 하네만이 처음 시작한 유사성의 법칙으로 현재 거의 모든 나라에서 사용한다. 손쉽게 이용할 수 있는 저렴하고 부작용이 적은 대중요법이란 점에서 WHO에서도 널리 권장하고 있는 치료법이다(WHO 추정: 매년 약 5억명 동종요법 치료). 동종요법은 외부에서 적절한 자극을 주어 이에 대한 몸의 반작용을 이용하는데, 적절한 자극이란 환자가 앓고 있는 병과 비슷한 병을 유발할 수 있는 것을 말한다. 이때 쓰이는 약은 단지 몸의 반작용을 이끌어 내기 위한 수단이므로 아주 소량만 사용하고 반복 투여할 필요는 없다. 동종요법에서 쓰는 약은 100여 가지가 알려져 있다. 동종요법에서 발견한 것은 반작용이라는 약에 대한 몸의 반응(자연치유력)으로 이를 이용하여 약으로 그 사람의 병적 상태와 가장 유사한 상태를 만들어 치유반응을 일으키는 것이다. 하네만은 사용하는 약이 일으키는 증상에 따라 동종요법(원래 병 증상과 비슷한 증상 유발), 이종요법(다른 증상 유발), 역종요법(반대 증상 유발) 3종류로 구분하였다. 하네만이 동종요법에서 발견한 것은 약에 대한 몸의 반작용, 즉 자연치유력을 슬기롭게 이용하는 것이었다. 동종요법에서는 다음의 세 가지 원리를 바탕으로 하고 있다.

- 유사의 법칙 - 같은 것이 같은 것을 고친다.
- 극미량의 법칙 - 약물을 희석할수록 치유효과는 더 커진다.
- 질병은 사람에 따라 다르다 - 같은 증상이라고 해도 사람에 따라 상황에 맞게 시행한다.

■ 면역요법

인체는 면역시스템(면역체계)이라는 항시 가동되는 안전장치가 있어 내·외부의 적으로부터 자신을 방어할 수 있다. 이러한 면역장치는 세포성면역(대식세포/림프구 관여), 체액성면역(항체 관여)으로 크게 구분한다. 이들 가운데 세포성면역에 이상이 생기면 암 발생 가능성이 높아진다. 면역요법으로 암을 치료하려면 암세포를 정상세포가 아니라 항원으로 인식 및 판별하는 면역기구가 있어야 한다. 면역요법이란 이런 면역기능 저하를 회복시키거나 증강시켜 암세포를 죽이거나 성장을 억제하는 것을 말한다.

인체의 면역체계 - 질병이란 아프거나 건강에서 벗어난 상태로 심신의 불균형과 부조화로 일어난다. 질병의 원인은 천차만별 아주 다양하며(병원체/유해물질/스트레스/오염물질/독소/잘못된 식생활..), 인체의 면역체계가 약화되었을 때 질병이 나타나기 시작한다. 대체요법은 병 자체의 증상을 치유요법의 과정으로 보고, 면역체계가 스스로 치료하게끔 도와주는 역할을 한다. 예로 설사를 하게 되면 현대의학에서는 설사를 멈추게 하려고 화학적으로 합성된 약을 투여하나, 대체자연요법은 설사를 더 촉진시켜 체내 노폐물을 가능한 많이 제거하려 한다. 감기에 걸려 열이 날 때도 마찬가지다. 노폐물을 빼내는 것 혹은 열을 더 오르게 하는 것은 몸의 자연치유력이 스스로 치료 중인 것으로 보는 것이다. 현대의학에서처럼 약물로 설사를 중지시키면 증상은 일시적 완화되지만 배출되지 못한 노폐물은 몸속으로 깊이 들어가 쌓이고 부패되어 선보나 큰 병을 일으킬 수 있는 원인이 될 수 있다. 그러나 대체요법은 체질을 개선시켜 면역체계의 치유력이 강화되면 언제라도 질병을 잡을 수 있는 상태를 만들어 주는 궁극적인 치료요법이다.

스트레스 & 면역기능 - 면역세포들은 면역기능의 활성화를 돕는 물질과 억제하는 물질을 동시에 가지고 있다. 면역기능의 수치는(간/백혈구/갑상선 기능수치..) 면역을 돕는 물질과 억제하는 물질의 비율을 나타낸다. 만약 인체가 정신적인 스트레스를 받게 되면 면역체계 내의 보조세포나 NK자연살상세포(NK세포) 활성 및 수치가 떨어지게 된다. NK세포는 바이러스와 암세포에 가장 빠르게 강력하게 대응한다. NK세포가 표적세포를 만나면 자기 세포인지 아닌지를 식별하여 세포막 표면의 인식체계가 꼭 맞으면 자기세포로 인식한다. 만약 인식체계가 다른 암세포를 만나면 암세포 표면으로 접근하여 그 세포막에 구멍을 뚫고 수분과 염분을 투입하여 암세포 사멸에 들어간다. 문제는 스트레스를 받으면 바로 이런 NK세포가 면역계에서 줄어들어 외부의 유해한 것들로부터 몸을 보호할 수 있는 저항력이 약해진다는 것이다. 반면, 많이 소리 내어 웃으면 자연치료의 일환으로 몸 면역계에 NK세포가 엄청나게 증가한다는 것이 밝혀지면서 '웃는 것 = 면역증진의 지름길'이란 공식을 인정하게 되었다. 스트레스는 NO! 웃음은 YES! 우리의 생명을 지켜주는 것이라는 것을 잘 기억하도록 하자.

그 외의 대체요법들

고유의 기원과 오랜 역사를 지닌 자연의학의 대표적 대체요법으로 설명된 동종요법과 면역요법 외의 대체요법은 바이오피드백, 최면치료, 아유르베다, 효소요법 등 수많은 방법들이 알려져 있다. 여기에서는 '자연치유'(앤드류 와일/김옥분 역)를 참고하여 일부의 대체요법들만 간단히 소개하고자 한다.

• 자연청혈요법

모든 병은 오염된 혈액이 원인이 되어 생겨난다고 해도 틀린 말이 아니다. 몸속을 흐르는 모든 혈액이 깨끗하면, 즉 청혈(정혈) 되면 건강하게 살 수 있다. 피가 깨끗해지고 몸이 건강해지는 가장 좋고 간단한 비결은 제대로 된 호흡과 마시는 물에 있다. 물의 중요성은 이미 여러 번 강조되어 다시 말할 필요가 없을 것이다. 물만 잘 마셔도 탈 없이 건강한 삶을 영위할 수 있다. 그러나 물도 자신의 체질에 맞게 잘 마셔야 하는데, 사람에 따라 따뜻한 물을 마셔야 할지, 냉수를 마셔야 할지, 물을 많이 마셔야 할지, 적게 마셔야 할지 등이 구별되어야 한다. 아침 일찍 깨끗한 공기 속에서의 운동, 땀 흘리며 하는 등산, 잦은 삼림욕을 하는 사람들의 피는 다른 사람들에 비해 깨끗하다고 한다. 음식과 호흡이 몸에 중요하듯이 피를 깨끗하게 해주는 청혈 음식과 맑은 공기를 마심으로써 청혈의 원리를 따르면 건강은 자연스레 몸 안에 들어와 있게 된다.

• 이종요법

현대 서양의학은 이종요법, 즉 증상과 반대되는 결과를 얻기 위해 실시하는 방법으로 감기에 걸렸을 때 열이 나면 바로 열을 내리게 하는 해열제로 다스리는 방법이다. 그러나 경우에 따라서는 이종요법이 질병을 치유할 수 도 있지만 증상을 더 악화시킬 수도 있다.

• 바이오피드백

바이오피드백(biofeedback)은 신체의 미세한 반응을 감지하는 전자장치를 이용하는 자연요법으로 훈련된 사람에 의해 시행되는 이완기법이다. 가장 흔하게는 손의 체열을 올리는 방법으로 전체 교감신경계를 이완시킴으로써 의지로 다스릴 수 없는 많은 기능을 조절한다고 한다. 바이오피드백 훈련은 유쾌하게 할 수 있으며, 거의 모든 사람이 성공을 거두는 것으로 알려져 있다. 편두통이나 스트레스가 주원인인 질병을 다스리는 데 효과적이다.

• 신체조절법

지압은 동양의 전통적인 치유기술로 생체에너지 순환을 원활하게하기 위해 신체 일정부위를 손(엄지손가락/손바닥..)으로 세게 누르는 것이다. 지압은 근육의 긴장해소 및 활력소생 등으로 건강증진과 질병치료에 효과적이다. 롤핑(Rolfing)은 좀 더 적극적인 신체조절 방식으로 조직 깊은 곳에 쌓여 있는 긴장에 작용하여 근골격 체계를 재정비한다. 습관적 근육의 긴장을 없애고 억압된 정서를 해소시킬 수 있는 조절법이다. 트래거(Trager) 조절법은 가장 부드러운 신체조절법으로 이완상태를 기분 좋게 유지하도록 몸을 가볍게 흔들고 털어주는 동작을 말한다. 이완효과, 원활한 신경계-근육의 소통으로 만성적으로 신경근육에 문제가 있는 사람들에게 도움을 주는 기술이라 한다.

• 한의학

동양의학으로 알려진 자연요법의 일종으로 오래 전부터 발달해 내려오고 있다. 인체의 생명현상을 종합적으로 관찰하여 인체 내 생명력 배양과 건강증진을 목표로 한다. 진단과 치료를 포함하는 포괄적인 대체요법으로 치료효과가 있는 한방 약제들이 많으며, 인체의 경락과 기의 개념을 매우 중시한다.

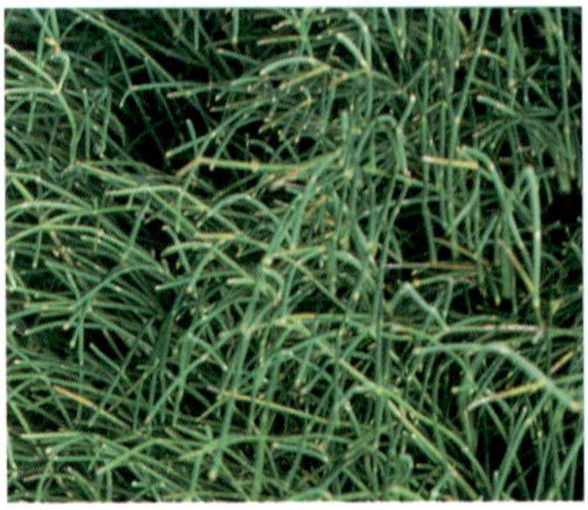

▲ 그림 9-1 마황

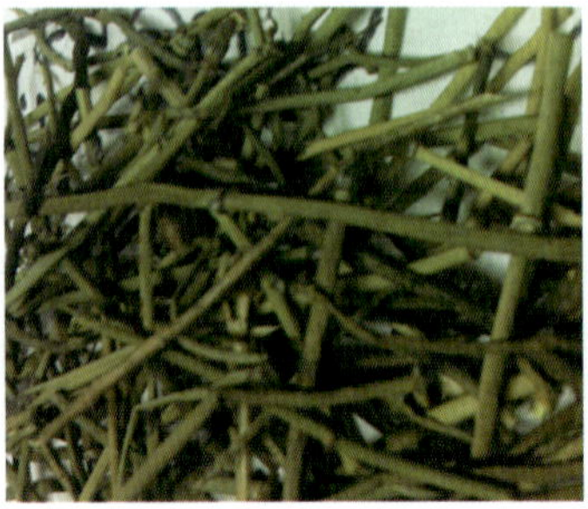

▲ 그림 9-2 마황(건조)

• 이미지요법

이미지요법은 심리요법의 하나로 자기가 바라는 것(상황/목표/결과 등)을 머릿속에 구체적으로 그리고 이를 실천할 수 있다는 자신감을 갖도록 유도하는 것을 말한다. 이미지요법을 병행하면 약물치료/수술/다른 치료의 효과를 향상시킬 수 있다. 자가면역 장애와 난치병, 암의 경우에 이미지요법이 권해진다.

• 약초요법

인류가 가장 오래 전부터 사용한 자연요법으로 약초를 이용한 인체의 자연치유력 증진이 목적이다. 화학합성약과 달리 부작용이 없으며 순하고, 효과가 서서히 나타난다. 독성으로 문제를 일으키는 사례도 훨씬 적은데, 그 이유는 농축된 것이 아니라 희석된 형태이기 때문이다. 인체의 상태에 따라 다양한 약초를 사용하며, 오늘날 식이요법과 함께 중요한 자연요법으로 알려져 있다.

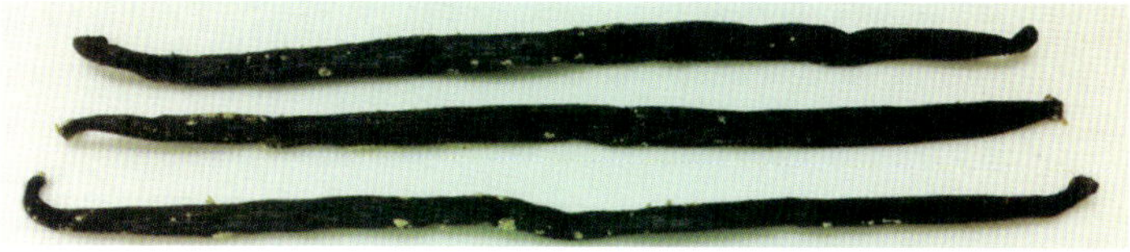

▲ 그림 9-3 바닐라 열매

• **최면요법**

효과적인 치유를 위해 잠재의식 속에 있는 내면을 이끌어내는 최면의 방법을 이용한다. 최면요법은 최면의 대상자가 최면상태(암시감응성이 높아진 상태)에 들어가도록 유도함으로써 심신의 상관성을 치료에 이용하는 것이다.

• **정골요법**

카이로프랙틱과 달리 척추에만 집중하지 않고 전신을 대상으로 부드럽게 실시하는데, 질병을 신체구조의 이상으로 보는 대체요법이다. 19세기말 미국에서 시작되었고, 신체는 하나의 단위이고, 개체는 자가조절, 자연치유 및 건강유지의 능력이 있다고 믿는 치유법이다.

• **수촉치료**

손을 이용한 치료법으로 에너지 치유의 한 형태이다. 수촉치료(therapeutic touch)는 쉽게 배울 수 있고, 약물 부작용 없이 통증 제거, 부상 회복 촉진, 치유체계를 방해하는 에너지 흐름의 장애를 확인하여 없앨 수 있는 자연치유법이다. 부작용이나 해가 없으며, 손을 이용한 자연치유법이므로 일반인들도 배우면 쉽게 자신의 몸에 직접 사용할 수 있다고 한다.

※ 방법: 1. 몸의 이완상태를 유도한 후 손바닥의 에너지 감지 & 전달을 시도한다.
2. 에너지가 감지되고 전달되면 그 에너지를 몸의 아픈 부위로 향하게 한다.

9-3 대체요법(2)

또 다른 대체요법들

- 아유르베다 -

몸속 독소제거 - 아유르베다는 5천 년 전부터 전해져 내려오는 고대 인도의 전통의학이며, 특징적으로 자연(우주)과 인간을 상호연관 짓는다. 인간을 전체적으로 생각하는 자연치유 요법이자 삶의 한 방법으로 자신에게 맞는 식이요법/생활습관/운동(몸-정신-의식의 균형 재충전) 등을 선택하여 질병을 예방하고 몸의 균형을 찾을 수 있도록 한다. 인도에서는 80% 이상이 아유르베다 치료를 받고 있으며, 전 세계적으로 인기를 끌고 있다. 아유르베다는 질병의 원인이 하나에만 있지 않고 삶의 모든 측면이 건강에 전체적으로 영향을 준다고 보고 있다. 질병의 치유와 건강한 삶 유지를 위해 예방차원에서 지켜야 하는 방법들은 다음과 같다.

※ 아유르베다: 산스크리트어, 생명을 의미하는 '아유르(ayur)'와 지식을 의미하는 '베다(veda)' 합성어. '생명의 과학'을 뜻함

1 몸 청소 & 독소 제거하기

질병을 치유하기 위해서는 먼저 신체 곳곳의 노폐물을 제거해야 한다. 소화가 안 되거나 흡수가 안 된 음식물이 독소가 되면 만병의 근원이 된다. 몸속을 깨끗이 청소하고 독소를 제거하기 위해 먼저 피부에 흡수가 잘 되는 허브오일로 마사지를 한다.

2 증상 완화시키기

몸을 깨끗이 하고 노폐물이 제거된 다음 증상을 완화시키거나 경감시켜야 한다. 완화의 단계는 치유의 정신적인 면에 중점을 두고 있으며 명상/요가/복식호흡/일광욕 등을 실시한다.

3 원기 회복시키기

위 두 단계를 마치면 원기 회복과정을 통해 신체의 내적인 능력, 즉 자연 치유력을 회복시킨다. 이를 통해 생명력을 불어 넣어주며, 노화를 늦추고 수명을 길게 할 수 있다.

4 정신-영혼 맑게 하기

정신과 마음, 영혼을 맑게 하는 단계로 심적 스트레스, 감정적 고통, 근심/걱정/불안을 없애도록 노력하여 정신이 한 단계 업그레이드 되도록 한다.

- 효소요법 -

우리가 먹는 음식물을 분해하는 역할을 하는 효소는 몸 여러 곳에서 만들어지고, 가장 중요한 효소들은 췌장에서 만들어진다. 이들은 항염증, 면역강화, 종양억제, 항바이러스와 항균작용 등의 효과가 있다. 효소요법은 염증, 세포손상, 악성종양 치료에 쓰이며 질병예방에도 응용된다. 효소를 추출하는 근원에 따라 식물효소요법과 동물효소요법으로 나눌 수 있다. 건강유지나 세포재생을 위한 효소의 활성화에는 동물성보다는 식물성 효소를 섭취하는 것이 더 효과적이라고 한다.

1 식물효소요법

식물성 효소는 주로 신선한 채소, 과일, 열매, 견과류, 천연발효식품 등에 많이 함유되어 있다. 식물효소는 분해하는 기질에 따라 각각의 기능과 소화산물이 다르다(프로테아제→단백질, 아밀라아제→탄수화물, 리파아제→지방, 셀룰라아제→섬유소). 식물성 효소들은 열에 민감하여 요리 시 50℃ 이상의 열이나 살균과정, 전자파(전자레인지)에 의해 제일 먼저 파괴된다. 따라서 열을 가해 익히거나 뜨겁게 조리된 음식보다는 자연식 재료의 섭취가 몸에 훨씬 좋다. 식물성 효소요법은 만성 소화질환에 좋은 방법으로 효과적이다.

2 동물효소요법

육류(생고기/생간/천엽..), 생선회, 젓갈 등에 들어 있다. 요법으로 쓰이는 동물효소들은 소나 돼지의 췌장에서 주로 얻어지며, 프로테아제, 아밀라아제, 리파제를 포함한다. 동물성 효소요법은 바이러스 등의 병원체나 감염물질을 없애는데 효과적이다.

- 반사요법 -

약물을 사용하지 않고 생체기관에 자극을 주어 기능을 정상적으로 회복되게 하는 자연치유법이다. 특히, 손/발 피부 아래의 반사중추를 자극해 신체 내 치유에너지 흐름을 활성화시킨다. 외부 자극에 민감한 특정 부위를 자극하면 다른 부위에까지 반사반응을 유도한다는 원리를 바탕으로 한다. 자극(마사지/지압/열..)을 통해 자극부위는 물론 전신의 건강을 폭넓게 촉진시키는(혈액순환/면역기능/호르몬 분비..) 효과가 있다. 가장 많이 사용되고 있는 것은 발 반사요법으로 발에 인체와 같은 구조의 반사점이 있다는 전제를 가진다. 이 요법은 인류가 오랫동안(고대 이집트/중국/인디언..) 사용해 온 전통 자연치유법이며, 다양한 명상기법과 접목되어 사용된다. 특히, 강력한 심신의 정화 및 몸 전체의 에너지 각성 치유기법으로 발전되어 오늘날 뛰어난 대체요법으로 각광받고 있다. 발 반사요법에서 더 중요시 하는 것은 기법(테크닉) 보다는 직관(명상을 통한)과 에너지 흐름이다. 인체 에너지를 활성화시켜 자연치유력이 극대화되도록 돕는 가장 파워풀한 자연치유법으로 적용범위가 광범위하고 다이어트에도 효과가 있다고 한다.

※ 반사요법: 중국에서는 5,000년 전부터 이용되어 왔으며, 이집트 프레스코 벽화에도 반사요법이 그림으로 남아있다고 한다. 고대 인도에서도 유사한 기법이 사용되었고, 아메리칸 인디언들 또한 이 기법을 이용했다고 한다.

– 마사지요법 –

체액의 흐름 개선 - 마사지를 질병치료의 수단으로 사용한 것은 기원 전 수세기 전이다. 혈액순환에 대한 마사지의 제반효과가 증명되면서 발전을 거듭하다 오늘날과 같은 마사지테라피로 성공하게 되었다. 마사지나 지압은 몸에 자극을 주어 생체반응을 일으키게 하는데 이는 몸이 자연적으로 가지는 치유력을 향상시키기 위한 방편이다. 인체는 평상 시 자연적으로 항상성을 유지하려 하는데 각종 독소들로 이 항상성이 흐트러지면 치유력도 약해지게 된다. 잠을 제대로 못자고, 피곤한 상태에서 무리하면 집중이 안 되거나 감기증상이 나타나는 것은 바로 면역력이 약해져 자연치유력이 저하되었기 때문이다. 마사지는 자극부위와 뇌 사이에 밀접한 연락을 하게 하여 효과를 나타낸다(원리: 피부/근육에 적당한 자극 → 신경 전달 → 뇌 → 뇌, 자극부위 파악 → 명령 하달).

근래에 사람들 사이에서 많이 회자되는 손쉬운 3-3-9 마사지법은

- 처음 '3'을 세면서 살짝 눌러준다.
- 다시 '3'을 천천히 세면서 조금 세게 누른다.
- 마지막으로 '9'를 세면서 더 세게 누른다.

위 3-3-9 마사지 방법을 쓰거나 자극을 가하는 근육/피부를 반복하여 손으로 아래 → 위로 올리며 눌러주는 방법도 좋다. 이때 중요한 것은 치유의 마음을 손끝에 담아 지그시 눌러주는 것이며, 더 좋은 효과를 불러올 수 있다. 기본적인 마사지는 우리가 매일 세수하면서도 충분히 할 수 있다. 아침저녁 세수할 때 얼굴의 지압점을 자극하면서 세수하면 머리가 맑아지고 개운해져 건강에 도움이 된다. 온몸에 있는 지압점을 파악하고 실행할 수 있는 부위를 알아내어 샤워/목욕/걷기 등 생활 속에서 건강을 위한 마사지/지압을 할 수 있다. 마사지는 혈액순환을 돕고 파생된 자극을 내부 장기에 전달함으로써 해당 기관의 기능회복에 도움을 준다. 특히, 내분비 조절과 근조직 유연화 등이 마사지 효과인데 무엇보다도 가장 큰 효과는 바로 뇌 내 모르핀을 발생시키는 효과이다.

뇌내 모르핀이란? - 뇌에서 분비되는 호르몬으로 행복감, 노화예방, 자연치유력 향상 등의 뛰어난 약리효과를 지닌다. 인간은 심신의 스트레스를 어느 정도 통제할 수 있는데, 이는 뇌에서 모르핀과 비슷한 작용을 하는 천연의 마약성분(베타엔도르핀..)을 분비하기 때문이다. 사람의 기분을 좋게 만드는 뇌내 모르핀은 운동, 플러스 발상, 마사지 등을 통해 뇌를 기분 좋게 자극하면 분비되는 것으로 알려져 있다.

마사지는 몸을 두드리는 안마나 피부의 건강관리를 위한 미용마사지나 모두 긴장을 풀고, 근육통증을 덜고, 기분을 좋게 하는데 도움이 된다. 마사지는 체액의 흐름(혈액순환/림프흐름), 근육계, 신경계를 자극하거나 진정시켜 조직의 치유를 촉진시킨다. 특히, 치유마사지는 몸을 균형 잡히게 하여 내부 기관이 제 역할을 다하게 하는데 목적이 있다. 인체에는 자연치유력이 있어 상처가 나면 시간이 지나면서 아물고, 피곤하면 휴식을 취해 항상성을 증진시켜 다시 일할 수 있게 된다. 그러나 몸의 균형이 깨어져 자연치유력이 감소되거나 없어지는 상태에 이르면 문제들이 생기기 시작한다. 근육과 뼈는 인체의 주춧돌로 근육은 유연함과 탄력성으로, 뼈는 척추를 중심으로 인체를 지탱하는데 매우 중요한 역할을 한다. 몸의 균형은 과도한 일상(과로/스트레스/생활습관/과식/과음/무리한 운동..)으로 인해 척추에는 무리가 오고 근육은 부드러움을 잃고 굳어진다. 여러 종류의 만성통증이나 병원 정밀검사에서도 원인을 알 수 없던 통증은 많은 경우 이러한 근육 이상과 척추 불균형에서 답을 찾을 수 있다고 한다. 굳은 근육을 풀어주고 변형된 척추를 바르게 함으로써 자신의 자연치유력을 극대화시키고자 하는 것이 바로 마사지요법의 목적이라 할 수 있다. 현재 널리 사용되는 마사지요법에는 우리가 흔히 듣는 스포츠 마사지를 포함하여 스웨덴식(모든 마사지의 기본단계), 경락마사지, 심부조직(특정 관절/근육/근육계에 작용) 마사지, 신경근육 마사지, 미용 마사지 등 다양한 종류가 알려져 있다.

참고문헌

권용욱. 2004. 나이가 두렵지 않은 웰빙 건강법. 조선일보사

김옥분 역. 2005. 자연치유. 앤드류 와일 지음. 정신세계사

김상호, 강경희, 김동운 외 옮김. 2011. 인체 생명과학. Chiras 지음. 라이프사이언스

김태호. 2000. 머리가 좋아지는 영양학. 나카가와 하치로. 아카데미서적

박금실, 김종진, 김수경, 이섬백. 2012. 자연의학 총론. 아트하우스 출판사

윤소영 옮김. 2002. 3일 만에 읽는 몸의 구조. 타노이 마사오 지음. 서울문화사

이성재. 2005. 자연치유력. 랜덤하우스중앙

이응철, 고은애, 이형환. 2013. 자연치유학. 아트하우스 출판사

조윤경 역. 2009. 마음은 몸으로 말한다. 앤 헤링턴 지음. 살림

http://kin.naver.com/open100

http://cafe.naver.com/ijune/54

치유의 비법 I

Chapter TEN

Phytotherapy, 컬러테라피, 허브요법

눈으로 볼 수 있는 가시광선을 이용하여 신체의 활동을 원활하게 해주는 생활 속 컬러테라피에 대한 연구는 계속되고 있다. 인체는 빛스펙트럼에 의해 만들어지는 다양한 색상에 큰 영향을 받는다. 뇌-마음-몸은 숲이나 식물의 녹색에 자연적으로 반응한다. 색은 눈으로부터 뇌에 전달되어 체온/맥박/식욕/심리상태 등 많은 것에 영향을 준다.

Chapter 10

10-1 Phytotherapy

10-2 컬러테라피(colortherapy)

10-3 허브요법

제10장

치유의 비법 I : Phytotherapy, 컬러테라피, 허브요법

10-1 Phytotherapy

Phytotherapy, 식물요법

'식물요법'이라고도 불리는 파이토테라피(phytotherapy)는 식물에서 추출한 성분을 치유목적에 응용하는 자연치료법의 일종이다. 원료는 모두 천연식물에서 얻으며, 화학적 합성약품을 사용하는 현대의학과 달리 식물유래 물질로 제조된 자연약품만을 사용한다. 자연의 식물을 사용한다는 점에서 한의학과 공통점이 있으나, 파이토테라피는 보통 유럽식 본초의학을 뜻한다. 파이토테라피에서는 모든 진단과정이 서양의학적 체계를 바탕으로 전문의에 의해 진행되나 치료에서는 화학약품을 사용하지 않고, 부작용이 거의 없는 식물추출 약제로 치료한다. 사용 의약품은 현대의학의 진단 분류에 따라 전문화, 세분화되어 제조되나 자연식물에서 추출한 의약품이라 하여 모두가 안전한 것은 아니다. 식물성 의약품은 품질/효능/안전성이 과학적으로 입증돼야 하므로 관련 위원회의 엄격한 규정대로 제조되고, 허가 후에도 계속적으로 안전성과 품질검사를 받는다. 식물요법에서는 한의학과 달리 여러 식물을 혼합하지 않는다. 약품의 효능과 안전기준이 확실하고, 약의 형태도 위원회 규정에 맞춰 다양하다(시럽제/알약/주사제/연고제..). 식물요법은 현대의학과 동양의학의 장점을 접목한 통합의학이라 할 수 있으며, 세계적으로 보급되어 독일에서는 의료시설의 약 80%가 활용된다고 한다. 유럽(영국/프랑스), 미국에서도 널리 이용되며, 현대의학에서 쓰는 화학약품의 부작용을 줄일 수 있다. 그러나 식물요법에도 사용할 수 없는 한계가 있다(완치 불가능 질환/심한 증상/긴급수술 등). 현대의학에 의한 약물치료가 크게 도움이 되지 않는 다음의 경우에는 식물요법을 사용할 수 있다.

- 급성이나 만성질환의 경우 - 기관지 천식, 아토피 피부염, 고혈압/저혈압, 당뇨, 변비, 소화기 질환(위염, 위궤양..), 관절염, 폐경기 증후군, 우울증, 통증 질환(편두통, 신경통, 생리통..) 등
- 부작용 등으로 현대의학의 약물치료를 원치 않는 경우
- 불확실한 현대의학의 약물 치료효과로 추가적 약물치료를 할 경우

미슬토요법

유럽인 질병을 다스린 신비의 미슬토: 미슬토(겨우살이)를 활용한 자연치료법을 미슬토요법(겨우살이 치료법)이라 한다. 미슬토는 동서양을 막론하고 신비의 식물로 여겨져 왔다. 미슬토는 기생식물로 모든 나무들이 잎을 떨어뜨려 앙상한 가지만 있는 추운 겨울에도 잘 자란다. 숙주나무에 기생하면서도 숙주나무를 죽이지 않고 꽃과 열매를 맺는다. 또 다른 식물과는 다르게 뿌리 없이 숙주나무에 흡착하여 수분과 미네랄, 부족한 영양분을 가져가는 반기생식물이다(엽록소 지녀 광합성 가능). 다른 식물들이 꽃피고 열매를 맺는 여름~가을에 생장을

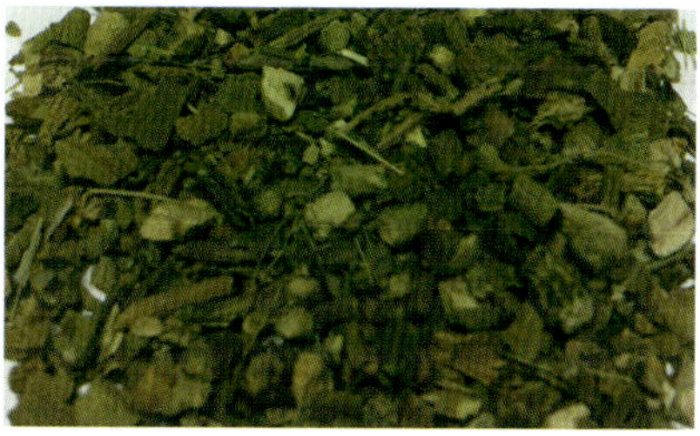

▲ 그림 10-1 겨우살이/미슬토

멈추는 미슬토는 겨울에 왕성하게 자라고 2월에 꽃 피고 11월~12월에 열매를 맺는다. 잎은 위아래 구분이 뚜렷치 않으며, 빛을 지향하지도 않는다. 매우 느리게 자라는 식물로 싹이 난 후 2년 정도 지나야 2개의 작은 잎을 형성한다. 더딘 성장으로 5~7년 후에 꽃피기 시작한다. 방향에 관계없이 상하좌우로 발달하여 둥근 형태를 띠게 된다(빛/중력과 무관하게 자람). 이런 생장패턴은 다른 식물에서는 찾아볼 수 없는 독특한 현상이다. 숙주나무에 기생하여 자라는 특징을 보면 마치 인체에서 종양이 자라나는 것과 비슷한 점이 많아 무척 흥미를 끄는 식물이다.

특성에 따른 약재 선택: 미슬토가 기생하는 숙주나무는 커다란 소나무, 전나무에서부터 사과나무에 이르기까지 아주 다양하다. 미슬토가 약품으로 추출되는 숙주나무의 종류는 물푸레나무, 떡갈나무, 사과나무, 단풍나무, 전나무, 소나무 등이다. 미슬토가 특정 숙주나무를 선택하는 것은 숙주식물에서 만드는 특정한 화학물질에 따라 정해진다. 예민한 사람의 경우에는 사과나무 미슬토에 잘 반응하는 반면, 모든 것을 속으로만 삭이는 내면 보호형 사람은 전나무 미슬토에 더 반응을 보인다고 한다. 아직 연관성을 밝히지는 못했으나 아마도 내향성의 촘촘한 침이 달린 가지를 지니고 크고 곧게 뻗으며 자라는 전나무와 내면을 보호하는 성격과 어떤 관계가 있을 것이라고 추정된다. 미슬토가 약품으로 추출되는 숙주나무들 가운데 치료초기에 선택되는 종류는 종양의 초기 발생부위와 암의 전이정도에 따라서 결정된다. 아픈 사람의 상태와 종양의 진행정도에 따라서 숙주나무를 정하는 이유는 숙주나무에 있는 인지적 개념과 항암성분의 차이 때문이다. 예를 들면, 초기 암에는 면역력 강화와 재발방지를 위한 숙주나무를 선택하고, 전이된 경우에는 항암성분이 강한 숙주나무를 선택한다. 미슬토요법은 시기선택이 중요하나 종양 발생 후, 수술 전과 후, 화학요법/방사선치료 중에도 시작할 수 있다고 한다. 그래도 가장 좋은 치료약은 자신의 면역력이므로 면역력 증강을 위해 최선을 다해야 한다.

일반 식물요법

파이토케미칼(phytochemical)

파이토케미칼은 녹황색 채소 등에 들어 있는 식물 고유의 약리효과를 지닌 천연의 식물성 화합물이다. 인체에서 면역기능을 강화시켜 몸에 좋다는 것이 실험을 통해서 밝혀졌으며, 채소류 중에서는 케일, 브로콜리, 양배추, 배추 등이 높은 항암효과를 가진다. 몸에 좋은 식물화합물들은 인공적으로 재배한 야채보다 자연에서 자란 야채에 더 많이 함유되어 있다. 이는 자연산 야채가 식물화합물을 방어무기로 만들어 해충들과 싸우며 어려운 환경을 스스로 극복해 나가기 때문이라고 한다.

전통 식물치료제, 파이토케미칼

인류의 조상은 아플 때 몸을 낫게 하는 치료성분을 식물에서 찾아 치료제로 사용하곤 하였다. 우리 몸을 낫게 하는 전통적 식물치료제들은 수없이 많으나 성 요한 초목, 쥐오줌풀, 더덕, 에키나시아, 캐모마일, 콩을 예로 들어 살펴보기로 하자.

- **성 요한 초목**(St. John's wort) – 성 요한 초목은 식물을 건조시켜 생약으로 사용하는데, 수세기 동안 불안감/우울증/정서장애에 쓰이고 있다. 뇌에서 세로토닌/도파민/노르에피네프린과 같은 신경전달물질의 재흡수를 막아 증상이 심하지 않은 우울증에 효과가 있다. 우울증 치료나 예방에는 과일/야채(섬유소 풍부), 등푸른 생선(오메가-3 지방산) 등을 섭취하고, 커피/담배/알코올 등은 피해야 한다. 이외에 향 흡입→후각신경→면역계 작용→신경전달물질(세로토닌) 분비촉진→우울증 치료에 도움

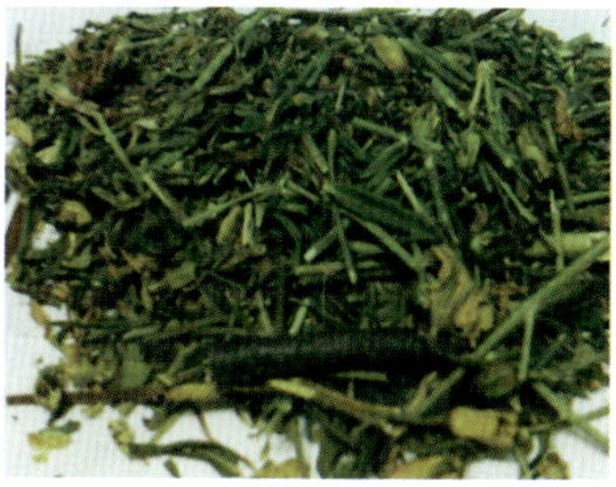

▲ 그림 10-2 성 요한 초목

이 되는 양국화/마졸람/바가못 등이 있다.

- **쥐오줌풀** - 쥐오줌풀 추출물을 복용하면 긴박한 상황에서 스트레스를 적게 받고, 진정과 이완효과가 있어 불안해소에 대한 효능이 있다. 쥐오줌풀 추출물은 수면효과가 있어 주로 수면장애에 사용되는 생약이다. 추출물에는 중추신경에서 가바(GABA) 억제 수용체가 자극되어 진정과 수면작용을 유도하는 성분이 들어있다. 스트레스, 공포 상황에서 가바수용체(억제성 신경전달물질)와 신경계에 영향을 미쳐 스트레스/공포/수면장애 완화 역할을 하는 것으로 추정되나 정확한 기전은 알려지지 않고 있다. 중요한 활성성분은 테르펜 계열(모노테르펜/세스퀴테르펜) 휘발성 오일이다.

- **더덕** - 더덕의 뿌리(사삼) 추출물은 기침을 멈추게 하고, 적혈구/헤모글로빈을 증가시키는 작용을 한다. 폐의 기를 높이고, 열을 식히며, 가래치료 효능이 있어 진해 거담, 건위약으로 널리 이용된다. 시중의 거담약에는 대부분 사삼성분이 함유되어 있다. 동물실험에서도 기침을 멈추게 하고, 적혈구 및 헤모글로빈을 증가시키는 작용이 증명되었다.

- **에키나시아** - 감기에 효과 있는 인디언들의 전통치료제로(감염 등의 치료에도 사용) 북아메리카 원산의 국화과 식물이다. 이후 독일에서 전문적으로 개발하여 1990년대 초부터 약품의 형태로 시판되었고, 감기/감염에 신체 저항력을 길러주는 면역계 활성물질(면역증강제)로 많이 쓰이고 있다. 이와 함께 다른 식물들(서양 잎갈나무, 에페드라/마황, 유칼립톨, 버찌, 아니스오일..)도 면역기능을 향상시키기 때문에 감기예방이나 증상완화를 위해 자주 사용되고 있다.

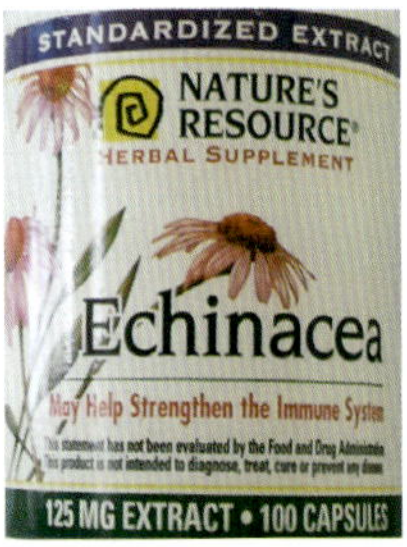

▲ 그림 10-3 에키나시아(라벨)

- **캐모마일** - 궤양 치료에 쓰이는 대표적 약제는 캐모마일과 감초 뿌리이다. 캐모마일에는 항염증(비자도올/캐머쥴린), 장 경련완화(프라보이드), 위 점막 자극제거(캐모마일 잎의 점액성 펙틴) 성분들이 포함되어 있다.

- **콩** - 주요 성분은 이소플라본(신경전달물질 생성효소/신경세포 성장인자 증가, 뇌세포 파괴 방지기능으로 치매예방 돕는 성분), 제니스테인(도파민 같은 두뇌 신경전달물질 활성화로 우울증 효과 추정됨).

- **마늘/양파** - 마늘과 양파는 천연의 항생제라 할 수 있는 면역강화제로서 감염의 예방을 위하여 예전부터 사용하고 있는 성분이다. 이와 함께 곡물(밀/보리..), 섬유소 많은 식품, 생야채(녹색채소) 등을 꾸준히 섭취하면 더 좋다.

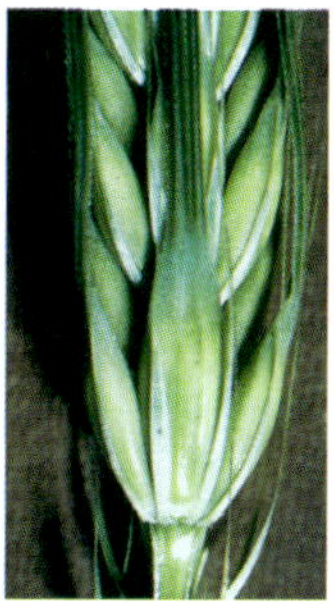

▲ 그림 10-4 곡물(보리)

채소, 암 억제에 최고!

암세포 격퇴하는 사이토카인(cytokine) - 사이토카인은 면역세포(림프구 등) 및 다양한 세포를 만드는 단백질로서 세포들이 서로 정보를 주고받기 위해 이용하는 신호물질이다. 사이토카인에는 수많은 종류가 있고 기능도 다양해서 면역기능에 큰 역할을 한다. 몸에 암세포가 발생하여 면역세포들이(T세포/B세포/대식세포) 암세포를 공격할 때 면역세포들 간에 정보전달을 위해 생산되는 것이 인터류킨(interleukin, 사이토카인의 일종) 이다. 인터류킨은 세포 간 원활한 정보전달과 면역세포 활성화로 암을 물리치게 한다. 인터류킨 외에 종양괴사인자(사이토카인의 일종) 또한 암세포를 공격한다. 채소류는 사이토카인 생

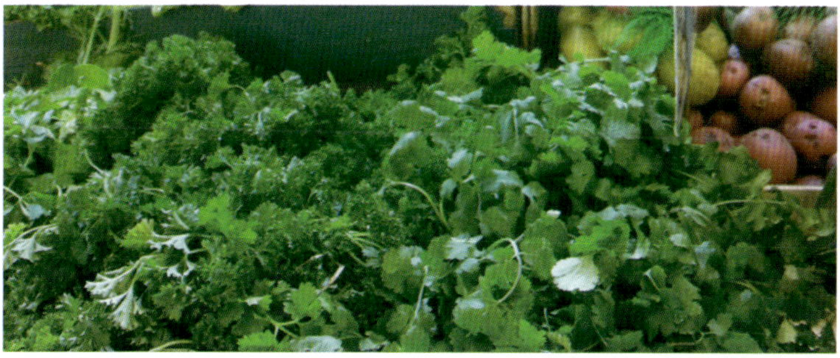

▲ 그림 10-5 녹색 채소

산에 크게 기여한다. 종양을 격퇴하는 종양괴사인자의 활성화와 채소와의 관계를 연구한 실험에서는 채소주스를 쥐에게 투여한 결과 종양괴사인자의 양이 증가하였다고 한다. 종양괴사인자의 증가로 면역증강은 항암제보다도 월등히 높다는 것도 밝혀졌다. 종양괴사인자 생성에 특히 효과적인 채소는 양배추/가지/무 였으며, 높은 항암효과를 가진 채소류는 케일/브로콜리/양배추/배추 등 이었다. 과일과 야채를 많이 섭취하면 몸에 항산화제를 증가시켜 인지기능을 보호하는데 도움이 된다. 채소의 암 예방효과는 몇 번에 많이 먹는 것이 아니라 오랫동안 섭취할 때에만 기대되는 결과이다.

10-2 컬러테라피(colortherapy)

컬러테라피, 색채요법

색으로 다가가는 건강법 - 우리 눈에는 아주 많은 색들이 보이고, 보이는 색깔에 따라 무엇을 먹고자 하는 식욕이나 하고자 하는 기분이 달라지는 것을 쉽게 경험할 수 있다. 색은 마음을 흥분 또는 진정시키고, 색상의 기호에 따라 사람의 성격도 짐작할 수 있게 만든다. 무의식 속에 작용하는 색채를 이용한 건강법에는 컬러테라피가 있다. 특히, 눈으로 볼 수 있는 가시광선을 이용하여 신체의 활동을 원활하게 해주는 생활 속 컬러테라피에 대한 연구는 계속되고 있다. 인체는 빛 스펙트럼에 의해 만들어지는 다양한 색상에 큰 영향을 받는다. 뇌-마음-몸은 숲이나 식물의 녹색에 자연적으로 반응한다. 색은 눈으로부터 뇌에 전달되어 체온/맥박/식욕/심리상태 등 많은 것에 영향을 준다. 색 혹은 색이 가진 빛 에너지를 이용하는 자연치료요법이 컬러테라피라고 할 수 있다. 녹색은 눈으로 보는 것만으로도 기분이 안정될 수 있어 마음의 회복은 물론, 눈 휴식에도 가장 좋은 색채이다. 걱정거리나 결정할 일이 있을 때 녹색의 공간은 도움을 준다. 그 외의 색들도 고유의 에너지를 지니고 인체에 긍정적인 반응을 보인다(보라색: 중추신경의 균형 기능 → 마음정화/편안한 잠, 푸른색: 혈압/맥박 낮춰 심신 안정화, 긴장/스트레스에 좋은 색, 체열 낮추는데 효과적).

색채요법은 이처럼 색채가 지니는 온도, 빛의 파장을 이용하여 신체에서 이상이 발생한 원인을 진단하고, 질병에 대해 치료를 시도하는 자연요법의 일종이다. 색으로서 치료결과를 평가하는 것도 21세기의 새로운 대체요법으로 간주되고 있다. 색채요법은 3가지 방법(동양/서양 의학적 요법, 유전자 컬러요법) 으로 구성되어 있고, 이들을 조합하여 활용하는 특징이 있다. 색채요법의 증상별 적용범위는 매우 다양하며, 질병치유 가능한 색은 약 1,050여종으로 알려져 있다. 신체적 이상으로 유발되는 일반적 통증, 바이러스/세균성 질병, 알레르기성, 암, 성인병, 내과질환, 생체주파수, 중금속 및 공해물질, 면역계 관련 등등 약 20여 컬러군으로 나뉘고, 각 군에는 5~116개에 이르는 색들이 포함되어 있다. 색채요법에서 사용되는 검사법은 객관성 및 재현성을 갖는다. 또한 실행 시 통증/부작용이 없고, 검사결과를 바로 치료법으로 연결 가능한 점, 치료결과 그 자리에서 평가 가능한 점 등의 장점을 지닌다(참고: 한국색채진단치료연구회).

1 **동양 의학적인 방법** - 몸속을 순환하는 기(氣) 조절로 태생적인 몸의 자연치유력을 높이고, 각종 증상을 치유시키는 전통적인 방법

2 **서양 의학적인 방법** - 각종 질환에 쓰이는 약제와 같거나 거의 비슷한 약효성분의 파장을 가지는 색채를 질환부위에 붙여 치료하는 방법(예: 진통제 컬러, 감기증후군 컬러, 화농성 환부에 항생물질과 동일한 약효성분의 파장 색채 → 환부 부착 → 치료 유도)

3 **유전자 컬러요법** - 유전자의 작용기작을 응용하여 세포수준에서 치료법을 찾는다. 분자적 DNA 변이에 따른 각각의 질병을 치료하는 것이 목적이다(암/성인병/난치병 등에 이르기까지 광범위하게 적용).

색채에 따른 컬러테라피

- RED – 감각신경을 자극하여 인체의 오감(후각/시각/청각/미각/촉각) 기능에 도움을 주는 색채. 이들은 다시 2차적으로 혈액순환 개선, 교감신경 활성화, 활력증강을 불러올 수 있다.
- ORANGE – 항진정제 역할을 하는 색채. 삶에 흥미를 가져오고, 면역체계 강화와 소화에도 도움을 줄 수 있는 색채이다.
- YELLOW – 운동신경계에 자극을 주는 색채. 근육에 에너지를 만들어 주고, 소화계/신경계 정화를 도와준다.
- GREEN – 신체이완과 균형을 유지하게 해주는 색채. 스트레스 해소, 집중력 강화, 혈액순환 개선, 알레르기 반응에 긍정적으로 작용한다.
- BLUE – 긴장완화에 도움을 주는 색채. 두통, 불면증, 피로감 회복 등에 많은 도움을 준다.
- PURPLE – 중추신경에 균형을 가져 오는 색채. 마음의 정화, 명상할 때 심리적으로 긍정적 작용, 정신적 이상상태를 완화시켜 준다.

컬러건강법

컬러로 건강을 지키고자 하는 컬러건강법은 우리가 먹는 음식의 색깔이 갖는 유익한 기능에 초점을 맞추어 골고루 균형 있게 섭취하자는 웰빙 트렌드이다. 기본 콘셉트는 색깔이 비슷한 야채와 과일은 비슷한 영양소를 가지고 있고, 우리 몸을 건강하게 하는 효과 역시 비슷할 것이라는 개념이다. 그러므로 다양한 색채의 야채와 과일을 골고루 섞어 먹으면 우리 몸에 좋은 다양한 영양소를 고루 섭취할 수 있어 건강한 삶을 살 수 있다는 취지가 담겨 있다.

엽록소가 살아있는 음식 먹기

식물세포 안에 들어있는 엽록소는 식물이 광합성을 할 때 필요한 에너지를 태양으로부터 받아들이는 역할을 한다. 엽록소는 물과 이산화탄소와 태양에너지를 촉매로 하여 포도당과 산소로 전환시키는 탄소동화작용을 한다. 진녹색~연두색을 띠는 식물의 세포 및 조직 속에 들어있는 엽록소는 우리 몸에서 어떤 유익한 역할을 할까? 엽록소는 피를 만드는 조혈작용, 효소 활성화, 체질개선을 돕는 유용한 녹색의 건강물질이다. 또한, 세포 속에 엽록소와 함께 있는 섬유소는 배변활동을 쉽게 하고 변비를 예방해주는 역할도 한다.

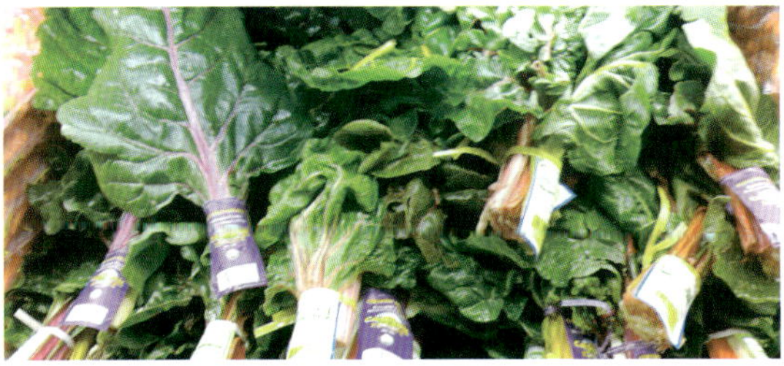

▲ 그림 10-6 colorful 채소

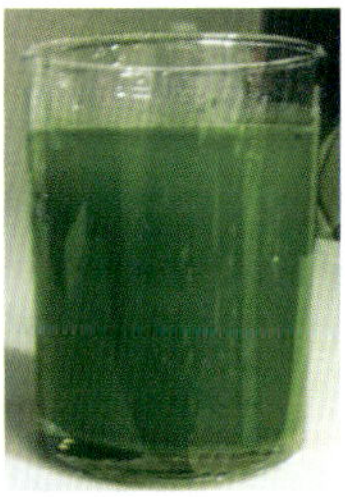

▲ 그림 10-7 엽록소

- **조혈작용** - 양질의 엽록소는 천연의 철분제라고 할 정도로 우리 몸속에서 좋은 피를 만들어 낸다. 헤모글로빈은 적혈구 안에 있는 초미세한 단백질로 온몸에 산소를 운반하는 매우 중요한 역할을 한다. 독일의 화학자들은 엽록소와 헤모글로빈을 연구한 결과, 엽록소를 이루는 기본물질의 구조가 헤모글로빈의 기본구조와 거의 흡사하다는 것을 알아냈다. 실제로 엽록소는 탄소, 수소, 질소, 산소의 원자들이 중심에 있는 마그네슘 원자 하나를 둘러싸고 있고, 헤모글로빈은 거의 비슷한 구조에 마그네슘 대신 철을 가지고 있다. 몸속으로 엽록소가 들어오면 이들 분자는 장에서 분해되어 헤모글로빈의 단백질과 결합해 헤마틴(헤모글로빈 산화 시 얻는 메트헤모글로빈의 색소 부분) 유사구조가 되어 적혈구 세포가 증가하게 된다. 몸속에 헤모글로빈이 부족하면 혈액의 산소운반 능력이 자연히 떨어진다.

육상선수들 중에는 기록이 월등히 좋은 흑인선수들이 상당히 많다. 그 이유가 무엇일까? 키가 커서 달리기를 잘하나...? NO! 연구에 의하면 흑인들은 선천적으로 다른 인체 특징을 가지는 것으로 조사되었다. 이들의 넓적다리/허리/발목 근육이 타 인종보다 훨씬 잘 발달하여 혈액 내 헤모글로빈 농도가 높다는 것이다. 헤모글로빈의 농도가 높으면 강한 심폐기능과 지구력을 가질 수 있어 순발력과 지구력이 생명인 육상경기에서는 유리한 고지에 있게 된다.

- **효소 활성화** - 엽록소에는 생명유지 물질인 각종 비타민, 미네랄(무기질), 그리고 효소를 만들고 활성화시키는 물질을 포함하고 있다. 식물세포 내에서 엽록소-효소 관계는 생명유지에 힘과 근원이 되는 짝이고, 엄청난 시너지효과를 지닌 만남이라고 할 수 있다.

- **체질 개선** - 체액은 인체를 구성하는 세포의 전해질 농도 차이에 의해 산성과 알칼리성으로 나뉘고, 인체는 약 알칼리성이 되어야 건강을 유지할 수 있다. 엽록소 내에는 양질의 비타민과 무기질이 많이 들어있다. 우리가 엽록소를 섭취하면 엽록소 내의 이들 성분이 체액 속의 전해질 농도를 약알칼리성으로 맞춰준다.

- **섬유소 풍부** - 인체는 식물성 섬유소를 분해할 수 있는 효소를 가지고 있지 않아 음식으로 섭취한 섬유소를 소화시킬 수 없다. 섬유소 자체에는 영양가가 없지만 우리 몸속 위·장관 내에서 수분을 만나면 마치 스펀지처럼 수분을 빨아들이는 성질이 있다. 수분흡수는 대장운동을 자극하여 배변활동을 쉽게 하고 변비를 예방한다. 또한 장 속에서 비타민 B군 합성 촉진/장내 유독가스 발생억제로 대장암 등을 예방할 수 있다. 식물의 녹색 잎에는 섬유소가 엽록소와 같이 있기 때문에 엽록소를 섭취하게 되면 섬유소까지 동시에 섭취할 수 있는 이점이 있다.

컬러로 건강을 지키는 웰빙 트렌드

컬러건강법에서는 다양한 컬러의 야채와 과일의 섭취를 적극 권장하며, 이 방식을 생활 속에서 지속적으로 지킬 수 있도록 적극 유도한다. 미국은 이미 1990년대 초반부터 5가지 색깔을 가진 야채와 과일을 매일 먹어 건강을 지키자는 캠페인을 하고 있고, 싱가포르에서는 모든 초등학교에서 매주 금요일을 과일 먹는 날로 정해 'Fruit Friday Campaign'을 벌이고 있다. 야채와 과일을 골고루 먹으면 몸에 좋고 건강해진다는 것은 컬러건강법이라는 말이 등장하기 전부터 모두가 잘 알고 있는 점이다. 위에 언급한 색깔 외에도 인체에 유익한 과일 및 채소의 종류는 다양하므로 음식이 자연적으로 지니는 컬러 조합에 조금 더 신경을 써서 섭취하면 자연적으로 건강해질 것이다. 웰빙 건강에 빼놓을 수 없는 식탁 위 다채로운 3가지 색깔(red, green, yellow)을 살펴보자.

• 싱인병 예방하는 RED

사과/토마토/빨간 피망 등 식욕을 자극하는 붉은색 야채와 과일의 성분은 암/심혈관계 질환/성인병 등을 예방할 수 있다. 특히, 토마토는 비타민과 미네랄이 많고, 라이코펜(lycopene) 성분이 많아 심장과 암 예방에 효과가 있다. 이탈리아는 유럽에서 암 발생률이 가장 낮고, 건강하게 오래 사는 나라로 꼽히는데, 그 이유는 이탈리아 사람들이 거의 모든 요리에 토마토를 넣어 먹기 때문이라 한다.

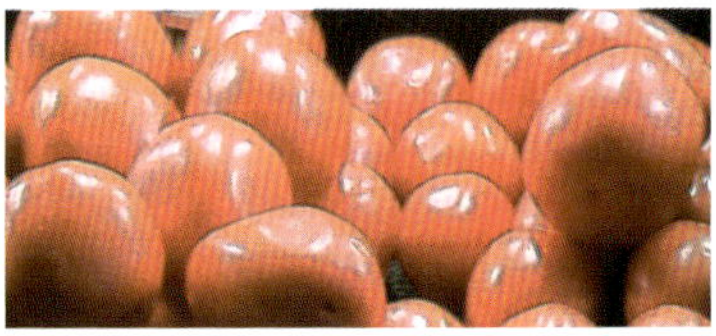

▲ 그림 10-8 토마토(red)

• 신진대사 활발하게 하는 GREEN

엽록소가 풍부한 녹황색 야채는 신진대사를 활발하게 해 몸의 자연 치유력을 높이고, 특히, 간, 신장 기능을 도와 몸이 회복되고 노화를 예방해 주는 성분이다(일명, 초록색 혈액). 브로콜리(미국 10대 건강식품), 시금치(폐암 발생위험 낮춤), 미나리, 양상추, 쑥 등이 있다. 화가 많은 체질이나 스트레스로 간 기능이 저하됐을 때 녹색의 야채로 보충해주면 간에 좋다(신선한 샐러드/야채주스 권장).

- **피부미용에 좋은 YELLOW**

노란색의 레몬/오렌지/단호박/늙은호박 등에는 비타민 C가 풍부하여 감기를 예방하고, 피부미용에 좋다. 이뿐만 아니라 빈혈예방/상처치유/항산화작용/면역증강에 이르기까지 많은 작용으로 '신들의 디저트'라고도 불린다. 주황색 야채인 당근에는 비타민 A의 원료가 되는 베타카로틴이 있는데, 이 물질은 활성산소 제거와 암 예방에(식도암 등) 뛰어난 효과가 있다.

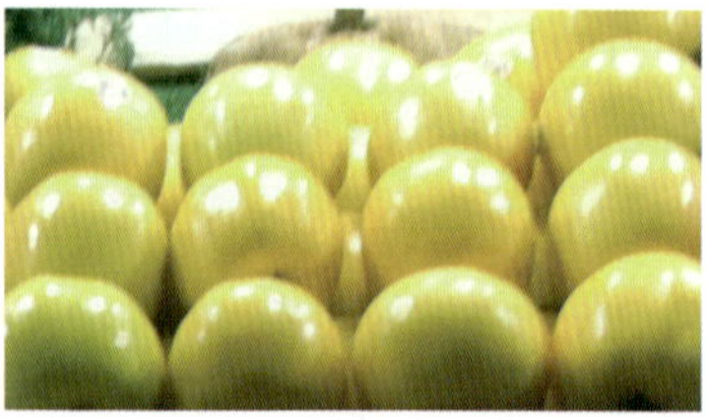

▲ 그림 10-9 레몬(yellow)

10-3 허브요법

허브요법(Herb therapy)

녹색의 허브요법 - 허브의 어원은 라틴어 헤르바(herba, '푸른 풀' 의미)에서 기원하였고, 치료효과와 향기/맛/색채를 지닌 향신료의 가치가 있는 식물을 의미한다. 허브요법은 인류와 역사를 같이 하는 가장 오래된 치료법으로 질병치료에 약초를 이용한 경우는 전 세계적으로 찾아볼 수 있다. 역사적으로도 BC 3천년 경 이미 곰팡이(페르시아, *Penicilium/Aspergillus* 등)를 상처치료제로 사용했고, 마늘을 세균 치료에 매일 처방하여 치료하였다고 한다(고대 이집트). BC 4~5세기경(히포크라테스 당시) 경련/류머티즘 치료를 위해 버드나무 수피의 추출물을 사용했다는 기록이 있다. 허브요법은 약초의학으로 화학적 합성 약품이 아닌 식물의 일부 또는 그 성분을 치료에 이용한다. 최근 웰빙의 녹색물결과 함께 자연의학에 대한 관심이 높아지면서 부작용을 최소화하고 몸을 보호할 수 있는 치료로 허브요법이 재조명되고 있다. 많은 증상에 허브요법이 사용되고 있으며, 증상별로 사용되는 약재 또한 다르다. 치유를 위한 허브요법 사용 시에는 반드시 전문가와 상담을 거친 후 시행해야 한다.

허브와 자연건강

허브와 자연건강법 - 현대의약에서 처방되는 의약품은 질병을 낫게는 하지만 강한 독성이나 여러 부작용이 문제점으로 밝혀지는 경우가 허다하다. 이에 부작용 없는 자연건강법을 찾으면서 허브를 이용한 허브 건강차에 다시 관심을 갖게 되었다. 서양에서는 허브와 허브 건강법에 대한 관심이 높아져 제 2의 전성기라 할 정도다. 합성의약품은 특정 부위에 국한된 증상에 효과를 보이는 장점이 있으나 다른 부위에는 독성 또는 부작용이 나타날 수 있는 단점이 있다. 반면, 허브는 효능이 빠르게 나타나지는 않지만 전반적인 체내 균형을 잡아주고, 몸의 기능을 보호/보조하는 장점을 가지고 있다. 허브가 자연 건강생활에 좋은 이유는 이처럼 화학약제와 달리 특별한 독성이나 부작용을 보이지 않고 즉각적인 효과를 보이지 않기 때문이다. 건강을 보조하는 허브는 일반적으로 약하거나 부드러운 작용으로 균형을 이룬 몸에 서서히 작용하는 것을 목적으로 한다. 이런 효과가 쌓여가며 느리게 나타나면서 병/병원체에 대한 방어력이 강화되는 것이다. 건강유지를 목적으로 하는 허브 사용은 가벼운 건강문제 대해서는 약을 쓰지 않고 허브/허브차로 자연적인 방법으로 다스리고, 질병을 예방할 수 있다는 장점이 있다. 또한 현대인에게 나타나는 많은 질환은 숨 가쁘게 돌아가는 사회생활의 스트레스/중압감이 원인이 되기도 하므로 허브차를 만들어 음미하는 일련의 과정(물 끓이기/차 우려내기/다도/따뜻한 차 마시기..) 그 자체가 몸과 마음의 건강을 유지하는 좋은 건강법일 수 있다.

허브차의 주요 성분

- **물** - 물을 만난 허브(건조/생체) 즉, 허브차가 되면 통합적 치료제가 만들

어지는 것이다. 물은 작용 요소들로 채워져 치료효과가 강화되고, 허브의 유용성분은 물을 통해서 신체에 빠르게 흡수될 수 있다.

- **에센셜오일** - 병원체(박테리아/바이러스/곰팡이..)에 효능이 있고, 면역체계/위/간/심장/혈액순환 강화효과를 지니고 있다.
- **비타민 & 미네랄** - 인체의 생명유지에는 비타민/미네랄/미량원소 등이 필수적이다. 세포와 조직, 호르몬과 효소생성 등 신진대사를 수행하고 신체 각 기관의 기능을 조절한다. 과일과 야채는 생명에 필수적인 영양분을 제공하고, 몸과 면역체계를 강화하는데 치료용 허브가 이용될 수도 있다. 특히 금잔화(비타민 A), 페퍼민트(비타민 B), 들장미 열매(비타민 C) 등에는 비타민이 많이 있고, 미네랄이 많이 포함된 허브는 넷틀(nettle, 철분), 세이지(아연), 속새(규소) 등이다.
- **알카로이드** - 인체 내에서 활성이 매우 다양한 물질. 기호품 속 전형적인 알카로이드는 카페인(커피)과 니코틴(담배)이다(치료용 알카로이드: 모르핀, 코데인..). 주로 신경계와 근육계에 작용한다.
- **고미질** - 쓴 맛을 가지나 강한 생리작용을 하지 않는다. 신경쇠약/심한 피로감/잦은 병치레를 하는 사람들에게는 몸 전체에 영향을 끼치는 고미질의 특성에 의해 많은 효과를 얻을 수 있다.
- **탄닌** - 피부나 점막의 단백질을 응고하게 하여 강한 저항력과 불용성의 물질로 변화시킨다. 세균/곰팡이가 침입하면 탄닌은 이들 병원체로부터 기질을 빼앗아 피부 저항력을 크게 한다. 또한 일부 피부병(염증/습진/가려움증..)을 빠르게 소멸/진정시키고, 과도한 땀 분비, 설사에도 효능이 있다.
- **배당체** - 물과 결합하여 당과 당이 아닌 성분으로 분리되는데, 당이 아닌 성분이 얼마나 들어 있는가에 따라서 효능이 결정된다(사포닌, 플라빈, 카우마린, 점액질 등).

※ 캐모마일 허브차 – 캐모마일은 편두통 치료에 좋은 국화과 약용식물로 허브차로 큰 인기가 있다. 주성분인 파테놀리드가 혈소판에서 세로토닌 분비를 억제하며, 프

로스타글란딘 생성을 억제하는 기능이 보고되어 있다. 혈관의 수축과 이완에도 관여하고, 편두통 예방에도 좋은 효과가 알려져 있다. 편두통이 있을 때 차를 마시면 통증의 간격이 훨씬 길어지며 강도도 현저하게 약해진다는 여러 연구보고가 있다(미국).

아로마요법

향기로 지키는 자연건강법, 아로마요법

아로마테라피, 일명 아로마요법은 '향기'를 뜻하는 '아로마(aroma)'와 '치료'를 뜻하는 '테라피(therapy)'의 합성어이다. 식물체에서 추출한 에센셜오일(휘발성 향유)을 인체에 적용하여 질병의 예방과 치유를 유도하며 건강을 유지하도록 하는 자연치유법이다. 향유는 식물에 따라 추출부위 및 치료효능도 달라 잎(박하/타임..), 뿌리(생강/당근..), 꽃(재스민/장미..), 열매(레몬/바닐라/오렌지..), 수지(몰약/안식향..), 수피(계피..) 등 다양하다. 향유 종류에 따라 진정작용 혹은 흥분효과가 있고, 대부분 항균성을 지녀 다양한 증상에 이용된다. 향유를 구성하는 화학성분(페놀/테르펜/알톨/키톤/알데히드..)의 분포 비율에 따라 각 에센셜오일의 특성이 결정된다.

에센셜오일이란 식물에서 추출한 화학물질과 호르몬으로 고도로 정제된 원액이므로 극소량 추출할 수 있다. 약 300여종이 있으며, 인체에 사용 가능한 에센셜오일은 70~80여종이다. 현재까지 아로마요법에 사용되는 향유의 성분과 효과는 의학적으로 30% 정도 밝혀져 있다. 우울증 개선(재스민/네롤리 향), 불안증 해소(오레가노 향), 정신집중(페퍼민트/박하 향) 등의 치료에 도움을 줘 식물의 향은 정신적 영역에서 치유에 아주 유용하게 쓰인다. 신체적으로도 효과가 있어 살균/방부/항염증기능이 탁월하고, 일반적인 감기/독감에도 효과가 있다. 향유는 코(후각신경), 호흡기, 피부 등을 통해 흡수되는데, 후각신경을 통한 흡수속도는 0.5초로 매우 빠르다. 피부를 통해 흡수된 성분은 진피층까지 흡수되어 모세혈관/림프순환을 통해 전신에 전달되면서 특정 기관에 작용하여 질병을 치료한다. 에센셜오일의 신체 적용은 주로 후각과 피부경로를 이용한다.

몸-마음에 효과적인 아로마요법

인체의 감각 가운데 가장 빠르게 뇌에 전달되는 것은 냄새! 전달된 냄새자극은 대뇌변연계(감정/정서/기억 관장)와 직접 연결되어 감정 조절과 마음 안정을 도모하고, 소화기관, 생식기관에도 연결되어 식욕과 소화력이 증진된다. 아로마요법을 적절히 이용하면 육체적, 정신적 활력 향상과 적당한 흥분이나 안정을 얻을 수 있다. 아로마요법의 자연 의학적 효과는 다음과 같이 간략히 요약될 수 있다.

- 감정조절에 의한 몸-마음 치유
- 생활 속에서의 불편한 작은 증상들 없앰
- 피부질환에 탁월한 효과
- 생활환경 개선으로 활력 부여

아로마 흡입으로 얻는 강한 치료효과

아로마 향을 흡입하면 후각신경 → 대뇌변연계(호르몬 중추기관) → 정서적 안정 → 호르몬분비 활성화로 신체기능을 바로 잡아준다. 또한 흡입된 향을 폐 → 혈액 內 용해 → 온몸 전달 → 바이러스/세균 제거로 통증경감/진정작용/거담작용 등을 한다. 세포와 조직에 산소와 영양분을 공급하여 면역기능을 향상시키며, 그 외 중요한 작용으로는 항세균/항곰팡이/항바이러스 작용, 호흡기증상 완화, 피부질환/피부미용, 여성관련 증상, 각성효과 등이 있다. 오일 마사지는 피부를 통과해서 내부 장기에 영향을 주고, 향은 후각신경을 통해 정신적으로 영향을 주어 아로마 목욕법과 같은 효과를 얻을 수 있다. 아로마 목욕은 기분이 좋아지고, 피로회복, 불면증/스트레스 해소, 피부미용, 신체 이완 및 통증에도 효과가 있다. 정신적 피로감을 없애주고, 피부를 통한 해독작용, 원활한 혈액순환 등이 직접적인 효과를 나타내는 것이다. 오일이 전신으로 퍼지는 데에는 약 20분 정도의 시간이 걸린다.

온몸을 자극하는 허브 향

냄새가 좋으면 뇌는 좋은 기억을 떠올리고 이런 일련의 과정은 뇌의 엔도르핀 분비를 촉진시킨다. 정서 안정에 효과가 있는 향은 라벤더, 캐모마일로 세로토닌(신경전달물질) 분비를 촉진시키고, 로즈마리 향은 대뇌변연계 해마의 기능을 자극하여 기억력을 향상시킨다. 에센셜오일의 피부마사지 또한 엔도르핀의 분비를 촉진시킨다. 제라늄 향은 피부세포의 재생을 촉진시켜 피부 관련 질환에 효력이 있는 것으로 알려져 있다. 아로마 역시 감기예방에 한몫을 하며, 콧물과 재채기 감기에 희석된 페퍼민트/로즈마리/라벤더 오일로 마사지(얼굴/목) 하거나, 호흡 또는 목욕하는 방법 등이 좋다. 아로마요법은 증상 완화에 도움이 되며 반복적인 적용에도 부작용의 염려가 거의 없다. 가장 좋은 장점은 무엇보다도 쉽게 집에서 스스로 할 수 있다는 점이다.

에센셜오일로 마사지하면..

1) 긴장된 근육 이완
2) 감정적 긴장 완화
3) 혈액순환 자극
4) 림프액 흐름 증가
5) 통증 완화
6) 체내 독소와 노폐물 제거
7) 신체 에너지 흐름의 균형
8) 신체 건강 증진

원예치료

식물을 대상으로 인간의 원예활동을 펼쳐 심리적/신체적/사회적/교육적 적응력을 기르고, 궁극적으로 육체적 재활과 정신적 회복을 추구하고자 하는 종합적인 활동을 의미한다. 즉, 인간이 식물체와의 교감을 통해 긍정적인 심신의 효과를 갖고자 하는 대체요법의 한 분야이다. 이러한 식물 및 원예활동을 통해 삶의 의욕/생기/활력을 도모하며, 다양한 질환을 예방하고 재활이 필요한 경우 높은 효과를 불러오는 자연요법이다. 심신의 치유와 함께 녹색식물이 주는 쾌적성, 자연환경의 회복을 얻을 수 있는데, 가장 큰 장점은 무엇보다도 대상자에게 지적/사회적/정서적/신체적인 효과를 주는 것이다. 원예치료 전문가들은 생명이 매개체인 점, 상호 역동적이고, 창조를 위한 파괴가 가능하고(예: 꽃꽂이/압화/분재..), 자연에의 동경과 생명을 돌보는 치료방법이라는 점을 특히 강조한다.

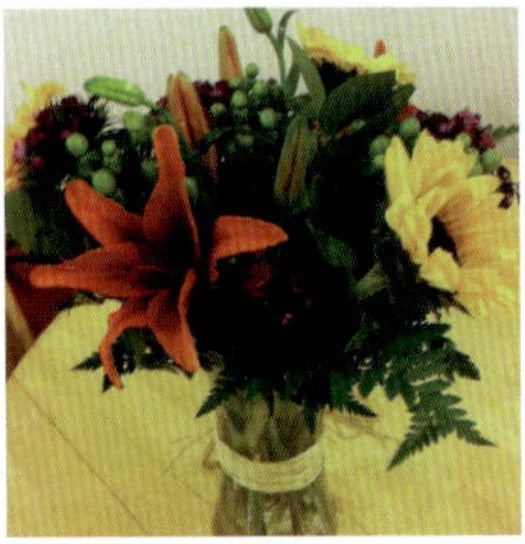

▲ 그림 10-10 꽃꽂이

허브로 원예치료를...

예전에는 주로 관상용 식물/채소를 이용하였으나 허브에 대한 관심이 급증하면서 원예치료에 허브를 많이 사용하고 있다. 위에서 언급하였듯이 허브의 유익한 향은 진정작용과 감각 자극효과가 있고, 후각을 통한 냄새 흡입은 스트레스를 감소시킨다는 연구결과도 있다. 식물은 우리의 흥미를 이끌어내고 즐겁게 활동하게 하는 과정을 통해서 인체의 건강회복과 유지에 긍정적으로 작용한다. 이런 활동은 삶의 질 향상이라는 매우 긍정적이고 직접적인 결과를 불러온다는 점을 기억할 필요가 있다. 즉, 원예활동 → 정서적 안정 → 스트레스 해소 → 긍정적인 사고 → 건강하고 즐거운 생활이 가능해진다. 사람이 식물을 보고 있는 것만으로도 스트레스 해소 및 뇌기능 활성화에 도움이 된다. 녹색식물을 보고 있으면 긴장과 통증에 시달릴 때 나타나는 델타파가 줄어들고 알파파가 증가해 심신이 안정되고 편안해진다고 하는 사실은 익히 들어 잘 알고 있을 것이다.

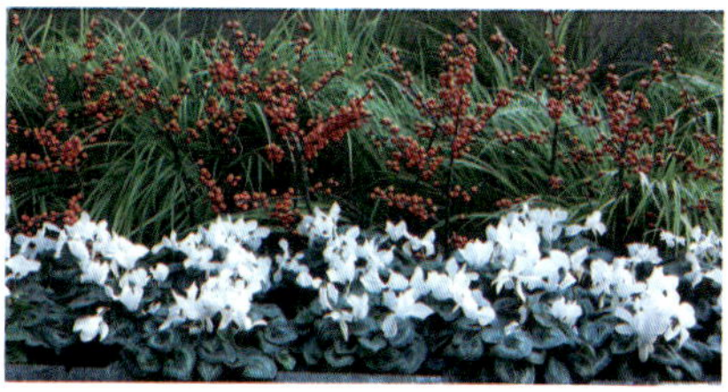

▲ 그림 10-11 허브 화단

식물의 색깔과 치료효과

식물이 지닌 색을 이용한 자연요법으로 인체에 나타나는 다양한 증상들을 점진적으로 치료할 수 있다. 대표적으로 쓰이는 여섯 가지 파장은 다음과 같은 특징들을 가지고 있다.

- RED - 빨간색 파장(625~740㎚): 뇌리에 강한 인상을 주며, 주위에서는 장미, 카네이션, 동백, 튤립 등에서 볼 수 있다. 심신이 피로에 지친 상태에서는 강렬한 느낌의 빨간색을 좋아하지 않을 수 있다. 빨간 파장은 감각신경 자극 → 오감기능↑ → 혈액순환↑ → 교감신경계를 활성화시킨다. 그러나 사용을 금하는 경우(감정 장애/고혈압/고열/신경염증/정신질환..), 사용하면 안 된다.

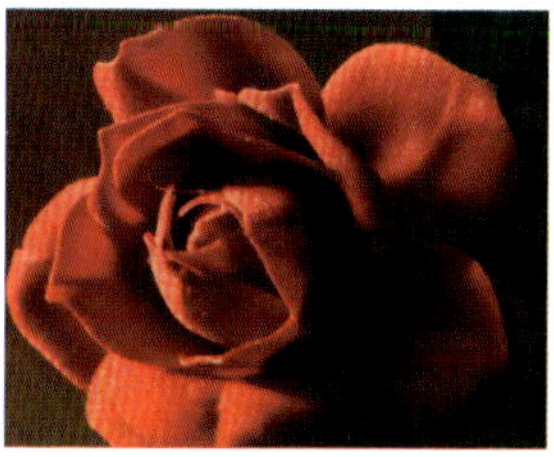

▲ 그림 10-12 장미(red)

- ORANGE - 주황색 파장(590~625㎚): 갑상선과 연관 있는 것으로 보고돼 있는데, 주황색 파장은 갑상선 기능자극(부갑상선 기능↓), 맥박수 증가와 관련 있으나 혈압에는 영향을 미치지 않는다고 한다. 주황색 동자꽃, 양귀비, 금잔화, 달리아, 나리 등이 해당된다.
- GREEN - 녹색의 파장(520~565㎚): 알파파를 나오게 하여 안정된 마음/감정, 혈압을 낮추는 역할을 한다. 두통 완화, 눈의 피로회복, 화상치료를 도와준다. 짙푸른 녹색의 식물 부위(잎/줄기..), 관엽식물 등이 해당된다.

• YELLOW - 노란색 파장(565~590㎚): 뇌 특정부위를 자극하여 사람을 들뜨게 한다(운동신경 활성화/즐거움/기쁨..). 노란색은 빨강+녹색이 혼합되어 두색의 효과(녹색-회복시키기+빨간색-자극효과)가 함께 나타난다(자극과 상처회복 기능). 노랑 수선화, 민들레, 개나리, 해바라기, 나리, 유채 등이 여기에 해당되며, 일부 노란색 꽃은 자외선을 많이 방출하므로 조심하여야 한다.

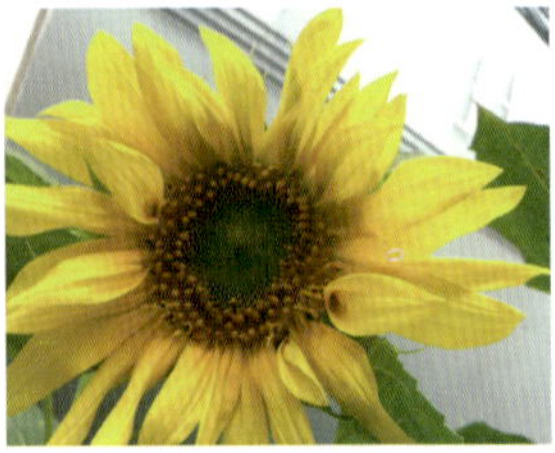

▲ 그림 10-13 해바라기(yellow)

※ 사용금지: 급성 염증, 흥분상태, 설사, 발열상태

※ 주의사항: 자외선은 비타민 D 생성으로 살균성이 있으나 지나치면 피부암 유발원이 될 수 있다.

• BLUE - 파란색 파장(440~500㎚): 불면증 치료에 도움을 주고, 또한 인체에 여러모로 영향을 미친다(근육긴장↓/혈관축소/염증완화/혈압↓/신경흥분 가라앉힘..). 파란색 아네모네, 팬지 등이 해당된다. 사용을 금하는 경우도 있다(마비/근육약화/통풍..).

• PURPLE - 보라색 파장(380~420㎚): 정신질환 계열의 증상완화, 감수성 조절, 허기감퇴, 조혈기능(백혈구)을 한다. 보라색 붓꽃, 라일락, 도라지, 제라늄, 바이올렛(제비꽃)에서 흔히 보이는 색조이다.

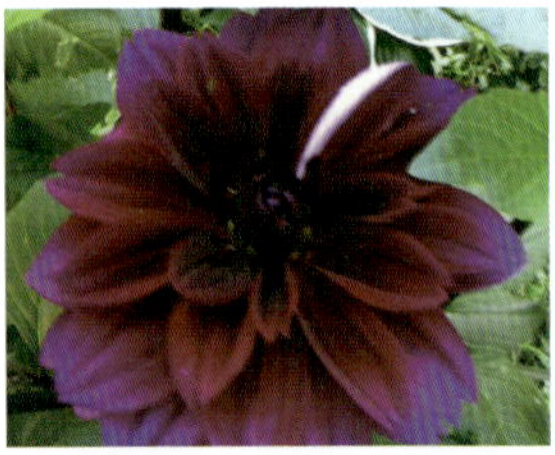

▲ 그림 10-14 다알리아(purple)

대표적 허브와 효능

로즈마리 - 기억력과 집중력 향상

국화 - 고혈압, 눈의 피로, 두통

튤립 - 눈의 피로

오레가노 - 불안증, 우울증

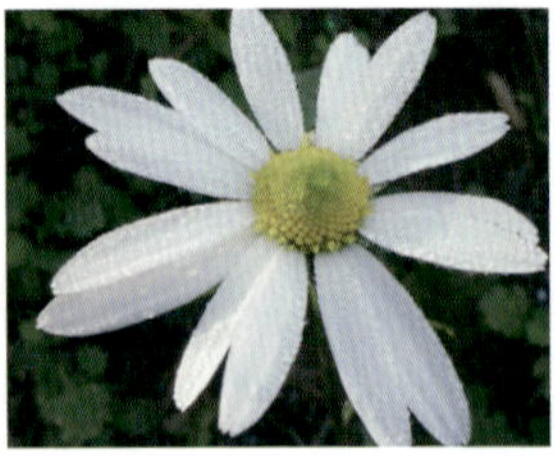

▲ 그림 10-15 국화

백합 - 입 냄새(당뇨병 특유)와 피로감 개선

페퍼민트 - 기분전환, 졸음방지

물망초 - 자율신경 조절

모란 - 생리통, 생리불순

일일초 - 정서적 안정효과

나팔꽃 - 혈액순환 개선, 변비에 효과적

컬러 - 알레르기 비염에 효과적

치자 - 이뇨작용, 정신안정에 효과적

안개꽃 - 불면증

라벤더 - 불면증에 효과적(긴장 완화시킴)

해바라기 - 더위 먹은 데 효과적

코스모스 - 피로회복에 효과적

천일홍 - 냉병에 효과적(대뇌 흥분 → 몸을 따뜻하게)

수선화 - 기침

식물, 실내를 쾌적하게 만들다!

집안이나 건물의 실내공기는 깨끗해 보이지만 실제로는 인체에 유해한 물질을 포함하는 수많은 것들이 들어 있다. 인위적으로 전자기기를 사용하여 유해물질을 제거하는 것보다는 자연적인 방법으로 식물을 이용하여 해결하는 것이 인체에는 훨씬 좋다는 의견이 대부분이다. 식물을 이용하여 실내를 쾌적하게 만드는 유익한 기능으로는 전자파 제거, 음이온 발생, 악취제거, 살균 및 방부작용, 공기정화작용 등이 대표적이다. 각각의 기능에 적합한 식물들을 알아보기로 하자.

- **전자파 제거** - 식물체 내에는 수분이 많은데 수분이 있으면 전도성이 생겨 일부의 자기장을 흡수할 수 있다. 식물 내부의 수분은 고주파(핸드폰/마이크로파/전자파..)를 흡수하는 능력이 있다. 따라서 전자기기(컴퓨터/TV..) 주변에 다육식물(선인장 등), 관엽식물(고무나무/야자식물류 등)을 놓아두면 전자파를

흡수하게 된다. 그러나 선인장의 경우 많은 가시들이 전자파 제거에 도움이 된다는 설도 있었으나 이들이 실제로 전자파를 흡수하는 것은 아니고, 식물체 내의 수분이 전자파 통과를 막거나 줄이기 때문이라 생각된다. 그렇다하여도 실내 전자기기 주위에 선인장이나 다육식물 같은 수분이 많은 식물들을 키우면 전자파를 어느 정도 줄일 수 있다.

- **음이온 발생** - 어느 곳에서나 잘 자라 키우기 편한 산세베리아(일명, snake plant)는 음이온을 가장 많이 발생하는 식물로 다른 식물에 비해 환경에 민감하게 반응하지 않는다. 그 외 팔손이, 스투키(산세베리아 일종), 관음죽, 스파티필럼, 싱고니움 등도 공기 중으로 음이온을 내놓는다.

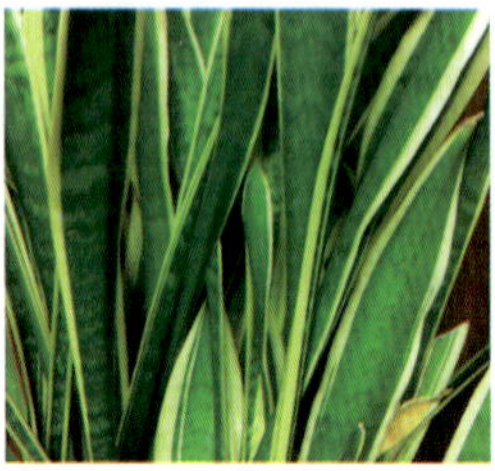

▲ 그림 10-16 산세베리아

- **나쁜 냄새제거** - 화장실 등 집안에서 좋지 않은 냄새가 발생할 때 제라늄, 건조한 세이지, 관음죽 등이 냄새제거에 효과가 있는 것으로 알려져 있다.
- **살균/방부작용** - 미생물(세균/바이러스/곰팡이) 살균과 방부작용을 하는 식물(타임/오레가노/티트리..), 각종 세균의 증식을 막는 식물(레몬밤/코리안더..) 등이 해당된다. 생활 속에서 세균 증식을 억제하는 식물도 쉽게 찾을 수 있다(국화/대나무/라벤더/로즈마리/민트류/세이지..).
- **공기 정화** - 실내공기에는 인체에 해로운 수백 종류의 독성의 휘발성 유기화합물(volatile organic compounds, VOC)이 포함되어 있다. 대표적 VOC 포름알데히드는 자극적인 냄새의 무색 기체로 살균제나 방부제로 흔히 쓰이는 물질이다. 포름알데히드에 노출되면 인체에서는 호흡기(눈/코/목) 통증, 실험동물에서는 암을 유발하여 그 독성이 잘 알려져 있다. 이런 유독물질 제거에 전자파를 발산하는 공기청정기

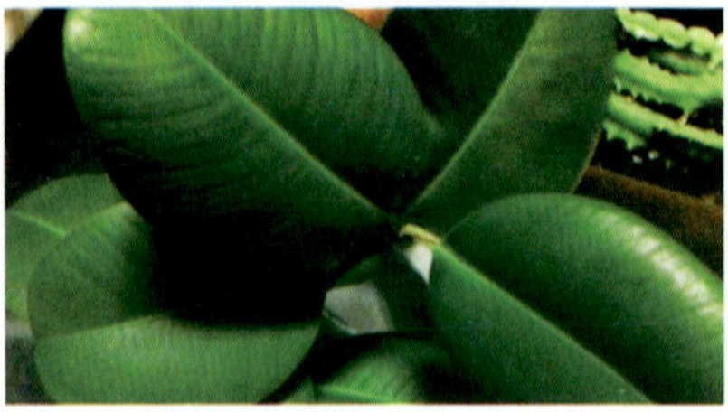

▲ 그림 10-17 고무나무

를 사용하는 것보다 자연적인 공기정화에 효율이 높은 식물들을(아레카야자/관음죽/인도고무나무/아이비/싱고니움/스파티필럼..) 곳곳에 배치하여 활용하는 것이 좋다.

참고문헌

김관우. 민경찬, 유영균, 위성언, 조득문. 2007. 식품화학. 광문각

김광진 역. 2005. 새집증후군을 치유하는 실내공기정화식물 50가지. 월버튼지음. 중앙생활사

김영아, 송천영. 2010. 우리 주변에서 만나는 건강 꽃식물 재배와 이용. 푸른행복

김영아, 송천영. 박상철. 2005. 건강을 살리는 꽃 생활을 바꾸는 식물. 문예마당

김옥분 역. 2005. 자연치유. 앤드류 와일 지음. 정신세계사

김인선. 2014. 식물과웰빙. 계명대학교 출판부

김홍열. 2000. 원예치료학 이론과 실제. 대구효성가톨릭대학교

류종훈, 박지현, 이영주. 2008. 노인 건강생활과 호스피스케어. 학문사

박동기. 2004. 생식과 버섯건강. 유한문화사

박태선, 김은경. 2011. 현대인의 생활영양. 교문사

안지혜, 김종두. 2013. 컬러테라피에 대한 이론적 고찰. 한국자연치유학회지 2: 74-82

우재열 역. 2003. 내 몸의 허브티. 이타쿠라 히로시게 지음. 넥서스북

이강권. 2005. 컬러푸드 건강혁명. 팜파스

이규배. 2012. 식물형태학 제 2판. 라이프사이언스

이성현, 김소희. 2004. 건강을 부르는 웰빙가든. 도서출판 조경

장이안. 2010. 몸에 좋은 색깔음식 50. 고려원북스

조성준. 2006. 향기치료의 기적. 세경

최영옥, 김병옥. 2005. 칼라 테라피를 활용한 문화 콘텐츠 개발 방안. Journal Package Design Research 16: 97-115

한국 약용식물학 연구회. 2008. 종합 약용식물학. 학창사

Balch PA. 2002. Prescription for Herbal Healing. AVERY

http://blog.naver.com/PostView.nhn?blogId=dlkorea04&logNo=120206889820
http://blog.naver.com/PostView.nhn?blogId=pgpwjdq&logNo=30167145160
http://bntnews.hankyung.com/apps/news?popup=0&nid=05&c1=05&c2=05&c3=00&nkey=201309101022263&mode=sub_view
http://health.chosun.com/site/data/html_dir/2014/06/30/2014063002139.html
http://shindonga.donga.com/docs/magazine/shin/2002/12/03/200212030500003/200212030500003_1.html
http://www.cancerline.co.kr/html/3380.html
http://www.colortherapy.co.kr

Chapter ELEVEN

치유의 비법 II

물 웰빙, Hydrotherapy, 식이요법

물은 세포가 정상적으로 분자수준에서 그 기능을 유지할 수 있게 하면서 생명체의 자연치유력을 강화시킨다. 물의 치유능력은 이미 잘 알려진 사실이며, 깨끗한 물은 인체를 정화시켜 건강하게 해준다. 또한 물을 자주 마셔 순환계의 흐름을 좋게 하면 스트레스 해소에도 상당한 효과가 있다. 세포 밖의 액체(세포외액) 또한 대부분이 물로 이루어져 있어 인체의 정상적인 기능수행에 있어서도 결정적 요인이 된다.

Chapter 11

제11장

치유의 비법 II : 물 웰빙, Hydrotherapy, 식이요법

11-1 치유의 비법 II : 물 웰빙

물(water, H_2O)

물의 인체 내 역할

인체의 60~70%를 차지하는 물은 세포의 용매(녹이는 물질)로 생명유지에 반드시 필요한 다양한 물질을 녹여 세포 기능을 활성화시킨다. 물 분자의 독특한 구조(H_2O)와 분자 간 상호작용에 의해 세포 내 수많은 일련의 복잡한 화학반응이 신속하게 처리된다. 물은 세포가 정상적으로 분자수준에서 그 기능을 유지할 수 있게 하면서 생명체의 자연치유력을 강화시킨다. 물의 치유능력은 이미 잘 알려진 사실이며, 깨끗한 물은 인체를 정화시켜 건강하게 해준다. 또한 물을 자주 마셔 순환계의 흐름을 좋게 하면 스트레스 해소에도 상당한 효과가 있다. 세포 밖의 액체(세포외액) 또한 대부분이 물로 이루어져 있어 인체의 정상적인 기능수행에 있어서도 결정적 요인이 된다. 생명체 내에서 수행하는 물의 기본적인 중요한 몇몇 기능을 예로 들면 다음과 같다.

1. 몸에 필요한 수많은 화학물질(용질)을 녹인다.
2. 혈액을 통해 필수영양소를 체내 모든 조직과 세포로 운반한다.
3. 대사과정에서 생긴 노폐물을 땀, 대소변으로 배출한다.
4. 체온조절과 피부를 보호한다.

물의 치유능력

우리가 매일 마시는 물에는 놀랍게도 수천가지가 넘는 화합물이 포함되어 있다. 물은 산소에 이어 신체의 건강과 웰빙 생활에 가장 중요한 요소로 물이 없으면 사람은 3~4일 버티기도 힘들다. 몸에는 일정한 양의 물이 항상 있어야 하나, 수분이 제대로 공급되지 않으면 문제가 발생하기 시작한다. 몸으로 공급되는 물은 양 뿐만 아니라 질도 매우 중요하여 인체 정화 및 건강유지를 위해서는 당연히 깨끗한 물이 쓰여야 한다. 건강한 몸은 마시는 물에 달렸다고 해도 틀린 말이 아니다. 따라서 일생동안 건강하게 물 마시는 습관을 잘 만들어야 할 것이다. 순수한 물을 대신할 수 있는 것은 아무 것도 없다. 마시는 물이 곧 치유능력을 지닌 자연의 선물이 되도록 안전하고 자연적인 방법으로 물을 택해야 한다.

우리 몸에서 수분이 많은 곳은 어느 부위일까? 가장 많은 곳은 놀랍게도 눈! 눈의 95% 정도가 물로 이루어져 있고, 혈액 83~90%, 폐 86%, 신장 83%, 근육/뇌/심장 75%, 골격 22% 정도이다. 인체를 순환하는 물에 의해 맑은 정신과 건강한 뇌를 가질 수 있다. 마음과 정신을 지배하는 뇌는 75%가 물로 되어 있으며, 뇌를 구성하는 각 세포들은 수분양이 더 많아 82% 정도 차지한다. 우리가 물을 마시면 약 1분 후 뇌 조직에 도달하여 대사활동을 시작할 수 있다. 물은 뇌와 밀접한 관계가 있기 때문에 뇌 조직에 전달되는 물은 미네랄이 풍부한 깨끗한 물이어야 한다. 물을 마시고 1분이 지나면 혈액에, 20분이면 몸의 여러 곳에 도달할 수 있다. 수분이 부족하면 세포는 스트레스 상태에 들어가는데, 물이 부족하면 세포는 과부하로 휴식을 취할 수가 없기 때문이다. 몸에 수분이 충분하게 공급되면 혈액순환이 원활해져 체내에 쌓인 독소를 쉽게 배출하여 세포/조직은 휴식을 취할 수 있게 된다. 그러므로 깨끗한 물을 마시면 세포기능이 활성화되고, 노폐물/독소 → 땀/소변으로 배출되어 혈액이 정화되고 피부가 깨끗해진다. 피부를 살펴보면 자신의 몸속 수분정도를 쉽게 알 수 있는데, 매끄럽고 탄력적이면 비교적 충분한 상태, 쭈글쭈글하면 수분 부족상태를 나타낸다. 수분이 부족하면 세포가 수축되고 찌그러져 바깥층 피부조직에 그대로 표출된다.

내 몸에 가까운 물

현대인의 지치고 피곤한 몸에 활력을 주는데 가장 필요한 것은 좋은 물이다. 좋은 물은 유해물질이 없고 필요한 미네랄이 골고루 들어 있는 이온화된 물이다. 생명을 살리고 건강을 지켜주는 물이 좋은 물로 해당되는 것은 바로 알칼리 이온수! 현대인들은 환경오염, 인스턴트식품, 스트레스, 술, 담배 등으로 체질이 점점 산성화되어 각종 성인병에 노출되고 있다. 건강하려면 약알칼리성 체질로 개선하고 필수 미네랄을 부족하지 않게 보충해주어야 한다. 물이 주성분인 혈액은 온몸을 돌면서 산소/영양분/미네랄 등을 필요한 곳에 공급하고, 돌아오면서 탄산가스/노폐물 등을 운반하여 배설하게 하는 중요한 역할을 한다. 세포를 이루는 물이 건강하지 못하면, 특히 혈액이 깨끗하지 못하고 탁해지면 각종 질병이 찾아오기 시작한다.

물은 체액과 같은 약알칼리성일 때 소화기관에서 음식물의 분해/소화/흡수 능력이 높아지고 면역체계의 면역력도 강해진다. 물의 클러스터(크기)가 작을수록 체내 흡수가 원활하고, 세포막에 잘 침투하여 인체의 생리활동을 정상으로 유지한다. 클러스터가 작으면 분자운동이 매우 활발하여 체내 흡수될 때 세포/조직을 자극하여 세포의 기능을 활성화시킨다. 물이 지닌 에너지는 클러스터 크기와 반비례하는데, 클러스터가 작은 물은 많이 마셔도 체내에 흡수가 용이하고 빠르다. 암 조직에는 일반적으로 오각형의 물이 많이 존재하기 때문에 암 치료에는 육각형 구조의 물(육각수, 치밀하게 강화된 물)이 좋다고 한다. 육각수는 물이 영하로 내려갈수록 많아진다고 하나 육각수에 대해서는 의견이 분분하다. 일부에서는 몸속에서 육각수가 빠져나가는 것을 노화현상으로 보기도 한다.

※ 육각수: 산소가 일반 물보다 6배 이상 많이 함유되어 있어 인체 흡수속도가 일반 물보다 빠르다. 각종 유해물질(니코틴/카페인/알코올..) 해독에도 효과가 있는 것으로 알려져 있다.

몸을 지켜주는 좋은 물

좋은 물은 오염물질 제거는 물론 건강유지, 질병치료 능력까지 포함한다. 구조가 치밀하게 강화된 물은 생체를 외부 자극이나 교란으로부터 안정적으로 보호한다. 물에 칼슘, 나트륨 같은 구조형성성 이온이 녹아있을 때 클러스터를 이루는 힘이 더욱 강해진다. 알칼리수는 물이 치밀한 구조로 강화되어 생체를 외부의 자극이나 교란으로부터 안정되게 해주고, 산성화된 체액을 약알칼리로 중화시키고, 활성산소 제거도 한다. 알칼리수가 이렇게 좋으니 많이 마시면 더 건강해질까? 아무리 완벽한 생명의 물도 적정량을 마시는 것이 바람직하다. 아쉽게도 많은 현대인들의 몸은 만성적인 물 부족에 시달려 하루 물을 한 잔도 마시지 않는다는 사람이 10% 정도나 된다고 한다. 인체에 필요한 물의 양은 상황에 따라 달라 생명유지에 필요한 물 최소량 ≠ 건강유지에 필요한 물 적정량은 다르다. 이미 물 부족 탈수상태에 도달했다면 아무리 좋은 물을 마셔도 효과가 없다. 물질이 첨가된 음료수(카페인/알코올..)는 오히려 물을 빼앗아 탈수현상을 일으켜 몸을 약하게 만들 수 있다. 심한 경우에는 면역계기능↓, 산소공급↓, 인체 산성화 → 암세포/질병에 쉽게 노출될 가능성도 있다.

그렇다면 우리 몸에는 어떤 물이 좋을까? 좋은 물은 몸에 나쁜 활성산소와 노폐물을 없애주고 신진대사를 원활하게 하며, 예부터 건강과 장수의 첫 번째 비결로 손꼽혀 왔다. 오늘날의 '물 웰빙'은 먹는 물에서부터 미용관리 및 치료를 위한 기능수로서 까지 그 역할 범위가 매우 확대되어 있다. 물은 생명과 함께 정화를 떠올리는 키워드다. 건강에 좋은 물은 약알칼리성이고, 맛있는 물은 약산성이다.

좋은 물이란?

1. **알칼리성으로 환원력을 갖고 클러스터가 작아야 한다** - 물은 분자들 간 수소결합이 작용하는 전기적인 힘에 의해 '클러스터' 형태로 존재한다. 클러스터가 작으면 일정한 모양을 하며 혀/미뢰 자극으로부터 부드러워지거나 맛을 느끼고, 많이 마셔도 부담이 없다.

2. **체내 효소와 항산화능력을 저하시키지 않아야 한다** - 물 상태가 좋으면 체내의 효소작용을 도와서 분해/흡수 등이 좋은 방향으로 진전된다. 좋은 물은 피부의 보수성을 높이고, 지방을 잘 소화하고 또 활성산소가 적어 노화를 지연시킨다.

3. **계면활성력이 높아야 한다** - 물의 계면활성력(기름 용해현상)이 높으면 해독작용을 잘 한다. 일반적으로 인체에 유독한 물질은 불용성이며 지용성이다. 이런 물질은 체내에서 지방으로 축적되어 많은 질병을 야기할 수 있다. 계면활성력이 높은 물을 마시면 지방에 쌓여 있는 콜레스테롤이 녹아 배설된다.

4. **미네랄을 충분히 함유하고 있어야 한다** - 미네랄이 풍부한 물은 심신에 모두 영향을 끼친다. 몸속에서는 물질대사를 원활하게 하고, 이로 인한 뇌 혈액순환으로 머리가 맑은 상태를 유지하는 등 정신건강에도 깊은 관련이 있다. 시판되는 물 가운데 물병 겉 라벨에서 '미네랄워터'라는 단어를 본 적이 있을 것이다. 물속에 미네랄이 풍부하게 들어있는 물 종류를

말하며, 대부분 깊은 지하수나 깨끗한 샘물에서 끌어낸 물이다. 미네랄워터에는 칼슘, 마그네슘, 칼륨, 철, 나트륨, 중탄산염 등 250여 가지 성분의 미네랄이 포함되어 있다.

물, 건강하게 마시자!

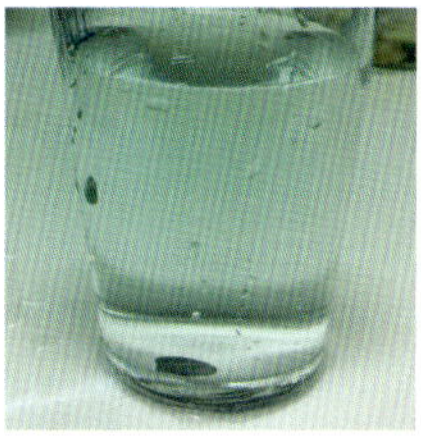
▲ 그림11-1 물 1컵

- **물 천천히 마시기** - 물도 음식과 같이 급하게 빨리 마시면 해로울 수 있다. 천천히/조금씩/나누어 마시면 위, 심장, 신장에 부담을 덜어준다.
- **음주 시 물 섞어 마시기** - 몸속으로 흡수되는 알코올 양이 줄어든다. 몸에 수분이 많아지면 소변 횟수가 늘어나 몸에서 혈중 알코올도 빠져 나가므로 해독을 담당하는 간의 부담을 덜어준다.
- **식사 시 음식과 물 같이 먹지 않기** - 식사 중 또는 직전에 물을 마시면 위장의 소화효소나 위액을 희석하여 소화에 지장을 줄 수 있다.
- **기상 후 또는 아침식사 前 물 1컵(0.5ℓ) 마시기** - 아침에 마시는 물은 자면서 몸에 쌓인 찌꺼기를 청소해준다(변비방지/腸건강). 점심/저녁/취침 전에도(15~20분) 1컵씩 마시고, 식사 후에는 1~3시간 지난 후 마시는 것이 좋다. 혈액의 상태는 건강과 직결돼 있어 건강하려면 피가 깨끗해야 한다. 오염되지 않은 피를 유지하는 가장 좋은 방법은 좋은 물을 마시는 것이다.

몸을 살리는 좋은 물이란?

- 알칼리성 띠고 있어야 한다.
- 활성산소 제거능력이 있어야 한다.

- 물 구조가 치밀한 육각수가 풍부해야 한다.
- 인체에 필요한 미네랄이 적절량 녹아 있어야 한다.
- 중금속/유기물질 등 인체에 유해한 오염물질이 없어야 한다.

좋은 물 / 맛있는 물

물속에 칼슘 이온이 나트륨/칼륨/마그네슘 이온보다 많으면 맛이 있고 건강한 물이라 할 수 있다. 좋은 물이란 건강에 좋은 물로 맛있는 물의 조건은 다음과 같다.

- **인체에 해로운 물질 無** - 인체에 유해한 염소 제거
- **미네랄성분 알맞게 포함** - 인체 건강에 필수적인 칼슘/나트륨/칼륨/마그네슘/철/망간 등이 알맞게 들어있는 물
- **산소+탄산가스** - 충분히 녹아 있는 물
- **약 알칼리성** - 인체는 약 알칼리성이므로(pH 7.35~7.44) 좋은 물은 약알칼리성이다. 알칼리수는 체내 효소/항산화물질의 활동을 낮추지 않아 음식물의 분해/소화/흡수 능력이 높아진다. 또한, 면역력 향상, 강한 저항력으로 인해 건강해진다(세계 장수촌 물 pH 7.8~9.0).
- **작은 클러스터** - 물 분자 클러스터가 작으면 같은 온도에서 분자운동이 빨라지므로 빠르게 흡수되어 세포의 활성화가 빨라진다.

알칼리 이온수는 SOD(super oxide dismutase, 항산화효소/산소에 노출되는 세포에서 항산화 방어기작을 수행하는 효소/피를 맑게 하고 세포를 건강하게 만드는 효소) 혹은 항산화물질의 활성산소 제거 능력을 유지시켜 혈액순환 개선 및 산화방지 효과가 있다. 보통의 물(12~13개 물 분자)과 달리 알칼리 이온수는(5~6개 물 분자) 물 분자가 작은 물이다. 육각수는 피부세포의 중요 구성물질(효소/면역물질..)을 보호하여 유해산소/노폐물로부터 피부를 방어해준다. 좋은 물은 오염물질 제거/건강유지/질병치료 능력이 있는데, 알칼리수는 대표적인 좋은 물이다. 알칼

리수는 구조가 치밀하여 만병의 근원으로 알려진 활성산소를 제거하는 능력이 있다. 전기분해 시 양극에서는 살균능력이 뛰어난 산성수가 만들어진다. 인체 내부는 약알칼리 상태일 때 가장 활동적으로 신진대사가 일어나나 피부는 약산성 상태에서 기능이 활성화된다. 산성수는 약산성인 피부의 기능을 촉진시키므로 세안, 목욕, 기타 피부 관리용으로 적합한 물이다. 살균능력이 뛰어난 산성수는 농업/축산업에서 유용하게 사용되고 있다(농작물 병해세균방제용, 저농약/무농약 농업용).

물로 다스리는 몸속 노폐물

물은 몸속을 돌면서 다음과 같은 중요한 기능을 발휘한다.

- **세포 간 용매** - 가장 중요한 세포 내 화학작용의 매체 역할
- **몸속 균형 유지** - 체온/pH(수소이온 농도)/삼투압 유지에 필수적
- **체내 에너지 발생** - 물의 이온교환 작용으로 전기에너지 발생 및 발전(發電) 가능. 세포에서 발생되는 자기공명과 전기에너지 공급으로 생체활성 가능
- **영양분 흡수+노폐물 배출** - 음식물로부터의 양분 흡수/찌꺼기 배출에 필수적
- **신진대사 촉진** - 깨끗한 물 섭취 → 영양소 용해 → 체내흡수 촉진. 건강유지의 최선책은 깨끗한 물로 원활한 신진대사를 유도하는 것이다.

수분 손실은 노화, 만성피로의 원인

사람이 일생동안 마시는 물의 양은 평균 50톤 이상으로 약 33톤을 배설한다고(땀 12톤) 한다. 물은 인체의 큰 부

분을 차지하나 연령별로 구성 비율이 달라 신생아는 80~90%, 성인은 65~70%, 죽을 때는 약 50%가 물이다. 물은 마신지 30초가 지나면 혈액에, 1분 후에는 뇌와 생식기에까지 도달하며, 체내 수분이 1~2% 손실되면 인체는 갈증, 피로감, 괴로움을 느끼게 된다. 5% 정도 빠져 나가면 정신을 잃고, 10% 이상의 손실에서는 이미 치명적인 상태가 된다. 하지만 우리 몸에서는 땀을 흘리지 않아도 매일 체중의 4% 정도는 생리작용에 의해 정상적으로 빠져 나간다. 생리적 배출작용 외 수분이 빠져 나가면 탈수증상이 나타나기 시작한다. 탈수 초기에는 사실 증상이 가벼워 아무렇지 않게 지나칠 수 있다. 하지만 이런 상황이 지속적으로 반복되면, 각종 질병으로 진행되어 건강을 해치게 된다. 우리가 매일 마시는 물의 양과 질은 몸을 순환하는 체액의 상태나 조건을 결정한다. 사실 체내의 생리생화학적 반응은 세포/조직/기관들로 들어오는 물의 양/구조/질에 전적으로 달려 있다. 탈수는 소화/해독/양분운반 과정을 어렵게 만든다. 배변활동에도 문제가 생겨 변비증세의 반은 탈수현상이 원인이 된다. 몸에서 나온 독소를 피부/장/신장/방광 등을 통해서 제거하려면 반드시 물이 필요한데, 탈수상태에서는 이들 독소를 제거하기가 어렵다. 몸 안의 모든 영양소는 오직 물속에서만 세포로 전달되는데, 몸이 만성적 탈수가 되면 영양소 결핍증에 걸리게 된다. 만성적 탈수는 만성피로와 거의 같은 상태로 만성적인 탈수가 일어나면 우리 몸은 쉽게 재생할 수 없게 된다. 만성적인 탈수는 긴장/피로감/두통/소화불량/스트레스/불면증 등을 불러올 수 있다.

물, 자연의 건강음료 - 물을 가리켜 '자연의 선물' 또는 '자연이 주는 건강음료'라는 말이 있다. 물을 바르게 마시기만 해도 우리는 건강을 잘 챙길 수 있다. 물을 바르게 마시는 방법이 따로 있는 것은 아니다. 아침에 일어나자마자 큰 컵에 한잔 정도의 물을 마시며 하루를 시작하면 된다. 하루 모두 10컵 정도의 물을 오전, 오후, 저녁에 나누어 마시는 습관을 가지도록 한다. 특히, 유난히 피곤하거나 긴장이 연속된 하루, 아플 때에는 물을 조금 더 마셔 순환계를 활성화시키도록 한다.

물마시기 '333 비법' - 공복에 하루 3번, 3잔, 3분간! - 급하게 마시는 물은 신장과 심장에 부담을 주므로 물은 약 3분에 걸쳐 조금씩 천천히 나눠 마시는 것이 우리 몸에 좋다. 건강하게 물 마시는 333비법이 사람들 사이에서 자주 시행되고 있으니 우리도 오늘부터 한번 시도해 보는 것이 어떠할지......

11-2 치유의 비법 II : Hydrotherapy

수(水) 치료

수 치료는 물 치료, 물 요법, 하이드로테라피(hydrotherapy) 등으로 불리는 물을 이용한 자연치유 요법으로 방법은 '먹는 물'에서부터 몸을 물에 담그는 '하이드로테라피'까지 다양하나. 물을 치료에 이용하는 역사는 길어 BC 4세기경 히포크라테스는 샘물을 마시고 목욕하는 치료처방을 내린 바 있다. 수 치료는 물을 다양한 방법으로 사용해 인체순환을 도와 노폐물이나 독소를 제거함으로써 효능이 나타난다. 일상에서 수 치료를 생활화하면 감기 예방에도 좋은 효과가 있다. 수 치료는 냉온욕법/온열요법/장세척/관장 등 다양하고, 실행 방식/물 온도에 따라 효능도 다르게 나타난다(온수: 심신 진정, 냉수: 인체 자극, 뜨거운 수증기: 통증 완화). 물은 진정작용이 있어 정신적인 흥분/마음이 혼란할 때 물을 마시면 차분히 가라앉는다. 심지어는 물을 마시거나 실제로 물을 보지 못하는 경우에 물소리를 듣는 것만으로도 마음을 진정시켜 준다. 오늘날은 우리가 살고 있는 주변의 환경이 각종 요인으로 오염되어 물에 대한 관심이 한층 더 높아지고 있다. 긴장을 풀고 혈액순환을 좋게 하는 반신욕 열풍에 이어 해양심층수 등을 음용수화 하거나, 화장품 제조, 성인병 예방과 치료에 다양하게 활용하고 있다. 일상생활 속에서는 물을 이용한 생활 건강요법 중의 하나로 통용된다.

물과 건강 - 목욕은 단순하게 피부를 깨끗이 하는 것 이상으로 건강유지와 질병예방에도 도움이 된다. 목욕은 피로회복과 혈액순환/신진대사/장기기능 증진으로 몸속 노폐물의 배출을 촉진시킨다. 또한, 목욕은 때때로 진통제나 해열제로 작용하는 등 물은 다양하고 광범위하게 질병의 예방이나 치료에 이용되고 있다. 또 목욕은 위장이나 간장에 활력을 주는 데 도움이 되고 적당한 목욕은 감기의 예방에도 효과가 있다. 목욕은 혈액순환을 촉진하고 자율신경의 활동을 활발히 해주어 피로를 회복하고 근육의 긴장을 풀고 통증을 경감시켜 준다. 겨울철의 잦은 목욕은 운동하는 것과 같은 효과를 볼 수 있다. 또한 물로 두통과 같은 가벼운 통증을 치료할 수 있다. 손이나 발을 뜨거운 물에 담그고 있으면 말초혈관을 팽창시켜 더 많은 피가 사지에 모이도록 해준다. 그렇게 되면 머리에 있는 혈관 속의 과도한 압력을 주던 피가 흘러나오게 되어 두통을 없애는 것이다.

물은 천연 해열제 - 몸에 열이 있을 때 가능한 찬물을 많이 마시면 열을 흡수하여 몸 밖으로 빨리 내보내 준다. 수건이나 스폰지를 찬물에 담갔다가 짜서 열이 나는 부위를 닦아주는 것도 효과적이다. 이렇게 하면 몸을 식혀 주고 혈액순환을 증가시킨다.

저렴하고 손쉬운 물 치료 - 물을 통한 치유는 어느 정도 본능적이라고 할 수 있을 것이다. 사실 이미 우리는 일상생활 속에서 물의 치료효과를 충분히 인식하고 있다. 예를 들어 노동이나 심한 운동 후에 하는 샤워나 목욕은 단지 몸을 씻기 위해서만이 아니라 피로회복이나 몸이 경직되는 것을 예방하기 위해서이다.

수치료법 응용 사례

- **찬물에서 걷기**

  찬물에서 걷기는 샤워나 목욕을 한 후 발을 찬물에 담근 뒤 5초~5분간 걷는다. 찬물에서 걸으면 면역력이 커져 감기 등 감염성 질환에 잘 걸리지 않는다고 한다. 그러나 발목, 발가락의 류머티스성 관절염, 골반염증, 방광, 소화관 이상이 있는 사람은 이 방법을 사용하지 않도록 한다.

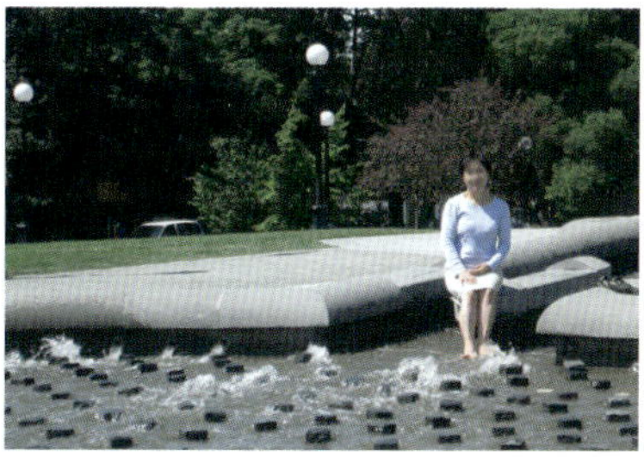

▲ 그림 11-2 수(水) 치료

• **스팀 쐬기**

먼저 깨끗한 주전자에 물을 끓이고, 이때 준비된 유칼립투스 에센셜오일 몇 방울 또는 민트 잎 1~2 찻숟갈을 물에 넣는다. 끓인 물에 적신 수건을 조심스럽게 머리에 뒤집어 쓴 뒤 느리고 깊게 호흡한다. 스팀 쐬기는 콧물, 인후염, 가벼운 호흡기질환에 효과가 있고, 피부청결이나 보습효과가 있다. 단, 얼굴에 화상을 입지 않도록 조심하여야 한다.

물 치료에 의한 효과적인 독소제거

물 치료란 물을 여러 가지 방법으로 사용해 순환활동을 돕고 주로 땀구멍을 통해 노폐물과 독소를 제거하는 방법이다. 물 치료는 독소와 노폐물의 배출을 자극시키는 부드러운 방법으로서 다른 치료법처럼 인체에 부담이나 불균형을 초래하지 않는다. 학문적인 물 치료법은 16세기에 들어와서야 나타났으며, 18세기와 19세기에 들어와 비로소 물 치료법이 대중화 되었다. 보통 물 치료에 사용하는 물은 33~36℃의 체온과 유사한 온도로 혈액의 흐름을 증대시키는데 적당한 온도이다. 물 치료법에는 물속 운동, 목욕, 샤워, 팩, 습포 형태로 몸 특정부위에 더운 물이나 찬물을 끼얹거나 더운물과 찬물을 교대로 사용하는 방법 등이 있다. 더운물은 이완과 진정에 도움이 되며, 근육긴장이나 고통도 경감시킨다. 열은 혈관확장으로 혈액순환을 향상시키고 자연치유력을 강화시키며 증대된 혈액의 흐름을 통해서 노폐물 제거를 촉진한다. 찬물은 자극이나 진정시키는 것 모두 가능하며, 피부 온도는 초기에 외부혈관의 수축으로 인해 내부의 혈관에서 수축된 만큼 피의 흐름을 증대시키면서 낮아진다. 찬물 사용을 그치거나 찬물 팩을 제거하면 혈관이 다시 확장되면서 혈액순환이 잘 된다. 더운물과 찬물을 교대로 사용하면 혈액순환을 효과적으로 촉진시킬 수 있다.

물 치료 효능:

- **물리적 자극** - 피부에 물이 닿을 때 물-피부 온도차와 물 압력에 의해 나타나는 효과. 기절했을 때 찬물을 끼얹어 정신 차리게 하는 것도 이에 해당된다.
- **진정작용** - 따뜻한 물로 정신적 안정과 신체 자극효과를 거둘 수 있다(진정효과 수온: 37.3~39℃).
- **강장작용** - 물은 심신을 강하게 만들어주는 강장제로 작용한다(강장효과 있는 수치료: 한냉욕, 냉온욕 등).
- **이뇨작용** - 몸에 냉수 적용 + 얼음물 음용 → 소변량 증가 → 뇨 독성 감소효과(소변량 50~100%↑)
- **발한작용** - 땀 분비 → 상승 체온 조절 가능
- **해열, 수면효과** - 35~37.8℃ 미지근한 물속에 들어가 있으면 물이 몸의 열을 빼앗아가 해열효과를 볼 수 있다. 이 방법은 잠을 잘 못자는 불면증에도 도움이 된다.
- **진통, 국부 마취** - 물은 통증완화나 어느 정도의 진통효과를 내기도 한다. 두통을 느낀다면(심한 두통, 질환성 두통 제외) 일단 깨끗한 물을 마시고 잠시 심신의 휴식을 취하면 통증이나 긴장을 완화시키는 효과를 경험할 수 있다.

반신욕 - 반신욕은 체온보다 약간 높은 온도의 물에 양팔을 담그지 않고 명치 아래만 잠기게 하는 목욕법이다. 반신욕은 몸속을 따뜻하게 해주면서 혈관 상태를 개선해 혈액순환이 잘 되도록 한다. 심장에 부담을 주는 전신욕과 달리 반신욕은 심장에 대한 부담이 적고 땀을 통해 체내 노폐물을 배출할 수 있어 건강유지에 좋은 방법이다. 목욕 시간은 20~40분에서 피로를 느끼지 않을 정도면 된다. 물의 온도는 체온보다 1~2℃ 높은 따뜻함을 느낄 정도, 깊이는 명치 아래가 잠길 정도면 적당하다. 반신욕에 주의할 점은 물이 절대 뜨겁게 하지 않도록 하여야 한다!

발끝 족욕 - 발끝에서 전신을 건강하게 할 수 있는 것이 바로 족욕! 더운물에 발을 담그는 족욕은 냉해지기 쉬운 하체 혈액의 알칼리도를 높이고 발한을 목적하는 물 치료법이다. 몸에서 열나는 병 일체, 신장병, 부종, 당뇨병, 불면증, 감기, 기침 등에서 효과가 알려져 있다. 몸이 차가우면 → 혈관수축 → 점액성 노폐물 혈관벽 부착 → 혈액순환↓→ 혈압상승으로 이어진다. 이럴 때 족욕을 하면 발끝에서 전신으로 몸이 따뜻해지면서 위축되었던 혈관이 넓어져 혈액순환이 좋아진다. 편안한 자세로 40℃ 정도의 더운물에 발을 담그고 긴장을 풀어준다. 공복에 하면 좋고, 식후 30분이 지난 다음 해야 한다. 족욕 후에는 생수, 비타민 C, 짜지 않을 정도의 소금물을 보충해 주면 좋다.

냉온욕 - 일상적인 목욕에서 특히 혈액순환을 좋게 하는 것이 냉온욕으로 생리기능 조절에 효과가 있다. 가정에서 저렴하고 쉬운 방법으로 혈액순환을 증가시킬 수 있다는 것이 장점이다. 냉온욕을 꾸준히 하면 심폐기능↑, 지구력/유연성↑, 체내지방↓↓ 효과가 있다. 냉탕에서 몸은 산성으로 기울고 온탕에서는 알칼리성으로 기울어 냉·온탕을 반복하면 체액은 중성~약알칼리성으로 개선된다. 더불어 림프액 정화 및 순환촉진, 저항력 증강, 피로회복 촉진도 함께 온다. 냉온욕은 만성피로, 각종 신경통, 류머티즘, 관절염 등에 효과가 있다. 그러나 호흡기 계열에 문제가 있으면 냉온욕이 맞지 않아 추천되지 않는다. 국소적으로 냉온욕을 하면 → 피부 말초순환↑ → 국소적

진통/소염효과 → 신진대사↑ → 피로회복이 빨라진다. 특히, 발에 하는 족냉온욕은 혈관의 탄력성을 높여주는 것으로 알려져 있다. 혈관의 탄력성을 높이는 족냉온욕을 할 때 더운물의 온도는 40~45℃, 찬물은 15~18℃가 적당하다. 의자에 앉아 찬물에 담그는 것으로 시작해 1분씩 번갈아가며 담그고 마지막은 찬물로 끝낸다. 찬물은 피부표면의 혈관을 수축시키고, 수축된 혈관 속의 체온은 밖으로 나가지 못해 몸이 더 차가워지는 것을 막아준다. 족냉온욕 횟수는 온욕 4회, 냉욕 5회 정도가 기본이다(냉-온-냉-온-냉-온-냉-온-냉).

찜질요법

찜질요법은 우리나라 사람들에게 흔히 찜질방으로 통하는 매우 익숙한 목욕법이다. 주요 원리는 황토, 숯, 옥 등 주요 마감재에서 방출하는 원적외선을 이용한다. 찜질의 원리는 온열작용에 의한 체온조절 작용을 이용한 땀의 배출과 원적외선 원리라고 할 수 있다. 찜질요법의 원적외선 발열체로 대표적인 것은 맥반석, 황토, 옥, 게르마늄 등이고, 특히 이들이 가열될 때 많이 발생하는 원적외선은 탈취, 항곰팡이, 항균작용을 한다. 찜질 중에는 수시로 물을 마셔 몸에 수분을 충분히 보충하고, 발열체에 근접하는 것을 피하며 장시간 과다한 피부노출은 하지 않도록 한다. 찜질은 10분 정도가 적당하며 열기를 쬔 후에는 10분간 휴식을 취한다. 머리는 가능한 차게 하는 것이 좋으며, 간단한 마사지를 병행하면 한층 더 효과가 있다.

※ 원적외선: 물질이 태양광선을 맞아 발산하는 긴 파장(25~1,000㎛)의 전자파를 지닌 적외선이다. 지구상의 모든 물질에서 나오며 열작용이 크고 침투력이 강하다. 세포내 물이나 단백질 분자에 닿으면 세포를 분당 2,000번 미세하게 흔들어 세포를 활성화시킨다. 원적외선의 열작용은 모세혈관을 확장시켜 원활한 혈액순환과 세포조직을 활성화하여 노화방지, 신진대사 촉진, 만성피로 등에 효능을 발휘한다.

약초목욕

일반적인 목욕도 몸을 건강하게 하는데 약초를 우려낸 물로 목욕한다면 그 효과는 굳이 설명이 필요가 없다. 약초목욕은 건강 목욕법으로 식물에 들어 있는 영양분이 피부에 침투해서 혈액의 흐름을 좋게 한다. 각 증상에 맞는 약초를 이용해 목욕물을 우려낸 다음 그 물에 몸을 푹 담가 목욕을 하면 여러 가지 병을 예방하고 치료효과도 얻을 수 있다. 하지만 열이 나거나 부기가 있을 때, 편도선염 증세가 있거나 눈병을 앓을 때, 종기 또는 다른 화농 증세가 있을 때는 약초목욕을 삼가야 한다. 또한 식사하기 바로 전이나 후에 하는 것도 좋지 않다. 약초목욕 방법은 다음과 같이 비교적 간단하다.

1. 욕조에 약간 뜨거운 물을 받은 후 거즈/천에 싸서 묶어 준비한 약재를 담가둔다.
2. 약초 물이 우러날 동안 머리를 감고 몸도 가볍게 비누칠 한 후 사워한다.
3. 약재가 우러난 36~38℃ 정도의 욕조 물에 편안히 누워 15~20분 몸을 푹 담근다.
4. 욕조에서 나와 가볍게 비누칠을 하고 몸을 헹군다.
5. 샤워기 수압을 세게 하여 씻어내면 피부탄력과 미용에 효과적이다.

지나친 목욕은..

사람의 피부는 인체에서 가장 큰 기관으로 몸을 보호하고 감각기능 및 온도조절 등의 중요한 역할을 한다. 피부는 표피, 진피, 피하조직의 3층으로 되어 있다. 바깥층 표피조직의 땀구멍은 피부 표면으로 피지, 노폐물과 땀을 내보낸다. 진피층에 있는 콜라겐과 엘라스틴 단백질은 피부를 강하고/단단하고/유연하고 탄력성 있게 해준다. 피하조직은 다량의 지방조직이 있어 양분을 저장하여 에너지 창고로서의 역할을 한다. 표피는 다시 각질층, 투명층, 과립층으로 이루어져 있는데 각질층(피부보호 단백질 풍부, 죽은 세포층)은 약 27일을 주기로 새로운 세포들로 교체된다. 새로이 형성된 각질층 세포들은 피부 최외층에 자리하여 외부 자극으로부터(유해물질/세균..) 피부를 보호한다. 그러므로 지나친 목욕은 삼가는 것이 좋다. 때를 자주 밀면 새로운 각질층이 표면에 자리도 잡기 전에 보호층이 제거되어 피부를 약화시키기 때문이다. 또한, 피부단백질도 얇아지는데 단백질이 줄어들면 피부노화가 촉진되어 주름이 쉽게 생길 수 있다. 그리고 세안 시 비누를 많이 사용하지 않고 항상 부드러운 수건을 쓰면서 관리하면 피부는 건강한 상태를 유지할 수 있다. 피부노화를 방지하는 좋은 방법은 콘드로이틴(연골, 피부, 힘줄, 혈관벽 등의 주요 성분) 성분을 섭취하는 것이다. 이는 결합조직으로 세포 내에서 단백질과 결합하고 조직의 수분과 점성을 유지시켜 세포의 기능을 높여준다.

11-3 치유의 비법 II : 식이요법

식이요법이란?

식이요법은 어떠한 목적을 위해 식사/식단을 조정하여 건강에 이르도록 소화나 영양흡수를 돕게 하는 방법을 말한다. 원래는 어떤 질병을 치료하기 위해 질환 또는 상처 치료를 목적으로 하는 보조적인 의미의 의료수단으로서의 다이어트(diet) 뜻이 강했다. 그러나 오늘날에는 식사요법이라 부르기도 하며, 더 넓고 다양한 뜻을 지닌 의미로 쓰이고 있다. 식습관이나 잘못된 음식물도 체내에 독소를 쌓이게 하고 몸을 병들게 할 수 있다. 병이 생긴 후에 식이요법을 하는 것보다는 평상 시 올바른 식생활로 병을 예방하고 인체 건강에 필요한 균형 잡힌 식품을 선택하는 것이 가장 바람직하다. 식생활은 각 나라마다 다르므로 식이요법의 방법에는 문화적인 요소가 가미되기도 한다.

푸드테라피

자연치유와 푸드테라피 - 푸드테라피(foodtherapy, 합성어: 음식food+치료therapy)는 음식으로 건강을 다스릴 수 있다는 의미의 자연요법으로 건강유지에 음식의 중요함과 필요성을 느끼게 한다. 자연의 먹거리를 통해서 몸-마음-정신의 조화와 균형 유지로 생명력과 자연치유력을 일깨워 건강한 삶을 영위하게 하는 전반적인 건강법이다. 간단히 말하자면 에너지원인 음식으로 몸에 생기를 주어 더 나은 컨디션을 유지하게끔 하는 민간요법이다. 푸드테라피는 식재(食材) 내 자연의 기운/맛/색깔/영양분을 받아들여 몸에 부족한 에너지와 영양분 등을 보완하는 음식물 섭취에서부터 배설은 물론 조직의 활성화 등 몸속에서 일어나는 전 과정을 관리하는 것이다. 음식은 자연의 에너지를 인체에 공급하는 에너지원이며, 인간에게 음식은 곧 치유이고 생명이라는 사실을 알 수 있다. 오늘날의 푸드테라피는 식이요법과 자연치유학(영양학/파동의학/컬러테라피 등)이 가미되어 보완된 새로운 개념이다.

컬러와 푸드테라피 - 자연의 여러 색이 인체 치유에 효과가 있듯이 음식의 색도 자연치유에 효과적이다. 암 예방 또는 암세포와 대적하려면 RED~BLUE 색채의 '컬러 푸드'가 녹황색 채소보다 효과적이라는 연구결과가 발표된 적이 있다(미국). 연구에 의하면 과일/채소(가지/적양배추/보라색 옥수수/각종 베리류)의 붉고 푸른 빛깔 천연색소가 강력한 항암인자로 작용하는데, 안토시아닌의 항산화작용은 암세포 성장을 억제하고, 암세포만 골라 제거하는 효능이 있다고 한다. 풍부한 안토시아닌 성분은 혈류에 쉽게 흡수되지 않고 몸 곳곳을 돌아다니기 때문에 암 예방에 탁월한 효과가 있는 것으로 추정된다. 실험 결과로 보라색 옥수수와 버찌는 대장암 세포의 성장을 억제하였고, 전체 암세포의 약 20%를 제거했다고 보고하였다. 반면, 녹황색 채소류(시금치, 당근..)는 베리 종류에 비해 50~80%의 항암효과를 보인 것으로

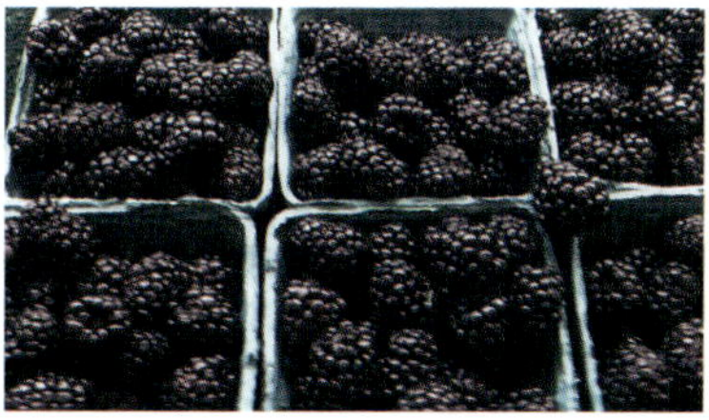

▲ 그림 11-3 블랙베리

나타났다. 또한 암세포 성장속도를 반으로 줄이기 의해 항암성분이 얼마나 필요한지 알아보는 실험에서도 보라색 옥수수에서 추출한 안토시아닌이 가장 좋았고, 시금치 안토시아닌은 같은 효과를 내기 위해 약 9배가 더 필요했다고 한다. 이는 짙은 색깔의 음식재료가 자연치유에 더 효과적일 수 있다는 것을 의미하기도 한다.

안토시아닌 - 보라색 과채류에는 안토시아닌(화청소/anthocyanin, 활성산소 제거하는 항산화기능) 색소가 많이 들어있어 활성산소가 원인이 되는 각종 암에 큰 역할을 한다(항암제). 항산화작용은 혈전을 막고 순환기 질병을 예방할 수 있다. 일반적으로 여러 식물조직(과실, 잎, 줄기, 뿌리)에 들어있으며, 암과 순환기 질병을 감소시킨다. 채소와 과일에 있는 다채로운 색소들은(카로틴/라이코펜/리모넨/마늘의 알릴화합물/딸기와 잣의 엘라진산..) 암 촉진억제물질(anticarcinogen)로 널리 알려져 있다. 특히, 블루베리의 탁월한 항산화효과는 이들이 지닌 보랏빛의 푸른색에 그 비밀이 있는데, 이들의 청색이 바로 안토시아닌 성분에 의한 것이다. 여러 병의 원인이 되는 활성산소 독소를 중화시키는 항산화작용 외에도 콜레스테롤 억제작용, 알츠하이머병에도 효과적이라고 한다(∵ 뇌세포 사이 상호연락에 필요한 산소활동↑). 이것이 컴퓨터를 많이 사용하거나 눈이 피곤한 사람들에게 블루베리 섭취를 적극 권장하는 이유이다.

※ 안토시아닌: 붉은색~보라색 플라보노이드(flavonoid) 색소. 때로는 흰색과 담황색 색소도 포함한다.

먹는 것으로 지키는 식사요법

육식 위주의 식생활로 인체의 성장/발육/생명유지에 필요한 영양분이 생선/해조류/채소류/곡류 등으로부터 제대로 섭취되지 못하면 몸의 저항력/면역력/회복력 등이 떨어지고 노화는 비교적 빠르게 진행된다. 먹는 것으로 건강을 지키고자 한다면 생활 속에서 다음을 지키도록 노력하자.

- **효소가 살아있는 음식 먹기** - 우리 몸을 구성하고 있는 세포는 약 60조 개 이상이다. 이들 세포는 효소반응에 의해서 만들어지는데 효소란 생물체 내에서 각종 화학반응을 촉매하는 단백질로서, 효소가 순조롭게 정상적인 활동을 하고 있는 상태에서는 세포가 강화되고 질병에 대한 저항력도 강화된다. 모든 생명현상은 일종의 화학반응으로 생체 안에 2,000종 이상 존재하는 효소 없이는 일어날 수 없다. 우리 몸 안에 소화효소가 있어 이들 효소의 작용으로 불과 1~2시간이면 섭취한 탄수화물과 단백질이 포도당과 아미노산으로 잘게 분해되어 몸에 흡수되는 것이다. 효소가 많고 활발히 활동하면 자연치유력이 생기는데 바로 이런 상태가 건강상태인 것이다. 효소의 활동이 감소되면 인체의 저항력은 약화되고 결국은 병에 걸리게 된다. 효소활동이 활성화되기 위해서는 단백질, 비타민, 미네랄, 체액의 산도(pH), 체온, 습도가 알맞아야 한다. 그러나 오늘날의 열악한 환경과 식생활 방식은 효소의 활동을 약화시키고 있으며, 그 결과 쉽게 피로가 오고 나아가 각종 질환에 시달리게 된다. 효소가 살아있을 때와 죽었을 때의 에너지 효율은 엄청난 차이를 보인다. 효소가 죽었을 때의 에너지 효율은 20%를 넘지 않지만 살아있을 때의 에너지 효율은 85%까지 올라간다. 곡식/채소/과일에 열을 가하지 않고 살아있는 상태의 효소를 먹을 수 있기 때문이다. 효소는 누룩과 메주를 발효시킨 발효식품에 가장 많이 들어있고, 곡식의 씨눈과 엽록소가 함유된 식물의 잎, 줄기, 뿌리, 열매에도 들어있다. 효소가 살아있는 식품을 먹어야 피가 맑아지고 체질이 개선되며 생명력을 그대로 이어 받을 수 있다.
- **엽록소 살아있는 음식 먹기** - 식물의 세포 안에 들어있는 엽록소는 식물이 광합성 할 때 필요한 에너지를 태양으로부터 받아들이는 역할을 한다. 엽록소는 물과 이산화탄소와 태양에너지를 촉매로 하여 포도당과 산소를 전환시키는 탄소동화작용을 한다. 엽록소는 우리 몸에서 조혈작용, 효소 활성화, 풍부한 섬유소, 체질개선 등의 역할을 한다. 우리 식단에서 살아있는 엽록소를 가장 확실하게 섭취하는 방법은 생된장에 마늘을 많이 찧어 넣고, 생감자, 생고구마, 생채를 찍어 먹는 것이다. 또 쑥, 미역,

무, 당근, 시금치를 식초, 마늘, 깨로 양념하여 꼭꼭 씹어 먹는 방법이 있다. 이른 봄에 쑥의 새싹에는 철분, 칼슘이 많이 들어있을 뿐만 아니라 비타민 A는 같은 양의 쇠간보다 많고, 비타민 C는 딸기나 귤보다 많다.

- **배아 살아있는 음식 먹기** - 배아가 살아있는 현미는 몸에 필요한 영양소가 골고루 들어있다. 백미가 뇌에 도움을 주지 못하는 이유는 탄수화물을 태우는 역할을 하는 비타민 B군이 부족하기 때문이다. 비타민 B군은 세포호흡을 원활하게 하는데 꼭 필요한 대사물질이다.

- **독 되는 음식 피하기** - 효소와 엽록소와 배아가 살아있는 음식들은 결국 우리 몸을 살아있게 하는 재료들이다. 육류와 채소의 섭취는 1:3 비율로 유지하는 것이 좋다.

- **오백(五白)식품 멀리하기** - 오백식품 = 흰쌀(백미)/흰 설탕(백당)/흰 밀가루/흰 소금/인공조미료(MSG). 그 대신에 현미/벌꿀/천일염을 먹고, 자연조미료(멸치/다시마..)를 사용한다. 좋은 식품을 찾아다니기 전에 먼저 오백식품을 먹지 말아야 한다. 인스턴트 가공식품을 먹는 식생활이 몸속에 독을 쌓아가는 지름길이라는 점을 명심해야 한다.

치유를 돕는 식사

매우 중요하면서 실질적인 의미가 있는 연구 결과: 실험대상 동물들이 1일 섭취 권장량보다 열량을 적게 섭취했을 때 질병에 걸릴 확률이 낮아져 더 오래 산다는 것. '저영양'이 건강과 장수에 좋은 영향을 미친다는 것은 실험 쥐들을 통해 이미 사실로 굳어졌고 열량 섭취를 줄이는 가장 쉬운 방법은 지방이 들어 있는 식품을 끊는 것이다. 지방은 음식의 맛과 먹는 즐거움을 더해주기 때문에, 그런 요인들을 완전히 제거하고 싶지는 않을 것이다. 저지방식품을 이용하면 열량 섭취를 줄이면서 계속 만족스러운 식사를 하는 것이 가능하고, 이것이 저영양의 이로움을 취할 수 있는 한 가지 방법이다. 몸이 아주 마르고 추위에 민감한 사람은 금식을 해서는 안 된다. 현대인의 질병의 대부분은 만성병이다. 과거에 비해 신체활동량은 적어진 반면에 고영양의 고칼로리 음식을 섭취함으로 비만인구가 급증하게 되었고 이로 인한 각종 성인병이 증가 추세에 있다. 이와 같은 만성병들은 평소에 음식을 조절하고 건강한 식습관을 유지함으로써 개선될 수 있다. 연구결과에 의하면 칼로리를 적게 섭취 할수록 동물의 수명은 늘어나며, 일일 칼로리 섭취량을 줄일 것을 권고하고 있다. 식약동원(食藥同源)이라는 말과 같이 음식 또한 치료작용을 하므로 약과 음식은 근원이 같다고 하였다. 만성병은 약을 대신하여 음식물로 자연 치료하는 것이 고통과 부작용을 최소화 하는 길이다. 여성의 5대 만성병이라는 생리불순/수족냉증/변비/빈혈/피부트러블은 병에 대한 '경계신호'라 할 수 있으며 이는 바로 식생활의 균형이 무너진 결과에서 초래한다.

과일과 야채

야채와 과일은 암, 심장병, 그 밖의 흔한 질병으로부터 우리를 보호해줄 뿐만 아니라, 면역성과 치유력도 높여준다. 브로콜리에서 발견된 설포라팬(sulphoraphane) 성분은 브로콜리의 강력한 항암효과와 부분적으로 관련이 있는 것으로 추측된다. 채소와 과일에 많은 베타카로틴은 암과 각종 성인병의 원인이 되는 활성산소를 청소하는 역할을 한다. 비료의 과용에서 오는 식물체내 질산 축적은 인체에 해로운 nitrosamine을 유발하나 비타민 C는 이를 해소시킨다. 채소와 과일에는 카로틴 외 비타민 C와 유익한 광물질들이 있어 사람들의 건강유지에 불가결하다. 매일 많은 양의 신선한 채소와 과일을 식용함으로써 "nicotine 말고 carotene"란 모토를 기억하며 암과 심장병, 성인병으로부터 오는 노화를 막고 스트레스와 피곤함으로부터 해방되어야 한다.

- **카로틴** - 녹황색 채소에는 카로틴(carotene) 색소가 함유되어 있으며(어원: 캐롯/carrot, 당근), 여러 종류(알파-/베타-/감마카로틴/리코핀)가 있다. 당근에는 카로틴이 많이 들어 있는데, 이것은 체내에서 분해되어 비타민 A를 생성한

다. 비타민 A는 특히, 시력회복에 도움을 주고, 이외에도 피부개선, 식욕증진, 모발 성장촉진 등의 효능이 있는 영양소이다. 당근은 활성산소 제거와 노폐물 배출효과(체내 노폐물/중독물질 용해/제거)가 뛰어나 자연요법에서 흔히 사용되는 재료이다. 자연요법 적용 시(미국/유럽) 일부 질병을 제외하고는 대부분의 질병에서 당근을 가장 먼저 사용한다. 당근에는 인체에 필요한 비타민/미네랄이 다량 들어있어 활성산소 제거에 효과가 있다.

※ 참고: 당근사과 주스를 마시면 간의 노폐물이 조금씩 배출되어 가끔 피부가 노랗게 됨. 이는 독소가 피부를 통해 배설되기 때문에 생기는 일시적 현상이다.

- **섬유소** - 섬유소는 식물 다당류로 세포벽을 형성하며, 곡류, 채소와 과일에 다량 분포한다. 섬유소는 우리가 먹는 식물 중에서 소화되지 않고 몸에 남는 성분이다. 화학적으로 복잡한 구조를 지닌 섬유소는 소화기관(위/장관)이 소화시킬 수 없다. 수용성(펙틴성분/gum/유액, 혈당량↓)과 불용성(리그닌/hemicellulose 등, 대장기능↑/대장암 발생↓) 두 종류가 있다. 적절한 양의 섬유소 섭취는 소화기 건강증진, 규칙적인 장운동, 대장기능 개선 등을 불러온다. 어떤 섬유소는 콜레스테롤 제거를 도와 심장혈관계가 건강해진다. 섬유소를 충분히 섭취하면 소화기가 제 기능을 잘하여 몸의 치유력을 향상시키는데 큰 이점이 있다. 섬유소 섭취의 중요성은 재차 강조해도 지나치지 않다. 그 이유는 채식을 많이 하는 경우에서 찾아볼 수 있기 때문이다. 일반적으로 채식가들은 육식가에 비해서 혈압이 낮고 혈중 콜레스테롤 수치도 낮다. 과채류 섬유소를 규칙적으로 섭취하는 사람은 반대의 경우에 비해 혈압이 낮고 심장병 발생이 적다. 섬유소 함량이 많은 식품의 섭취는 혈중 콜레스테롤 감소와 혈당저하를 가져온다(당뇨병: 인슐린 투여량↓). 보고에 의하면 매일 20~35g 섬유소를 섭취하면 그렇지 않은 사람보다 장의 암 발생 가능성을 50~100% 낮출 수 있다고 한다.

치유식에 관한 권고사항

- 총열량 줄이기 - 고지방식품 피하기(요리 시 지방성분 줄이는 조리법 시도)
- 올리브유 이용 - 조리 시 불포화도 높은 식물성 기름 사용 자제. 고품질 올리브유 이용
- 트랜스형 지방산 식품 절제 - 마가린, 부분적 수소처리된 기름 등의 사용 지양
- 오메가-3 지방산 섭취 - 음식에 대마유/아마유 등 기름 첨가
- 단백질섭취 줄이기 - 단백질섭취 적게 하기
- 생선+콩류 - 식단에 생선과 콩 제품 자주 사용(동물성 단백질식품 적게 사용)
- 과일+야채 - 다양한 과일과 야채 많이 먹기
- 잡곡+전곡 - 잡곡과 전곡(밭곡식) 섭취 지향

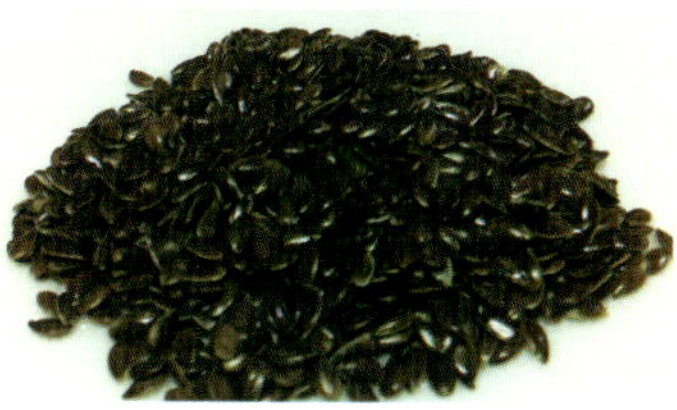
▲ 그림 11-4 아마종자

식사요법,
먹는 것으로 지킨다!

음식섭취와 인간의 수명이 얼마나 연관되어 있는지는 에스키모인과 몽골인의 섭식활동에서 찾아볼 수 있다. 육식 위주로 고기를 날것으로 먹는 에스키모인의 수명은 40세를 넘지 못하였다고 한다. 또한, 몽골인의 평균수명도 50세 정도에 불과한데, 주된 원인은 몽고인들의 독특한 식생활에 기인한다. 몽고가 내륙에 위치하는 지리적 특성상 식물성 영양분은 거의 섭취하지 못한 채 거의 매일 주식으로 양고기만 먹기 때문이라고 한다. 우리 몸이 정상적으로 발육하려면 5대 필수영양소가

골고루 들어있는 섭생을 하여야 한다. 그러나 몽고에서는 성장과 발육, 생명 유지에 필수적인 식물성 채소류, 바다의 생선 및 해조류, 곡류 등이 포함된 식사를 하지 못하기 때문에 저항력/면역력/재생력/회복력 등이 떨어지고 노화가 빨리 진행된다. 연구결과에 따르면 동물성 지방섭취량이 적고, 채소/과일/생선을 주식으로 하며, 감자/콩류/우유발효 식품을 늘 먹고 있는 곳은 장수하였다. 오키나와 사람들의 장수 원인으로는 균형 잡힌 식생활/운동/신체활동/여유로운 휴식 등을 꼽는다. 이들의 식생활을 살펴보면, 육류/두부/콩류/채소를 풍부하게 먹는 대신 소금은 아주 적은 양만 섭취하고 있다. 에스키모, 몽골, 오키나와 사람들의 식사요법은 우리가 건강하기 위해 어떻게 해야 하는지를 말해주는 살아있는 교육, 그 자체이다.

참고문헌

마미야 가즈끼 엮음. 2004. 우리 몸은 두 가지 물을 원한다. 혜인

박금실, 김종진, 김수경, 이섬백. 2012. 자연의학 총론. 아트하우스 출판사

박태선, 김은경. 2011. 현대인의 생활영양. 교문사

이성재. 2005. 자연치유력. 랜덤하우스중앙

이응철, 고은애, 이형환. 2013. 자연치유학. 아트하우스 출판사

정지민 옮김. 2003. 몸과 마음을 치료하는 물. 스티브 마이어로비츠 지음. 아름다운사회

하태규. 2004. 내 몸에 가까운 물. 미토스북스

현종오 옮김. 우에다이라 히사시 지음. 1997. H_2O..., 물의 정체. 아카데미서적

Chapter TWELVE

치유의 비법 Ⅲ

생활요법들(운동, 명상, 웃음요법)

명상은 마음을 내부로 몰입시켜 내면의 자아를 확립하거나 정신집중으로 혼란스러운 것의 근원을 찾아가는 길이다. 평화로운 삶을 찾아가 마음의 정화에 이르는 길이라고도 한다. 요가, 좌선, 집중, 통찰, 기도 등 다양한 수행법들이 알려져 있으며, 이들을 통해 마음의 정화에 도달하거나 생명의 근원인 호흡의 단계까지 내려갈 수 있고, 모든 것이 열려있는 상태에 이르기도 한다. 명상은 사물과 현상의 본질을 자각하기 위해 앞으로 진행되는 삶을 잠시 쉬고 점검하여 살아가는 지혜를 습득하는 일이다.

Chapter 12

12-1 치유의 비법 Ⅲ : 생활 속 운동요법

12-2 치유의 비법 Ⅲ : 생활 명상요법

12-3 치유의 비법 Ⅲ : 웃음요법

제12장

치유의 비법 Ⅲ :
생활요법들(운동, 명상, 웃음요법)

12-1 치유의 비법 III : 생활 속 운동요법

자연건강과 운동

운동은 개인의 건강관리와 삶의 질 향상을 위해 필요한 요소이며, 사회적으로는 의료비용 절감에도 크게 기여하는 요인이다. 자연건강을 유지하기 위해서는 적절한 운동을 해야 하며, 균형 있는 식습관과 함께 지속적으로 실행해야 할 필수적인 생활습관이다. 운동은 개인의 건강관리와 삶의 질 향상을 위해 꼭 필요하다. 올바른 운동법은 개인의 건강과 나이, 체력에 맞는 운동의 종류와 강도, 시간, 빈도 등을 결정하고 그 진행단계에 따라 질과 양을 조절해야 한다. 과학적이고 체계적인 건강증진 활동으로 건강, 의학적 전문지식을 가지고 운동한다면 그야말로 금상첨화가 될 것이다. 사람마다 운동을 하는 이유와 목적은 천차만별이다. 만약, 운동을 자신의 심장기능을 향상시키고자 한다고 가정해보자. 다음의 사항들을 유념하여 과학적으로 운동하면 말 그대로 이상적일 것이다. 먼저 자신의 최대 운동능력을 파악하고, 최소 50% 이상의 강도로 운동을 하는 것이 바람직한데, 이때 최대 맥박수는 220에서 자신의 나이를 빼면 된다. 실제 맥박수를 측정하지 않더라도 대개 숨이 조금 차도록 빠른 걸음으로 걸으면 자기 능력의 40% 정도, 가볍게 달리면 50~60%에 해당된다고 한다. 운동 중 '음~, 좀 힘드네...'에 해당된다면 그 운동의 강도는 본인의 최대 운동능력의 70~80% 정도에 이르는 것이다.

비만에는 운동이 최고!

비만의 원인 가운데 하나는 과도한 열량 섭취와 운동부족으로 열량의 소모보다는 체내에 축적되는 양이 더 많다는 것이다. 체중증가로 비만이 되면 많은 경우 순발력과 지구력이 저하되고 의욕이 없어지며 잠이 많아진다고 한다. 비만의 척도를 지방조직의 체내 비율(체지방율)로 보는 견해를 따르면, 정상 체중의 체지방 비율은 여성 20~25%, 남성 15~18%이다. 몸에 이 범위를 초과하는 지방조직을 가지면 일반적으로 비만이라고 말한다. 비만의 예방, 조절, 치료에는 무엇보다도 체지방을 낮춰야 하며, 이를 위해서는 에너지 소비가 많은 운동을 규칙적으로 해야 한다. 하지만, 가장 중요한 것은 비만을 예방하는 것이다. 비만의 원인은 주로 과다한 에너지 섭취와 신체 움직임을 적게 하는데 있고, 이 두 가지가 동시에 진행되면 비만은 아주 쉽게 우리 안에 자리 잡는다. 적게 먹고 많이 움직이는 것이 바람직하나 그렇게 하는 것이 쉽지 않음을 모두 잘 알고 있다. 의도적으로라도 건강을 위한 운동을 자주 해야 한다. 건강증진을 목적으로 하는 운동은 자신의 최대 운동능력의 50~80% 강도로 매일 30~60분, 일주일에 3~5일 하는 것이 바람직하다. 비만의 경우에는 그 강도를 50~60%로 낮게 잡아 60분 이상 길게, 일주일에 6~7일 하는 것이 효과적이다. 낮은 강도의 운동일수록 체지방을 에너지로 이용하므로 체지방 감소에는 이러한 조건이 이상적인 운동부하량이다. 비만에서 빨리 탈피하고자 단시간에 높은 강도의 운동을 하면 글리코겐이 주로 쓰이고 체지방은 적게 이용되어 원하는 결과를 얻지 못해 실망할 수 있다. 체지방을 많이 소모하고자 한다면 짧은 시간에 벅차게 하는 운동은 피하는 것이 좋다. 부작용 없이 모두에게 가장 좋은 운동법은 무엇일까? 답은 걷기! 걷기는 비만의 경우에도 매우 효과적인 운동법으로 알려져 있다.

걷기 운동 프로그램

걷는 운동은 쉽게 살찌는 비만성 체질에도 칼로리 소모량을 증가시켜 체지방 감소에 매우 효과적이다. 걸을 때 속도는 트레드밀(treadmill) 위에서의 속도와 같게 하면 효과도 같다고 한다. 걷기가 어느 정도 익숙해지면 걷는 거리와 운동 시간을 다르게 해야 운동능력이 향상되고 체지방이 감소될 수 있다. 항상성유지를 위한 건강이 목적이라면 기초체력을 향상시키는 운동이 바람직하다. 기초체력을 향상시키는 운동으로는 근력운동(윗몸 일으키기, 엎드려 팔굽혀펴기..), 지구력 운동(자전거타기, 수영..), 순발력 운동(전속력으로 달리기, 제자리에서 멀리뛰기..), 평형성 운동(물구나무서기..), 유연성 운동(팔/어깨 돌리기, 무릎 돌리기..) 등이 있다. 많은 사람들이 운동하면서 인체와 관련하여 가장 향상시키고자 하는 것은 근력 강화와 내구력의 증강이라고 한다.

유산소운동

유산소운동이란 편안하게 호흡을 지속하면서 할 수 있는 운동을 말한다. 큰 힘 들이지 않고 숨차지 않게 하며 몸 안에 최대한 많은 양의 산소를 공급시킬 수 있는 운동이다. 산소 필요량과 공급량이 비슷한 상태에서 산소가 충분히 공급되면서 에너지를 소모하므로 심장과 폐의 기능이 향상되고 혈관이 강해진다. 규칙적으로 장기간 실행하면 운동부족과 관련된 질병(고혈압/동맥경화/고지혈증/당뇨병 등) 예방, 비만해소, 노화지연도 가능해진다. 유산소운동에는 걷기/조깅/에어로빅/수영/자전거타기 등이 있다. 1968년, 심장병 전문의(미국, 쿠퍼박사)가 심장병 치료를 위한 운동요법으로 고안하였는데, NASA(미국항공우주국) 우주비행사들의 신체 적성프로그램에 활용되어 큰 호응을 얻은 뒤부터 대중적인 운동요법으로 자리 잡게 되었다.

쉽고 효과적인 운동 6가지

1. **걷기**(walking) - 건강을 지키고 체내 독소를 내보내는 지름길은 걷기! 걷기가 건강관리에서 가장 인기가 있는 것은 생활 속에서 손쉽게 할 수 있기 때문이다. 빠른 걸음으로 오래 걸으면 살 빼는데 유효하다는 연구결과가 나오면서 걷기의 중요성이 재차 강조되고 있다. 운동시간은 30~60분, 주 3회 이상이어야 효과를 볼 수 있다. 간단하면서도 효과적인 걷는 운동은 느긋한 마음으로 빠르게 걷는 것이 좋다. 걷는 행동은 열을 만들어 내는 근육의 70% 이상이 모여 있는 하체를 움직여 체열상승을 불러오고, 이것은 면역시스템을 효과적으로 작용하는 힘이 된다. 약간 빠르게 걷는 것이 좋지만 운동의 기준은 대략 160에서 자신의 나이를 뺀 맥박수로 하면 된다고 한다. 걷기운동은 곧 면역력을 상승시킨다는 점을 유념하기 바란다.

2. **조깅**(jogging) - 간단하면서 가장 경제적으로 지구력을 훈련하는 방법은 조깅이다. 다른 운동에 비해 체온이 더 많이 올라가고 그 결과 몸의 신진대사가 오래도록 최고의 상태로 유지된다는 장점이 있다. 조깅은 전신운동으로 심장과 폐를 자극하여 심폐기능을 향상시킨다. 체지방 소모에 의한 비만 해소와 심혈관질환 개선에도 효과가 있다. 처음에는 15~20분, 이후 적응되면 30~60분으로 늘여나가는 것이 좋다. 목과 허리는 바로 펴고, 팔은 가슴 높이로 자연스럽게 붙여 구부리는 자세를 유지한다. 팔은 활기차게 흔들고 무릎은 최대한 높이 올리면 더 효과적이다.

3. **스트레칭**(stretching) - 준비운동으로 하던 유연체조를 개발한 것으로 건(腱) 또는 근육을 늘리고자 하는 운동이다. 건/근육이 신장되게 서서히 뻗은 후 자세를 그대로 10~30초 동안 유지하는 것이 특징이다. 건/근육에 탄력을 주고, 관절이 움직일 수 있는 범위를 넓혀 유연성을 갖도록 한다.

본격적인 운동을 시작하기 전 준비단계와 운동 후 마무리 단계에서 상해방지 준비 운동으로 실시하는 것이 좋다. 각자 능력에 따라 할 수 있으므로 남녀노소 및 평소 운동부족인 사람들에게도 알맞은 체조다. 몸의 탄력이나 반동을 이용하지 말고 무리하지 않아야 한다. 들숨, 날숨의 호흡을 조절하면서 느긋하고 편안한 마음으로 스트레칭을 해야 효과가 있다.

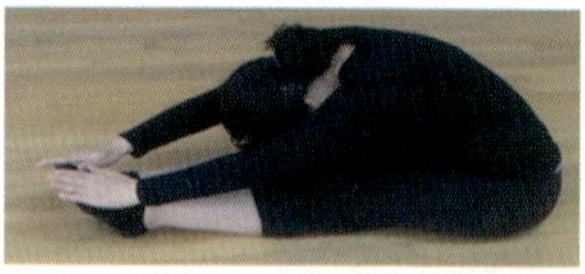

▲ 그림 12-1 스트레칭1

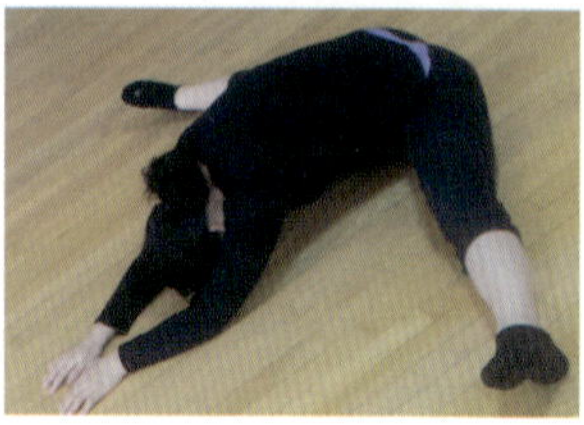

▲ 그림 12-2 스트레칭2

4. 수영(swimming) - 수영은 전신운동으로 지방을 연소시키고, 호흡기 계통을 발달시키는 데에도 유리한 운동이다. 물속에서 물의 저항을 받으며 움직이므로 수영은 몸에 마사지를 해주는 기능이 있다. 수영은 체내 혈액의 흐름과 림프액 순환이 잘 되도록 돕는 효과가 있다. 수영하기 전 반드시 몸의 긴장을 풀어주는 준비운동을 해야 하며, 주 3~4회, 30~50분 지속적으로 해주는 것이 좋다.

5. 에어로빅(aerobics) - 에어로빅은 심폐기능을 향상시킬 뿐만 아니라 스트레스 해소에도 큰 도움을 준다. 1시간 정도, 주 3~5회 운동이 적당하다. 초기 단계에서는 자신이 할 수 있는 운동량의 70% 수준으로 운동하고 시간이 지나면 점차 강도를 늘리는 것이 좋다. 운동의 강도보다는 운동 시간을 늘리는 것이 바람직하다고 한다.

6. 자전거타기(cycling) - 자전거를 타면 혈관의 수축/이완이 원활해지고 심폐기능이 향상된다. 유산소운동이란 장점과 근력운동의 효과(주로 하체를 사용하기 때문)를 얻을 수 있다. 전 체중을 실어 운동하는 조깅에 비해 자전거에 앉아 운동하므로 체중과 충격에 의한 엉덩이/무릎/발목관절에 부담을 최소화할 수 있는 운동이다. 특히 허벅지 근육이 강화되며 지구

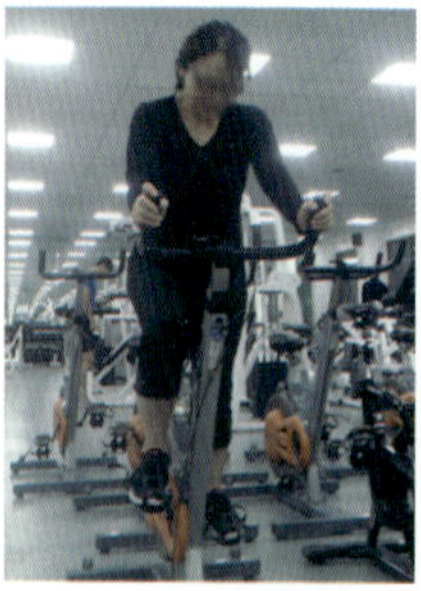

▲ 그림 12-3 사이클링

력 훈련으로 적합한 운동이다.

어떻게 걸어야 할까?

간단하지만 평소보다 조금 빠른 속도로 걷는 것이 좋다. 운동 시 상체를 똑바로 펴고 시선은 정면을 향해 발은 발뒤꿈치 → 발바닥 → 앞 꿈치로 이어지도록 걷는다. 이때 무릎은 굽힘 없이 피며, 발은 11자로 내디딘다. 어깨는 살짝 뒤로 밀고, 가슴은 약간 내미는 느낌으로 등을 세우고 걷는다. 이때 팔을 최대로 휘두르는 듯이 운동하면 더 효과가 있다. 열이 나고 땀이 나야 지방분해 호르몬이 활성화되면서 체내의 독소를 빼내 건강이 좋아진다. 걷기 전에 대변을 보고 운동하는 것이 바람직한데, 그렇지 않으면 독소를 지닌 채 운동하는 것과 같기 때문이다. 걷는 행위 자체는 단순하나 이를 통해 얻는 해독효과는 매우 크다. 올바른 걷기는 약간 빠르게, 바른 자세로 걷는 것이다. 보통 천천히 걸으면 시간당 120kcal, 빨리 걸으면 300kcal를 소모한다. 걷기는 지방연소와 근육발달의 효과를 동시에 누릴 수 있고, 특히 복부지방 빼는데 탁월한 효과가 있다. 걷기운동에서는 되도록 빠르게 걷는 것을 권장하지만 격하지 않아 활성산소가 거의 발생되지 않는다. 걷는 것이 더 좋은 이유는 조깅이나 달리기와는 달리 몸에 가해지는 부담이 적기 때문이다. 달릴 때 한쪽 발에 실리는 무게는 체중의 2.8배에 달한다고 한다. 걷기는 지방을 에너지로 쓰기 때문에 내장 비만이나 체지방 감소를 위한다면 뛰거나 달리는 것보다 빠르게 걷는 것이 훨씬 유리하다.

운동의 가장 큰 효과는..

1. 지방 = 에너지원 - 지방을 에너지원으로 사용하므로 체지방 감소에 좋다. 운동으로 지방이 분해되려면 다소의 시간이 필요하므로 단시간의 격

렬한 운동보다는 30분 이상의 가벼운 걷기 운동이 더 효과적이다.

2. **칼로리 소비** - 인체 소비 칼로리의 90%는 근육이 사용하며, 한번 운동을 하면 그 효과는 4~8시간까지 지속된다. 운동을 많이 하면 당연히 체내의 칼로리 소비는 증가된다.

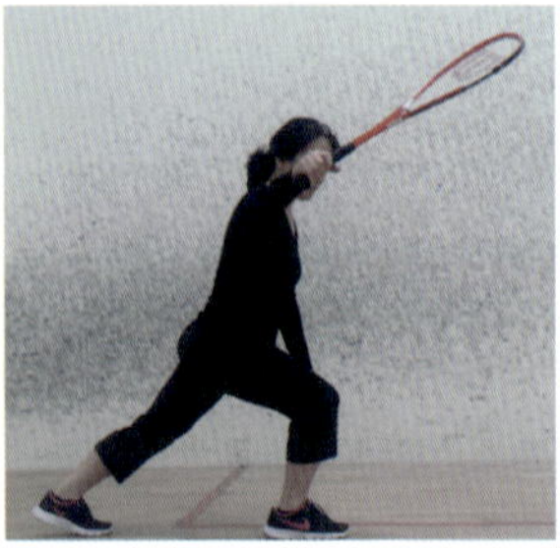

▲ 그림 12-4 스쿼시(발열운동)

3. **체지방 → 열발생** - 체내에서 열을 발생하는 것은 가장 큰 에너지 소모이다. 운동을 하면 이런 발열반응을 촉진시킴으로써 에너지 소모량을 증가시킨다. 즉 운동은 체지방을 체열로 변환시킬 수 있다.

4. **지방분해 대사** - 운동은 인슐린의 효율성을 떨어뜨려 지방분해 쪽의 대사를 활성화시켜 준다.

5. **심폐기능 강화** - 운동과 함께 자신에게 맞는 식이조절을 병행하면 심폐기능은 더욱 강화된다.

6. **스트레스 완화** - 운동은 스트레스로 인해 몸속에 쌓인 좋지 않은 부정적인 에너지를 분산시켜 준다.

운동에도 규칙이 있다

운동에서 제일 중요한 수칙은 바로 일정한 시간에 꾸준하게 해야 한다는 것이다. 처음엔 좀 힘들어도 일단 운동을 시작하면 30분~1시간, 주 3회 이상 하는 것이 좋다. 다음 사항들을 유념하여 운동하는 습관을 들여야 한다.

- **준비운동** 반드시 실시 - 준비운동으로 간단한 체조(스트레칭/국민체조)를 반드시 한다.

- **조금씩** 늘리는 운동량 - 계획을 세워 운동량을 늘려간다. 처음에는 하루에 20분 정도 해보고, 몸이 적응되면 운동하는 시간/양/강도 등을 늘려가는 것이 좋다.
- **장기적**인 운동 목표 - 최소 3개월 이상 꾸준히 해야 운동효과가 있다.
- **유산소운동+근력운동** - 유산소운동과 근력운동을 8:2~6:4 비율로 병행하는 것이 바람직하다.
- **10분 더** 운동하기 - 힘들기 시작할 때 참을성을 갖고 10분 더 운동하면 기대 이상으로 에너지가 소비되어 칼로리 소모에 큰 효과를 가져다준다.

- 정리 및 **마무리운동** 실시 - 몸을 풀어주는 간단한 스트레칭/체조/마사지 등으로 본 운동을 정리하고 마무리 해주는 것이 좋다.

운동-물-인체

적절한 운동은 근육을 발달시켜 근력이 생기고 힘을 낼 수 있게 한다. 운동으로 체온과 혈액의 온도가 올라가면 모세혈관들이 열리고, 피 속에 있던 산성의 노폐물들이 용해된다. 운동이나 목욕 후 어지러움을 느낀 경험이 있을 것이다. 이것은 긴장된 상태의 모세혈관이 열에 의해 열리고 그 속의 노폐물들이 혈액 속에 용해되어 노곤함을 느끼기 때문이다. 더운 온돌이나 원적외선 침대에서 자도 혈액에 쌓인 노폐물을 끌어내어 운동한 것과 같은 효과를 얻을 수 있음이 보고된 바 있다. 운동, 목욕, 원적외선을 이용하여 노폐물을 혈액으로 용해시키면 건강에 좋게 나타난다. 혈액 속의 노폐물을 체외로 신속하게 배출하려면 알칼리 환원수를 마시면 좋다. 그 이유는 혈액 내 산성의 노폐물이 중화되어 어지러움이 없어지며, 중화된 노폐물도 빨리 소변으로 배출되기 때문이다. 운동 전후와 운동 중에 마시는 물은 모두 근육의 피로를 회복시키나, 물은 운동 전에 마시는 것이 훨씬 좋다. 몸이 물을 흡수하는 데에도 시간이 필요하므로 운동을 시작하기 2시간 전에 약 0.5l 물을 마시도록 한다. 운동하면서 마시는 물은 10~15℃ 정도의 약간 시원한 물이 좋다.

운동 후 물 마시기 - 운동을 하면 체온과 혈액의 온도가 올라간다는 사실은 이미 밝힌 바 있다. 체온이 올라가면 모세혈관들이 열리고 산성의 노폐물들은 뜨거운 혈액에 의해 용해된다. 운동을 너무 심하게 해도 어지러움을 느낄 수 있는데 이 또한 노폐물이 혈액에 용해되어 그런 것이다. 하지만 운동을 하면 모든 것이 좋아지지만은 않는다. 가장 큰 단점은 운동을 하는 동안에 아이러니하게도 혈액 속에 새로이 노폐물이 만들어진다는 것이다. 뜨거운 목욕 후 또는 사우나에서 땀을 많이 흘리면 노곤해지는 것은 열에 의해 모세혈관이 열리고 노폐물이 용해되어서이다. 즉 음식의 연소로 생긴 노폐물이 아니라 완전히 열팽창에 의해 생긴 노폐물이란 것이다. 운동 직후에는 조직액 → 혈액 속 이동으로 혈액 내 수분이 증가할 수 있으나 운동 직후 물을 마시면 이런 현상을 어느 정도 막을 수 있다. 이때 차가운 물을 마시면 올라가 있는 체온을 내려줘 세포나 조직의 열을 식히고 피로예방에 효과적이다. 즉, 운동으로 인해 변화된 생리대사를 원상태로 회복시키는데에는 물 마시는 것이 최고다. 운동 후 물을 마시면 몸의 피로는 빨리 회복될 수 있다.

운동과 인체 정화

운동을 하면 근육양이 증가하고, 근육 속 혈관들도 수축과 확장을 한다. 근육의 움직임은 혈관의 움직임을 야기하고 근육을 관통하고 흐르는 혈액의 흐름도 원활해져 순환을 잘하게 되므로 혈액이 오염되지 않는다. 운동을 하면 근육의 수축과 확장으로 체온이 올라가 특히, 지방과 당분 등 각종 노폐물들을 태워 혈액이 깨끗해진다. 걷기 등의 운동은 하체의 모세혈관을 발달하게 하고, 혈액의 흐름을 좋게 만들어 심장의 부담을 덜 수 있다. 이와 함께 혈당 소비에도 운동이 매우 효과적이다. 인체가 안정된 상태에서는 근육에서 약 22%의 열이 발생한다. 운동을 하면 근육이 활발하게 움직이면서 발생하는 열도 바로 상승하고 체온이 높아져 혈액 속의 당 성분을 소비한다. 운동이야말로 자신의 건강을 챙기는 보험과 같은 안전한 방책이다. 그러나 움직이는 것이 싫어 운동이 귀찮거나 시간이 없어 하지 못한다고 한다면 한발로 서서 하는 운동을 추천해주고 싶다. 한발로 서는 운동은 한쪽에 온 몸무게를 다 실어야 하므로 하반신을 강화시켜준다. 만사가 귀찮거나 시간도 체력도 없다는 사람들에게는 한쪽 다리로 서는 운동을 권하고자 한다.

12-2 치유의 비법 III : 생활 명상요법

명상요법

우리는 알게 모르게 명상을 하고 있다 - 인도의 한 성자는 전체 질병의 95%가 마음에서 오는 병이라 했는데, 이는 거의 대부분의 질병이 마음에서 비롯된다는 것을 의미한다. 명상은 이를 치유하는 작업으로 자기의 반성을 통해 자신이 갖고 있는 마음의 괴로움을 없애 가는 과정이다. 서양에서의 명상은 meditation으로 표기되는 '깊이 생각하기' '조용하게 생각하기' 등으로 요약된다. 사람의 삶에 영향을 주는 정신적 요인들은 사랑, 희망, 기쁨, 욕망, 걱정, 분노, 좌절 등 아주 다양하다. 이로 인해 우리의 머릿속은 온갖 생각들로 가득 차 잠시도 쉴 틈이 없을 정도이다. 명상은 마음을 내부로 몰입시켜 내면의 자아를 확립하거나 정신집중으로 혼란스러운 것의 근원을 찾아가는 길이다. 평화로운 삶을 찾아가 마음의 정화에 이르는 길이라고도 한다. 요가, 좌선, 집중, 통찰, 기도 등 다양한 수행법들이 알려져 있으며, 이들을 통해 마음의 정화에 도달하거나 생명의 근원인 호흡의 단계까지 내려갈 수 있고, 모든 것이 열려있는 상태에 이르기도 한다. 명상은 사물과 현상의 본질을 자각하기 위해 앞으로 진행되는 삶을 잠시 쉬고 점검하여 살아가는 지혜를 습득하는 일이다. 그러므로 명상이란 자신의 본질을 찾는 과정이라 할 수 있다. 명상은 온갖 생각에 가득 차있는 의식에 휴식을 주는 과정으로 가식 없는 본연의 의식에 도달하는 작업이다. 명상을 시작하면 가장 먼저 자신의 머릿속에 잡념으로 가득 차있는 것을 알게 되고 끊임없이 이런 저런 생각들에 휩싸인 자신을 보게 된다.

명상의 어원

명상을 뜻하는 메디테이션meditation 어원은 라틴어 '메디타티오meditatio'에서 비롯되었다. 여기서 '메디칼medical'이라는 말이 나오는 것처럼 명상은 그 자체로 의학적 의미를 지닌다고 볼 수 있다. Healing, therapy 등의 단어 관련 역사가 명상을 토대로 이루어졌다 해도 과언이 아니다. 명상은 대부분의 사람에게 불안감을 덜어주고 자신을 조절하는 능력을 갖게 한다. 명상은 인체의 생리기능과 밀접한 관계가 있어 명상에 들어가면 심장의 박동과 호흡속도가 느려지고, 스트레스 호르몬인 코티졸 수준이 낮아진다. 그리고 뇌에서 알파파를 증가시켜 몸을 이완상태로 만들어준다. 건강한 사람들이 명상을 습관화하면 질병을 예방하고 자아향상을 꾀할 수 있다. 심약한 상태여서 약을 복용하고 있다면 명상에 성공할 경우 약에서 해방될 수 있는 최상의 방법으로 인식되고 있다. 이러한 명상은 나이가 들면 건강을 위해 더 중요해지며 건강한 노후에 필수요건이 되고 있다.

명상요법이란?

심신의학(body-mind therapy)은 몸과 마음을 조화롭게 하여 질병을 치료하고 예방하는 대체의학으로 최면, 명상, 요가, 마사지 등 다양한 요법들을 포함한다. 심신의학의 목표는 인체가 지닌 자연치유력을 증진시켜 치료효과를 얻는 것으로 기본원리는 '모든 병은 마음에서 비롯된다.'에 있다. 심신의학의 개념은 정신과 육체는 통합된 에너지와 정보흐름에 의해 지배되며, 이 흐름의 조정과 평형으로 질병을 치료하고 노화를 방지할 수 있다는 이론으로 발전되고 있다. 마음을 조절하여 신체적/정신적/감정적 균형을 이루고자 하는 명상은 가장 간단하고 안전한 방법이다. 명상의 방법은 쉽게 터득할 수 있고 스트레스나 통증조절에 무리 없이 사용될 수 있다. 명상은 수 천 년부터 시행되어 왔으나 그 효과에 대한 과학적 접근과 치료법으로의 이용은 불과 수십 년 전에야 시작되었다. 21세기의 명상은 체계적이며 과학적으로 접근하고 있다.

명상의 방법

명상의 방법은 크게 둘로 나누는데 집중형(concentrative meditation)과 통찰형 명상(insight meditation)이 있다. 집중형 명상은 호흡, 이미지, 소리 등에 집중하여 정신을 고요하게 하고 더욱 명료하게 만든다. 가장 편하고 쉽게 하는 집중명상은 조용히 앉아 먼저 호흡에 집중을 하는 것이다. 호흡에 온전히 몰입하면 정신적 평온상태에 다다른다. 이는 명상과 요가의 공통점이라 할 수 있다. 인체는 불안, 초조 또는 놀라게 되면 호흡이 빨라지고 불규칙하게 된다. 반면, 마음이 안정되고 집중이 잘되면 규칙적이고 깊은 숨을 천천히 쉬게 된다. 깊은 숨을 규칙적으로 천천히 쉬도록 정신집중을 하면 들숨-날숨에 따라 점점 안정되고 명료한 정신을 갖게 된다. 명상은 이러한 과정을 통해 정신적 안정을 찾는 것이다. 반면 '통찰형' 명상은 경험에 충실하여 감각적으로 느껴지는 이미지, 생각, 소리, 냄새 등 모든 자극에 마음을 열고 해석이나 분석 없이 그대로 느끼며 쫓아가는 것을 말한다. 우선 조용히 앉아 주변의 상황이나 생각나는 것을 느낌 없이 그대로 받아들인다. 마음에서 일어나는 것을 흘러가는 그대로 두면 점점 마음이 평안해지고 정신이 명확해지는 것이 명상이다.

명상의 핵심

명상에는 릴랙스, 주시, 판단 없는 상태의 세 요소가 알려져 있다. 첫째 요소는 릴랙스(relax) 상태이다. 릴랙스 상태는 초조감 없이 긴장을 푼 편안한 상태로 마음과 싸우지 않고 다스리지도 않는 상태이다. 둘째 요소는 주시로 릴랙스된 상태에서 주시(주의집중으로 보는 행동)하는 것이다. 마음속 어떤 일에도 관여하지 말고 고요하게 주시만 하는 상태이다. 셋째 요소는 그 어떤 것도 판단하지 않는 상태를 말한다. 즉, 릴랙스, 주시, 판단 없는 상태 이 3가지가 바로 명상의 핵심인 것이다. 현재까지 인류가 개발한 명상에는 120여 가지가 있는데, 모든 명상법은 과정이 다르기는 하지만 핵심적인 요소는 거의 같다고 볼 수 있다.

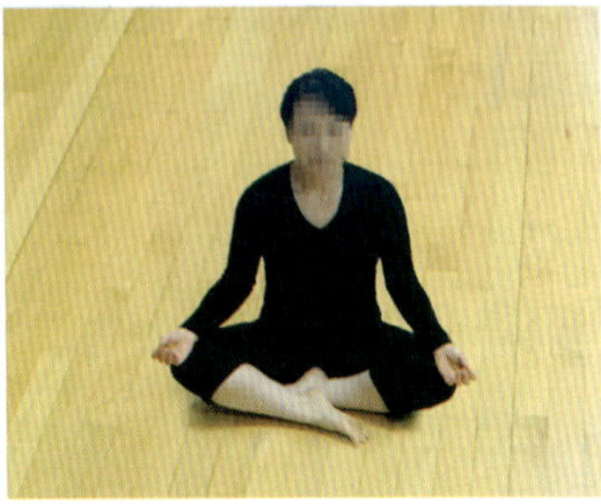

▲ 그림 12-5 명상

명상 테크닉

1. **요가** - 요가란 마음속에서 일어나는 생각의 흐름을 통제하는 것이며, 마음이 평정된 상태라고 정의된다(산스크리트어, 어근 'yuj'). 즉, 모든 감각기능과 마음의 상태가 확고하게 통제된 상태를 말한다. 생각을 끊는 명상에 비해 심화단계의 높은 경지에 새로운 내용을 갖춘 것이 바로 요가이다. 요가의 기원은 BC 2천~3천년 경에 일어난 인도 고대문명의 문헌이며, 요가의 수행법을 알 수 있는 시기는 BC 1천년 경부터이다. BC 500년경부터 요가 고유의 수행법과 철학적 체계를 갖추게 되었다. BC 200년경부터 명상적인 실천뿐만 아니라 철학적 사색, 윤리적 실천, 종교적 헌신 등을 모두 요가라고 했다. 신체적, 정신적으로 모든 행위가 중단되고 단순히 존재하는 것이 명상으로부터 시작되며, 편안한 자세를 취하는 것이 가장 우선시 된다.

2. 좌선 - 베개나 방석 위에 앉아 팔을 펼쳤을 때 팔이 벽에 닿을 정도 거리에 벽을 마주보고 편안한 자세로 앉는다. 등은 곧게 펴고 눈은 반쯤 떠서 벽의 빈 공간을 부드럽게 응시한 후 양손을 배꼽 아래로 모은다. 이때 손바닥이 위로 오게 겹치고, 양손의 엄지손가락을 맞대어 달걀모양의 원을 만든다. 움직이지 않고 가능한 한 고정된 자세로 30분 동안 앉는다. 몸이 움직이지 않으면 마음도 고요해지므로 어떤 것에도 관심을 갖거나 집중하지 않도록 한다. 자연스러운 호흡으로 매순간 수용적이고 깨어 있는 의식 상태를 유지한다. 처음에는 다소 어렵게 느껴지겠지만 계속하다 보면 즐거운 경험으로 다가 오고, 어느 정도 지나면서 익숙해지고 무심의 상태로 되는 순간이 찾아온다.

3. 단전호흡 - 몸 에너지의 중심인 하단전(배꼽 밑 5㎝ 부근 몸의 중심에 있는 부분) 심호흡을 통해 자연의 에너지를 끌어들여 생명력을 강화시키는 양생법이다. 복식호흡에 비해 호흡 횟수를 현저하게 줄일 수 있는 것이 단전호흡의 특징이다. 1분에 1~2회까지 호흡수를 줄이는 것이 가능하다고 한다. 이처럼 호흡 횟수를 줄이면 몸속에서 가스가 교환되는 비율을 극대화시켜 정신집중은 물론 노폐물 방출, 피로회복 등에 큰 효과가 있다.

4. 웃음 명상 - 진정으로 웃을 때 그 순간에는 머릿속에 있던 모든 생각이 멈춘다. 웃음은 무념의 세계로 들어가는 무상의 관문이다. 하루를 웃음으로 시작하는 방법은 아침에 깨자마자 웃는 연습을 하는 것이다. 잠에서 깨어 눈 뜨기 전에 힘껏 기지개를 켜면서 머리 끝부터 발 끝까지 온몸을 길게 뻗어 스트레칭을 한 후에 눈을 감은 채 5분 동안 웃도록 한다. 처음에는 억지로라도 웃고 억지웃음도 계속되면 긍정적 효과를 불러온다. 오래 지나지 않아서 인위적으로 행하는 웃음이 진짜 웃음으로 이어진다는 것을 알게 될 것이다. 자신이 잊힐 정도로 웃음 속에 파묻히는 노력을 하면 머지않아 자연스러운 웃음이 나오고, 이러한 웃음이 자신의 하루 혹은 일상, 더 나아가서는 인생을 바꿔놓는 행복한 도구가 될 수도 있다. 그 행복으로의 열쇠는 오직 자신만이 가지고 있다는 사실을 잊지 않도록.....!

생활 속 명상

1. 현대인, 라이프스타일, 명상

급변하는 현대사회를 살아나가는 우리에게 명상은 필수적 요소가 되고 있다. 현대인의 라이프스타일에는 스트레스가 거의 공통분모처럼 자리를 잡고 있다. 긍정적 스트레스는 활력소가 되기도 하지만 과다한 스트레스는 긴장을 유발하고 몸과 마음을 병들게 한다. 명상은 심신의 이완을 가져 오므로 우리가 본래부터 지니는 자연적 치유력이 발휘되게끔 돕는 역할을 한다. 육체가 건강해야 마음이 안정을 찾고, 반대로 마음의 안정을 통해 건강한 육체를 지닐 수 있다. 몸과 마음이 건강해야 복잡한 오늘을 지혜롭게 살아가는 현대인이 될 것이다. 어떻게 하면 그것이 가능할까? 명상을 자신의 라이프스타일의 한 부분이 되도록 습관처럼 해보자. 습관화를 통해 몸과 마음의 상태를 관찰할 수 있는 일 모두를 명상적으로 행할 수 있다.

2. 생활 명상

명상은 조용한 곳에서 사람들과 떨어져서 정신집중 하는 것을 의미하지는 않는다. 명상은 생활 속에서 언제든지 쉽게 준비하고 실행할 수 있다. 어떤 것에 완전히 몰입할 수 있다면 모든 것을 생활 속 명상으로 만들 수 있다.

3. 여행 명상

여행은 좋은 명상법 중의 하나로 특히, 겸손하게 자신을 돌아보는 여행이라면 그자체가 명상이 된다. 집을 떠나 이질적인 장소나 환경을 접하며 낯선 길을 간다는 것 자체가 새롭게 삶을 바라보는 일이 될 수 있다. 색다른 문화/사람/환경/사물을 경험하고 자신을 돌아보거나 찾아가는 여행을 하며 명상을 병행한다면 그 여행은 이미 그자체로 소중한 자산이 된다.

4. 차 명상

좋아하는 차를 한잔 마시며 음미하는 것도 좋은 명상이 된다. 최근 건강, 웰빙과 함께 떠오른 주제가 바로 '차 명상'이다. 차는 동서양을 막론하고 오랜 전부터 격식 있는 문화로 자리 잡고 있다. 현재는 굉장히 대중화되어 있어 건강을 위해서, 맛이 좋아서, 사교를 위해서 등등 여러 이유로 사람들은 오늘도 차를 마신다. 마음이 편안해지기 위해 마시는 차는 말 그대로 차 명상에 해당된다. 차는 실로 인간과 함께 해온 오랜 역사를 가지고 있는 친구라 할 수 있다.

명상과 뇌파

명상이 뇌를 이완상태로 유도한다는 결과를 과학적으로 증명한 하버드대학의 연구가 있다. 유명한 고승들을 대상으로 명상 전과 후의 인체 생리변화를 조사한 결과, 명상 후 심장박동이 줄어들고, 체내 산소소비량 감소 및 혈압은 저하된 반면 체온과 알파파는 증가했다고 한다. 알파파(8~12Hz)는 정신적으로 안정되었을 때 증가되는 뇌파로 창의력/학습력/집중력을 향상시켜준다. 알파파 상태는 명상을 수행하는 사람들이 경험하는 의식 상태와 매우 유사하다. 긍정적인 감정, 편안한 마음, 행복감 등을 느끼는 데에는 알파파가 큰 작용을 한다. 또한 일상에서 감동적인 순간, 숙면 후 기분 좋게 일어날 때, 목욕 후 상쾌할 때에도 알파파가 증가한다. 명상은 심리적인 안정감을 주어 스트레스나 그로 인한 식습관 문제들을 어느 정도 완화시킬 수 있다.

명상 해독

명상을 대충 마음만 먹으면 할 수 있다고 생각하는 사람들도 있다. 어떤 사람들은 명상이 막연하게 느껴져 그 효과에 의문을 가질지 모르지만 사실 정신적인 스트레스를 명상만큼 빠르고 정확하게 다스려주는 것도 없다. 명상의 가장 큰 장점은 특별한 기구나 장치 없이 짧은 시간에 누구에게도 알리지 않고 혼자 실행할 수 있다는 것이다. 자기 전에, 대중교통 타고 가면서, 회의하기 전이나 후에, 일하기 전이나 일과 후... 언제 어디서든 마음만 먹으면 5분 내외의 짧은 시간으로도 명상을 통해 긍정적 에너지를 얻을 수 있다. 명상은 정신을 이완시켜 심박수를 느리게 하고 호흡수를 줄이며, 스트레스를 받을 경우 분비되는 호르몬의 수치를 줄이고 뇌파 중 이완상태에서 발생하는 알파파의 발생을 증가시킨다. 스트레스 상태에 휩싸였을 때 분비되는 노르아드레날린은 호르몬이자 강력한 혈압상승 신경전달물질로 독성이 강한 물질이다. 뱀독 다음으로 독성이 있는 물질로 비유되는 노르아드레날린이 과다 분비되면 인체의 노화가 빨리 진행되고 각종 질병이 야기된다. 뇌에서는 노르아드레날린을 중화시키는 β-엔도르핀 호르몬도 분비하는데, β-엔도르핀은 일명 '뇌내 모르핀'으로 마약의 3~5배 효과를 나타낸다고 한다. β-엔도르핀은 면역력을 높여주는 효과가 뛰어난데, 우뇌가 활성화되면 뇌에서 노화를 예방하는 호르몬이 분비된다. 가장 좋은 방법은 조용한 음악을 들으며 명상을 하고, 음악에 몸과 마음을 맡기거나, 아로마(향) 등으로 심신을 이완시키는 것이다. β-엔도르핀을 분비시키기 위한 일종의 훈련으로 플러스 발상법이 있다.

명상과 스트레스조절

명상은 근심, 걱정, 불안감을 줄이고 스스로의 감정을 조절할 수 있는 정신적인 능력을 향상시킨다. 명상은 스트레스로 인한 정서불안 현상을 스스로 조절하는 능력과 면역력을 강화시키는 역할을 한다. 연구에 의하면 평균 4년 이상 명상요법을 실행한 사람은 스트레스를 긍정적으로 받아들이는 방법을 잘 터득하고 있다고 한다. 스트레스를 스스로 조절할 때 얻을 수 있는 건강 이익은 매우 크다. 스트레스는 스스로의 조절 여부에 따라 둘로 나뉘는데, 조절할 수 있으면 '긍정적 스트레스(positive stress)', 조절할 수 없으면 '부정적 스트레스(negative stress)'라 한다. 명상은 스스로가 스트레스에 대한 반응을 자각하게 함으로써 스트레스를 조절하는 능력을 향상시키는 역할을 한다. 지쳤을 때의 명상은 뇌를 이완시키는 알파파를 발생시켜 몸이 휴식을 취할 때의 반응으로 유도하고 지친 정신을 회복시켜 맑게 해 준다. 대부분 명상 후에는 일에서는 작업능률이, 사고에서는 창조력과 이해력이 증가된다. 명상은 스스로 정신을 이완시키므로 긴장/불안 해소, 만성피로, 불면, 물질남용(약, 알코올, 담배), 우울증, 자신감 결여 등에 치유효과가 있으며, 각종 스트레스성 질환에도 큰 효과가 있다.

활동적인 명상,
지금부터 시작하자!

모든 것을 받아들이는 연습을 하자 -

행복할 때에는 행복을 즐기고 슬프면 피하지 말고 그 슬픔을 직면한 후 이겨내도록 노력해본다. 일반적으로 사람들에게 행복은 빨리 지나가는 것 같고, 슬픔은 끝없이 긴 어두운 터널처럼 느껴진다. 머릿속을 꽉 채우고 있는 부정적인 생각을 떨쳐 버리고 싶다면 정화효과를 지닌 활동적이고 능동적인 움직임이 있는 명상으로 시작하는 것도 좋다. 어지럽게 널려져 있는 것들을 청소하면 깨끗해지듯이 복잡한 마음을 정리하고자 하는 명상에는 청소작업, 즉 정화의 과정이 제일 먼저 이루어져야 한다. 생활이 점점 더 복잡하고 바쁜 현대에 와서 명상은 널리 확산되고 있으며, 많은 사람들의 생활 속으로 깊이 들어와 있다. 명상 수행을 하면 고요히 마음을 가라앉혀 내면의 평화를 얻을 수 있어 잠시 일상의 번거로움과 스트레스로부터 벗어날 수 있다. 이를 통해 건강한 몸과 맑은 정신을 얻을 수 있다. 새롭고 신비한 내면의 세계를 찾아 머릿속으로의 조용한 여행을 떠나는 것도 큰 즐거움이라면 즐거움! 스스로의 명상을 통해 건강한 몸에 깨어 있는 맑은 정신을 온전히 배어 있도록 한다면 우리의 삶은 한층 더 충만해질 것이다. 명상이란 행복한 삶을 누리는 데 꼭 동행해야 하는 내 안의 벗이라 생각한다.

12-3 치유의 비법 III : 웃음요법

웃음요법

웃음요법은 의료적으로 웃음을 활용하여 신체적, 정서적 고통과 스트레스 경감을 목적으로 하는 치료요법이다. 일상적으로 건강을 증진시키고 어려움을 극복하는 자연적인 방법으로 웃음을 치료에 적용한 것은 미국으로 질병(강직성 척수염)으로 굳어져 가는 뼈와 근육 때문에 큰 고통을 받던 사람에서부터 시작되었다. 환자가 코미디 프로그램을 보고 난 후 통증이 줄어드는 것을 실감한 후 15분 정도 웃으면 2시간 동안 통증이 없어진다는 사실을 발견하게 되면서 계기가 되었다. 웃음치료는 통증 경감, 스트레스 관리, 정서조절(분노/걱정/우울 등), 대인관계 및 의사소통 개선 등에 이용한다.

웃음과 엔도르핀

엔도르핀은 마음의 감정과 관계가 있는 뇌 분비 호르몬으로 몸에서 자동적으로 생성되지는 않는다. 마음이 기쁘고 즐거우면 생성되지만, 부정적이거나 스트레스가 가중되면 반대로 아드레날린이 만들어진다. 아드레날린이 과다하게 분비되면 이상 징후들이 나타나 심혈관계 질환, 노화촉진, 편두통 등의 원인이 된다. 화를 내면 면역력 24시간 동안 감소되고, 많이 웃는 사람은 면역력이 증가된다고 한다. 엔도르핀은 즐겁고, 열심히 일하고, 희망찰 때, 뇌파가 알파파일 때 자연발생적으로 생성되어 행복감을 준다. 일단 엔도르핀이 분비되면 그 절반은 대개 5분 정도의 효과가 있어 계속 엔도르핀 효과를 얻으려면 즐거운 마음, 유쾌한 생각을 유지해야 한다. 엔도르핀을 생성시키는 가장 효과적인 촉진제는 바로 웃음이다. 박장대소 웃음은 체내에 모르핀보다 훨씬 더 강력한 엔도르핀을 만들어내 몸에 고통이 있더라도 잠시 잊게 하거나 보호해준다. 웃음은 만병의 원인이 되는 스트레스에 대한 최고의 해결책이고, 스트레스 발생을 미리 막아주는 예방주사이다.

웃음은 인체의 면역체계를 강화시켜 세균의 침입이나 확산을 막아주며, 웃을 때 나오는 엔도르핀은 강력한 천연의 진통제로 육체의 고통을 경감시켜 준다. 지금까지 알려졌던 중독성이 있는 모르핀, 헤로인과 같은 진통제가 아닌 중독되지 않는 천연의 화학물질이 바로 엔도르핀이다. 통증이 생기면 엔도르핀이 생성되어 즉시 그 고통을 막아준다(예: 출산시 최고조). 엔도르핀은 신경활동을 통제하여 근심과 걱정들을 덜어주고 뇌 기능을 도우며 통증을 막아준다. 또한, 혈액을 순환하면서 호르몬 기능, 긴장상태 조절, 심장활동 등을 도와주는 효과를 나타낸다. 그러므로 엔도르핀을 많이 나오게 하는 박장대소나 큰 웃음 등이 스트레스의 가장 좋은 치료제이다.

※ 엔도르핀(endorphine): 뇌에서 분비되는 쾌락성 화학물질. 1976년, 모르핀 비슷한 물체를 추출하여 이름 붙여짐. 엔도르핀이란 '몸속의 아편'이란 뜻으로 '몸 내부에서 생기는(endogenous)'이란 단어와 아편을 뜻하는 '모르핀(morphine)'이 합성된 말이다. 아편이 모르핀이 된 이유는 그리스 신화의 모르페우스(꿈의 신)에서 따와 '양귀비풀의 즙'을 모르피네로 부른 탓이다. 아편이란 양귀비(opium poppy) '오피움'의 한자말이다. '꿈의 신'에서 이름을 따왔듯이 꿈꾸듯 정신이 몽롱해지고 즐거운 상태에 도달하게 해주는 물질이 아편이다. 이런 아편 성분이 외부에서 유입되지 않고 몸속에서 생성되어 즐거운 기분을 주고 고통을 줄여주는 것이 바로 뇌 속의 엔도르핀이다.

억지로 웃어도 좋은가?

억지로라도 웃으면 기분이 좋아질까?

답은 yes! 기분이 좋아지는 것은 사실이다. 얼굴 근육가운데 웃을 때 움직이는 근육과 분노로 찡그리는 근육은 각각 다르다고 한다. 하지만 감각을 종합적으로 총괄하는 뇌는 억지로 짓는 웃음과 정말 즐거워서 웃는 웃음을 구별하지 못한다. 몸과 마음은 각각 따로 작동하는 것이 아니기 때문에 어떤 행위를 계속해서 반복하면 마음도 거기에 따라갈 수 있게 된다. 그러기 때문에 웃을 일이 없어도 자주 미소 짓고, 웃는 연습을 자주 반복하면 행복한 감정을 느낄 수 있다. 어릴 적 유쾌했던 일, 오늘 일어난 재미있었던 일을 떠 올리면서 아랫배가 움직일 정도로 30초 이상 크게 웃으면, 변화가 일어나고 어느 사이에 행복의 주머니가 내 손위에 올려 진다.

웃음의 또 다른 면을 나이와 연관 지어 생각해보자. 나이와 성장호르몬은 아주 밀접한 관계가 있는데, 성장호르몬은 뇌하수체에서 분비되어 신체의 성장발달과 다양한 대사과정에 영향을 주는 중요한 호르몬이다. 이러한 성장호르몬은 어린 나이에만 중요한 것이 아니라 세월이 지나도 중요성이 더해지는 생리조절 물질이다. 특히, 체내 지방의 분해, 근육량 및 골밀도 증가, 우울증 예방 등을 도와준다. 하지만 20대 이후 성장호르몬의 분비가 줄어들면 서서히 노화를 겪거나 비만 등을 만날 수 있다. 이런 성장호르몬을 분비시키는 가장 좋은 방법은 뇌를 자극시키는 것이다. 뇌를 자극하는 손쉬운 무상의 방법이 바로 웃음이라는 사실을 알고 있는가? 많이 웃어 성장호르몬이 원활하게 분비되면 정신에도 영향을 주어 정서적으로 긍정적이 되고 심리적으로 안정이 된다. 웃음을 가깝게 하여 과연 나쁠 게 있을까? 웃음의 미학을 다시 생각하게 된다.

뇌와 웃음

웃음은 명상에도 적용될 수 있는 훌륭한 도구로 뇌와 웃음의 관계는 과학적으로도 증명되어 있다. 뇌에서 웃음을 유발하는 부위를 발견한 연구가 "네이처" 紙에 보고된 바 있는데, 이에 따르면 좌측 전두엽에 존재하는 웃음에 민감한 부분이 있다고 한다. 질병의 90% 정도는 마음에서 시작하므로 마음의 즐거움과 기쁨이 건강에 중요하다고 강조된다. 학자들의 주장에 따르면 스트레스를 해소하는 많은 방법 중에 유머와 웃음이 가장 탁월한 효과를 가져다준다고 한다. 어느 책에서 읽은 재미있는 반전/사고의 전환에 관련된 이야기를 한번 해볼까 한다. 이미 들은 사람들도 있을 것이다. 그것은 바로 '스트레스 받았다'란 영어 단어로 'stressed'를 거꾸로 쓰면 'desserts'가 되어 디저트, 즉 맛있는 후식을 연상하게 된다는 것이다. "이것이 의미하는 바는 무엇일까?" 단순히 단어의 거꾸로 표기가 아닌 그 이상의 더 큰 철학적 의미까지도 담겨 있다고 볼 수 있다. 즉, 스트레스는 우리가 어떻게 생각하고 대처하느냐에 따라 만병의 원인이 될 수도 있고, 맛있는 디저트가 될 수도 있다는 것이다. 어패가 있기는 하지만 그럴 수도 있다고 고개를 끄덕인 적이 있다. 웃으면 혈액에 더 많은 산소를 공급하게 되고 엔도르핀을 생성하는 카테콜라민의 분비를 증가시킨다. 웃음은 면역기능을 극대화시켜 몸에서 스트레스와 관련된 화학물질(코티졸/에피네프린/도파민..)을 감소시킨다.

웃음의 생리적 효과

- 암 환자의 통증 경감
- 신체의 전체 기관에 긴장 완화
- 뇌졸중 원인 되는 순환계 질환 예방
- 혈액 내 스트레스 호르몬/코티졸 양 감소
- 동맥 이완으로 원활한 혈액순환과 혈압 낮춤
- 부신에서 통증/신경통에 도움 되는 염증 치료물질 생성
- 뇌하수체에서 엔도르핀/엔케팔린 등 천연진통제 생성
- 심박수 증가로 혈액순환 돕고 근육에 영향 미침
- 가슴/위장/어깨 주위 상체근육 운동효과 유발
- 스트레스/분노/긴장 완화로 심장마비 예방

웃음의 이미지

- **밝음** - 매사에 긍정적, 낙관적으로 생각하고 늘 감사하는 마음으로 살

도록 노력한다. 마음이 밝으면 호르몬 분비와 뇌파의 파동이 좋아지며 어떤 일이든 수월하게 풀려나간다.

- **따뜻함** - 웃음을 짓는 사람으로부터는 따뜻한 느낌이 전달된다. 따뜻함의 근본은 사랑의 마음이다. 웃는 얼굴에 침 못 뱉는다는 속담을 기억하도록 한다.
- **활기참** - 웃음은 사람들에게 먼저 부드러운 인상을 준다. 사회생활의 대인관계에서 윤활유 같은 역할을 한다. 심지어 웃음이 병까지 치료할 수 있다고 하니, 우선 큰 소리로 활기차고 행복한 웃음을 짓고 볼 일이다.

웃음으로 성형을 한다고...?

우리 얼굴의 근육은 약 80개 정도로 웃을 때의 얼굴 근육은 15개 정도 사용된다고 한다. 울 때는 얼굴이 근육을 많이 쓰지 않고도 눈물을 흘리는데, 웃을 때는 근육을 많이 사용한다. '하루에 15초씩 더 웃으면 이틀을 더 산다'는 우스운 말이 있다. 우리나라 남녀 성별에 따라 웃음과 관련된 통계를 낸 바 있다. 남자가 주당 웃는 횟수는 1~4회인 반면, 여자는 하루에 약 3~5회 웃는다고 한다. 세계적인 평균치는 남자가 1일 5회, 여자는 1일 8회 정도 웃는다는 결과다. 큰소리로 15초 정도 여러 번 웃어주면 자연살상세포나 T세포, B세포들을 활성화시켜 백혈구가 건강해진다. 몸은 청각이 발달하여 여러 소리에 많은 민감한 반응을 보인다. 웃음소리도 여기에 해당되어 인체가 내는 가장 긍정적인 소리인 웃음의 파장도 몸에 좋은 영향을 끼친다. 가슴이나 복부에서 울려나오는 웃음은 각 소리의 영역마다 독특한 에너지와 공명을 갖고 있다. 이러한 웃음소리는 인체 내부의 각 장기에 긍정적으로 파동을 전달하고 이는 다시 심신을 건강하게 만드는 원인이 된다.

웃으면 인상이 바뀐다는 말을 자주 듣는다. 웃으면 움직이는 얼굴 근육들이 계속 쓰이게 되므로 웃지 않는 얼굴에 비해 인상이 달라지는 것은 당연한 일이 아닐까? 타고날 때부터 가지고 있는 원래의 얼굴이 삶에 끼치는 영향을 20% 정도라고 가정할 때, 나머지 80% 정도나 되는 많은 부분이 살아가면서 자신이 얼굴을 어떻게 관리했는가에 따라 이후의 인상을 결정한다고 한다. 즉, 관리 여하에 따라 그 사람의 얼굴은 그 사람의 삶을 반영하는 거울이 된다는 말이다. 심지어 한날한시 동시에 태어난 일란성 쌍둥이조차 인성에 따라 얼굴이 달라진다. 웃을 때는 내면의 긴장상태가 일순간에 해소된다. 어느 심리학자의 조사에 의하면 우리를 괴롭히는 걱정의 96%가 쓸데없는 걱정인데(절대 발생치 않을 것에 대한 걱정 40%, 과거 일에 대한 걱정 30%, 쓸데없는 것에 대한 걱정 22%), 정작 어떻게 할 수 없는 걱정은 4%, 즉 4% 정도를 우리가 해결해야 할 걱정이라고 한다. 심지어는 건강을 위해 쓸데없는 걱정까지 하는 사람들도 있다. 크게 웃으면 뇌에서 엔도르핀이 다량 분비되어 스트레스가 확 풀릴 수 있으니 자주 웃으면 건강을 크게 염려하지 않아도 된다. 결론은 많이 웃으며 살자는 이야기!

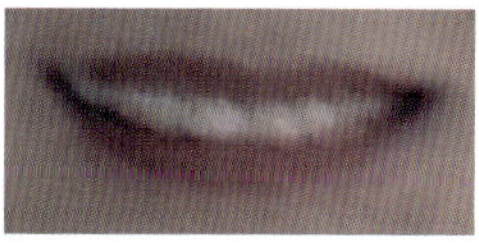

▲ 그림 12-6 웃는 입

소리 내어 웃는 웃음은 명약

서양에는 '웃음은 내적 조깅(internal jogging)', 우리나라에는 '웃는 얼굴에 침 뱉으랴'라는 속담이 있다. 하루에 1~2백번 정도 소리 내어 웃으면 10분간 조깅하는 인체생리학적 효과를 주는 무형의 보약을 얻게 된다. 웃음소리는 스트레스와 긴장에 최고의 해결책이자 스트레스 발생을 막아주는 예방주사이다. 웃음은 세균의 침입과 확산을 막아주는 면역체계를 강화시켜 주는 천연적인 진통제인 엔도르핀을 분비시켜 고통을 덜어준다. 웃음은 병원체(바이러스/세균..), 나쁜 세포 등과 싸우는 혈액 속 백혈구의 생명력을 강화시켜 준다. 웃음은 병원체를 막는 항체 '인터페론 감마' 분비를 증가시켜 저항력을 키워주며, 세포나 조직의 증식에 도움을 주는 것으로 밝혀졌다. 큰 소리로 웃을 때 심장박동수가 배로 증가하고 폐 속에 남아있던 나쁜 공기는 신선한 산소로 빠르게 교체된다. 이러한 심장, 폐, 혈관계 변화 외에도 웃음은 뇌, 근육, 신경, 소화기관 등도 총체적으로 움직이게 하는 효과 있는 운동요법이다. 최근 사회적으로 어둡게 회자되는 구조조정, 실직, 미취업, 정리해고, 비정규직 등 답답한 요인들로 많은 사람들이 각종 스트레스에 시달리고 있다. 만성피로, 두통, 불면증, 위궤양, 우울증 등을 호소하는 사람들이 많아지는 것도 이런 사회현상과 전혀 무관하지 않을 것이다. 어두운 사회적 문제에 대한 직접적인 해결책은 아니더라도 개인적인 차원에서 이런 증상을 예방하고 치유할 수 있는 것이 바로 웃음요법이라고 생각된다.

자연살상세포는 인체에서 매우 중요한 면역세포로 스트레스에 휩싸이면 2 세포 수가 줄어들거나 활동성이 떨어진다. 하지만 크게 웃으면 혈액순환으로 활동성이 늘고 암세포를 제거하는 능력이 향상된다. 근육이 움직일 정도로 크게 그리고 유쾌하게 웃으면, 웃음이 터지는 그 순간에 면역세포는 왕성한 활동을 시작하고, 그 효과는 12시간이 지나도 크게 줄어들지 않는다고 한다(∴ 웃음 = 가장 뛰어난 효과의 진통제). 사람이 크게 웃을 때는 모르핀보다 약 300배 정도 강한 자연 진통효과가 생긴다나.... wow! 웃음의 기능 가운데 하나는 몸의 근육을 운동시켜주는 데 있다. 몸을 흔들면서 웃는 폭소는 위장과 가슴근육, 심장까지 운동하게 만들고, 활발한 내장기관의 움직임으로 소화불량이나 변비에 걸릴 염려를 줄여준다. 박장대소할 때 몸 근육 650개 가운데 2백개 넘는 근육이 움직인다고 한다.

웃음에도 법칙이..

웃음에도 법칙이 있어 병을 고치고 건강까지 챙기려면 제대로 알고 웃는 것이 좋다. 어떤 법칙이 있는지 알아보고 오늘부터, 아니 지금 당장 따라서 해보자.

- **박장대소와 포복절도** - 최고의 웃음, 보약 웃음 → 작은 일이라도 큰 소리로 박수치며 웃는 습관을 길러보자. 물론 옆 사람이 싫어하지 않는 범위 내에서....
- **긴 웃음** - 웃기 시작하면 최소한 15초 이상 길게 웃는 것이 효과적이다. 이렇게 웃을 때는 의식적으로 특히 배가 움직이도록 노력한다.
- **하루 3번씩 웃기** - 큰 웃음의 면역력이 12시간 지속된다고 하니 하루에 적어도 3번 웃으면 병이 생길 틈이 없을 것이다. 하루 세끼 밥을 먹듯이 나를 위해 하루에 3번씩은 꼭 웃어주자.
- **기분이 좋지 않아도 웃기** - 헛되게 웃거나 억지로 웃어도 진짜 웃음과 비슷한 효과를 낼 수 있다. 기분 나쁠 때, 슬플 때, 우울할 때 오히려 입을 크게 벌리도록 노력하여 더 웃도록 한다.
- **웃음은 최고의 운동이라 생각하기** - 크게 자주 웃으면 몸의 근육과 내장 기관도 튼튼하게 단련될 수 있다. 더불어 다이어트에도 효과적이라 한다.

참고문헌

김세영. 2007. 사랑해11. 김영사

김현원 2008 생명의 물. 우리 몸을 살린다. 고려원북스

신정현 역. 2008. 내 몸을 지키는 건강비법 100가지. 이시하라 유무미 지음. 삼호미디어

이성재. 2005. 자연치유력. 랜덤하우스중앙

이응철, 고은애, 이형환. 2013. 자연치유학. 아트하우스 출판사

정승원. 2006. 잘먹고 잘사는 법. 김영사

최승혜. 2012. 웃어라 사람. 들녘

하태규. 2004. 내 몸에 가까운 물. 미토스북스

해독한의원. 2007. 내 몸을 살리는 해독. 느낌이 있는 책

http://blog.daum.net/leed0102/8039280

http://blog.daum.net/y121213/1867

http://blog.naver.com/adisabaa?Redirect=Log&logNo=140002671460

http://cafe419.daum.net/_c21_/bbs_search_read?grpid=zVDh&fldid=IYid&datanum=139&openArticle=true&docid=zVDhIYid13920070330103738

http://cluster1.cafe.daum.net/_c21_/bbs_search_read?grpid=11etC&fldid=Erit&contentval=000IAzzzzzzzzzzzzzzzzzzzzzzzzz&nenc=&fenc=&q=%B1%D7%B7%A3%C6%AE%BD%C3%BD%BA%C5%DB&nil_profile=cafetop&nil_menu=sch_updw

http://cluster1.cafe.daum.net/_c21_/bbs_search_read?grpid=18bpS&fldid=QEn5&datanum=195&openArticle=true&docid=18bpSQEn519520110914012656

http://cluster1.cafe.daum.net/_c21_/bbs_search_read?grpid=obyy&fldid=H4p4&datanum=4&openArticle=true&docid=obyyH4p4420050624225912

http://m.blog.daum.net/bigjohney/13754841

http://m.blog.daum.net/goul57/13680691

http://news.naver.com/main/read.nhn?mode=LSD&mid=sec&sid1=111&oid=005&aid=0000127059

http://parkyn41.blog.me/110012143980

http://serazade.com/bbs/zboard.php?id=memberbbs&page=264&sn1=&divpage=1&sn=off&ss=on&sc=on&select_arrange=hit&desc=desc&no=6027

http://terms.naver.com/entry.nhn?docId=1208699&cid=40942&categoryId=31946

http://terms.naver.com/entry.nhn?docId=1211061&cid=40942&categoryId=31958

http://woman.donga.com/docs/magazine/woman/2004/05/18/200405180500015/200405180500015_1.html

http://www.sejon.or.kr/zen/c_zen/kundalini/yoga01/yoga01_01.shtml

http://www.zen24.kr/m/m2.htm

http://yakup.com/news/index.html?mode=view&pmode=&cat=15&cat2=&cat3=&nid=102062&num_start=5760

Chapter THIRTEEN

해독 프로그램

독소제거 · 해독에 관하여

독소는 몸의 장기가 제 기능을 다하지 못하도록 생체기능을 혼란에 빠뜨리고 병을 불러오는 모든 화학물질을 말한다. 오늘날 현대인들은 사방에 독소가 곳곳에 도사리고 있는 환경에 살고 있다고 볼 수 있다. 심지어 음식물에서도 몸에 해로운 화학물질들이 포함돼 문제를 일으키곤 한다. 전 세계적으로 사용되고 있는 화학물질은 헤아릴 수 없을 만큼 많고, 우리나라의 경우도 35,000 종류 이상의 화학물질을 사용하고 있다.

Chapter 13

13-1 인체와 독소

13-2 생활해독, 해독에 관하여

13-3 해독 프로그램

제13장

해독 프로그램 :
독소제거 · 해독에 관하여

13-1 인체와 독소

인체와 독소

독소란 일반적으로 생명체가 만들어 내는 독성이 강한 물질로 내독소와 외독소로 구분된다. 독소는 몸의 장기가 제 기능을 다하지 못하도록 생체기능을 혼란에 빠뜨리고 병을 불러오는 모든 화학물질을 말한다. 오늘날 현대인들은 사방에 독소가 곳곳에 도사리고 있는 환경에 살고 있다고 볼 수 있다. 심지어 음식물에서도 몸에 해로운 화학물질들이 포함돼 문제를 일으키곤 한다. 전 세계적으로 사용되고 있는 화학물질은 헤아릴 수 없을 만큼 많고, 우리나라의 경우도 35,000종류 이상의 화학물질을 사용하고 있다. 매년 2천여 종의 새로운 화학물질이 개발되어 상품화되는 것으로 알려져 있다. 화학물질 외에도 오염된 공기와 물, 황폐한 땅, 병든 동식물, 중금속 등 또한 독소가 될 수 있다. 독소는 몸 밖에서 들어오거나(외독소), 체내 신진대사 과정 중에 생기기도(내독소) 한다. 외독소는 공기, 물, 음식, 집, 직장 등을 통해서 몸으로 들어오고, 내독소는 생명유지를 위해 활동하는 과정 중에 발생한다.

독소는 그 성분이 우리 몸에 나쁜 영향을 주는 해로운 물질이기 때문에 문제가 된다. 이러한 독소는 인체가 정상적인 기능을 수행하지 못하게 면역력 저하를 불러온다. 독소가 원인이 되어 우리 몸에 나타나는 증상은 통증에서부터 식중독, 알레르기, 만성피로에 이르기까지 다양하다. 독소가 배출되지 않거나 몸의 어느 부위에서 쌓이면 질병의 원인이 될 수 있는데, 증상만큼이나 유발하는 질환도 다양하다. 통증, 소화불량, 구토, 설사, 고열, 알레르기, 만성피로, 피부질환(예: 여드름), 노화촉진 등 그 종류 또한 각양각색으로 나타난다. 몸에 유입된 독소를 제거하는 해독과정은 몸의 면역력과 자연치유력을 되살려 병을 이겨낼 수 있도록 돕는다. 건강하게 살려면 몸으로 들어오는 독소를 막고 독소가 들어온다면 즉시 해독할 수 있는 능력을 갖도록 노력해야 한다.

외부 유입 독소

인체로 들어오는 독소는 코, 입, 피부를 통한 유입 등 매우 다양한 경로에 의한다. 생활 속 우리 주변에서 독소를 만들어내는 것은 수 없이 많아 매연, 담배, 식품첨가물, 식재료 내 중금속, 농약 등의 유해성분들과 우리도 모르게 노출되는 환경호르몬, 자외선, 방사선 등에 관련된 기사들을 쉽게 접할 수 있다. 우리 몸도 예외는 아니므로 활성산소에서 스트레스에 이르기까지 독소로 작용하는 것은 너무나 많다. 인체 내외로부터 오는 독소를 제거하는 해독요법은 몸이 스스로 해독작용을 할 수 있도록 도와주는 치유법으로 몸에서 독소를 몰아내 몸이 제대로 기능을 하게 돕는다. 동시에 세포/조직에 양분을 공급하여 그 작용을 극대화시켜 몸의 자연치유력을 회복되게 한다. 해독요법은 질병으로부터 몸을 보호해주며, 활력을 복구하고 강화시켜준다. 해독요법은 몸을 최고의 상태로 만들고 최상의 건강을 유지할 수 있게 해줄 수 있다. 만약 심신이 불균형 상태에 있다면 그 원인을 찾아 치유방법을 찾아야 한다. 하지만 더 우선시 되어야 하는 것은 치유에 앞선 정화의 단계인 해독과정이다.

독소의 유형과 종류

독소의 기준에 따른 분류(6종류, 1~6), 인체를 중심으로 한 구분(4가지, a~d) 두 방법이 알려져 있다.

• 독소 기준에 따른 유형

1 식품첨가물에 의한 독소 - 방부제, 조미료, 인공착색료 등

2 병원체에 의한 독소 - 바이러스, 세균, 곰팡이, 기생충 등

3 약품에 의한 독소 - 항생제, 합성호르몬, 항암제 등

4 유해 중금속에 의한 독소 - 농약(수은 독소), 카드뮴, 외용 약품(수은 함유) 등

5 무기에 의한 독소 - 독성 체류탄, 핵폭탄 등

6 방사능에 의한 독소 - X-선, 방사선 등

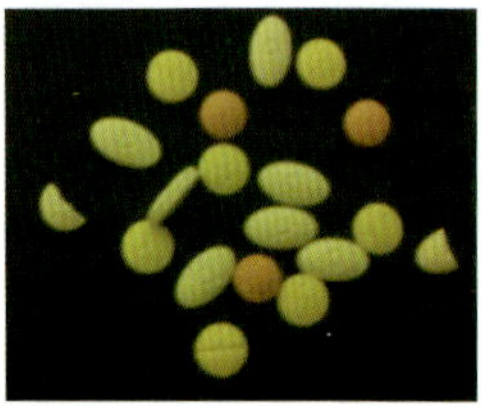

▲ 그림13-1 약

• 인체를 중심으로 한 유형

a 체내유입 불가 성분 - 생물독(뱀, 버섯, 복어), 중금속(수은, 비소, 카드뮴, 납) 등

b 신체활동에 관여하나 많으면 독성 - 활성산소, 대장균 등

c 체내 잔류에 의한 독성 - 요산, 젖산 등

d 내분비계 교란 물질 - 환경호르몬, 식품첨가물, 잔류농약 등

생활 속 독소들

• **대기오염** - 수백 년에 걸친 인류의 산업 활동은 주위환경으로 엄청난 양의 폐기물과 매연을 배출하였다. 대기의 오염은 점점 악화되고 있으며, 많은 사람들이 천식, 폐/기관지 계통의 질환, 알레르기, 암 등으로 고통 받고 있다. 산업발달로 인체에 해로운 스모그(smog) 일부 성분은 발암물질로 알려져 있고, 또 다른 성분은 몸의 치유시스템을 구성하는 세포내 구조 및 세포막 등을 손상시킬 수 있다. 하지만 공기가 오염된 곳이라도

숲이나 나무가 많은 공원에 자주 가는 방법으로 자신을 보호할 수 있는데, 이는 나무가 공기정화 능력이 있기 때문이다. 오늘날 실내 오염의 주범인 휘발성가스(VOC, 예: 포름알데히드)를 다량 배출하는 화학제품 등의 오염원을 제거하기 위한 노력을 기울여야 한다.

- **오염된 물** - 우리가 먹는 식수인 수돗물에는 정수과정에서 염소 등의 화학물질이 첨가된다. 염소는 반응력이 매우 높은 강력한 산화제로 물속의 유기 오염물질과 결합하여 발암물질을 만들어내는 경향이 있다. 식수에 들어 있는 염소는 몸의 치유체계를 구성하는 요소에 장기적인 손상을 입힐 가능성이 보고된 바 있다. 만약 물에서 염소 냄새가 난다면 건강상 그 물은 마시지 않는 것이 좋다.
- **먹거리 오염** - 인간은 종속적인 영양체이므로 외부로부터 반드시 음식을 섭취해야만 살 수 있다. 인간은 생태계의 먹이사슬에서 소비자에 해당하는 높은 위치에 있기 때문에 취하는 식재료에 환경적인 독소에 노출될 위험성이 비교적 높은 편이다. 농약이나 살충제가 잔류하는 채소류뿐만 아니라 약제나 호르몬을 사용한 육류, 가금류 등을 확인하여야 한다. 식품가공 시 이용되는 첨가제도 독소의 범주에 해당되므로 인공색소, 인공 감미료/조미료 등을 되도록 사용하지 않은 것이 식재료로 좋다. 가공식품은 일반적으로 지방과 소금이 더 함유되어 있으며, 방부제, 인공향료 등 자연치유를 떨어뜨리는 첨가제들이 포함되어 있다. 생선 등 어류에서 검출되는 DDT는 잠재적으로 암을 일으킬 수 있는 물질로 잘 알려져 있다.
- **중금속 오염** - 중금속은 일단 체내로 들어오면 배출되지 않고 쌓이면서 독성을 나타내는 것이 문제이다. 생활 속에서는 중금속 오염 먹거리(동물/식물 등)를 섭취하거나 피부나 공기로부터 체내로 흡수된다. 납과 수은중독이 대표적이다. 먼저, 납은 조리기구, (납 함유 페인트칠)사기그릇/유리/크리스탈 잔, 페인트, 자동차 배기가스 등을 통해 체내로 들어온다. 중독되면 뇌와 신경계에 손상을 줄 수 있는 치명적인 중금속이다. 수은의 경우는 폐수에 오염된 어류를 섭취할 때 인체로 들어 올 수 있다. 어류를 식재료

로 이용할 때에는 되도록 크기가 작은 어린 물고기를 택하는 것이 수은 중독을 예방하는 방법이다.

- **활성산소** - 인체의 생명활동 중에 발생하는 반응성이 큰 산소화합물로 건강하고 젊을 때에는 제때에 제거된다. 하지만 질병의 90%가 활성산소에 의해 생기며, 노화의 주범 가운데 하나이다.

- **스트레스** - 적응하기 어려운 상황에 놓일 때 느끼는 심신의 긴장상태로 '정신적인 독소' 또는 '눈에 보이지 않는 독'이라 한다. 스트레스를 제대로 관리하지 못하면 몸과 마음이 무너질 수 있다. 인체가 스트레스 하에 놓이면 부정적인 호르몬이 분비되어 불안, 근심, 불면증, 우울증을 불러오거나 다양한 통증, 발진, 면역력 감소 등 육체적 건강에도 악영향을 미친다. 스트레스에 지혜롭게 대처하여 자신은 물론 가족, 친구 등 주위의 인간관계에 해가 되지 않도록 사전에 예방을 잘하여야 한다.

- **독성 에너지** - 독성을 띤 에너지의 대표주자는 바로 방사선! DNA에 손상을 입힐 수 있는 방사선 및 전자기(전기와 자기장의 상호작용) 영향에 대하여 주의를 기울일 필요가 있다. 전자기 영역에는 핵에너지와 X-선 등 짧은 파장의 고에너지 형태인 방사선이 들어 있는데, 방사선의 위험은 오래전부터 잘 알려져 있다. 자외선 또한 독성을 띤 에너지로 피부세포 DNA를 손상시킬 수 있고, 과다하게 노출되면 면역체계의 손상과 암 유발, 심지어 생명을 잃을 수도 있다. 많은 가전제품들도 치유를 방해하는 전자기적인 피해를 가져올 수 있다. 이러한 것들에 노출되기 쉬운 환경에 처했을 때 과일과 야채를 많이 먹고 항산화제를 섭취하면 DNA/유전자 피해를 매개하는 화학적 작용을 막을 수 있어 유익하다.

생명체와 독소제거

몸은 면역작용에 관여하는 림프계를 통해 스스로 끊임없이 해독작용을 한다. 해독작용의 대부분은 밤에 이루어지지만 해독시스템인 림프계가 소리 없이 작동하므로 평상시 우리는 느끼지 못하고 살고 있다. 안팎으로 독소에 둘러싸인 인체가 독소와 접하면서도 거의 중독되지 않고 건강을 유지할 수 있는 것은 림프계가 24시간 작동하고 있기 때문이다. 인체가 필요로 하는 1일 에너지 총량의 60~80%가 몸의 해독작용에 쓰인다고 한다.

해독기관 BEST 4

우리 몸에는 생명의 법칙이 작용할 수 있도록 자연치유 능력을 회복시키는데 중요한 역할을 하는 기관이 있다. 대표적인 해독기관에 해당하는 장기는 간, 대장, 혈액, 피부이며, 간과 함께 인체를 깨끗이 해주는 림프계의 기능에 대해서는 아래와 같이 자세히 다루고자 한다.

- **간 독소** - 간은 몸에서 가장 많은 일을 하는 기관으로 외부에서 유입되는 각종 독소와 체내에서 발생하는 독소를 제거하는 매우 중요한 해독기관이다. 간의 해독기능에 문제가 생기면 독소가 쌓여 몸에는 여러 가지 질병이 발생하게 된다.
- **대장 독소** - 대장은 위와 소장에서 소화되고 흡수된 후의 찌꺼기 및 유해물질들을 처리하는 기관이다. 이러한 형태의 노폐물들은 대변의 형태로 주기적으로 체외로 배출하여 제거한다.
- **혈액 독소** - 건강은 혈액이 결정한다는 말이 있다. 원활하지 못한 혈류는 고인 물이 썩듯이 탁해져서 독소가 쌓이고 병이 생긴다. 혈액 내에 독소가 쌓이면 혈액순환 장애가 생기고 이는 만병의 근원이 된다. 혈중 독소를 제거하여 피가 맑아지면 질병은 우리에게서 멀어진다.
- **피부 독소** - 피부는 온도조절, 지각신경의 기능이 있고, 외부자극으로부터 인체를 보호한다. 몸속 위나 장기에 이상이 생기면 피부에 위험신호를 보내 피부는 건강상태를 나타내는 거울에 비유된다. 인체에서 가장 넓은

면적을 차지하는 조직으로 물질 분비 및 흡수를 하는 해독기관으로 독소가 쌓여 피부가 막히면 이상증상(여드름, 기미, 색소침착, 피부노화 등)이 표출된다.

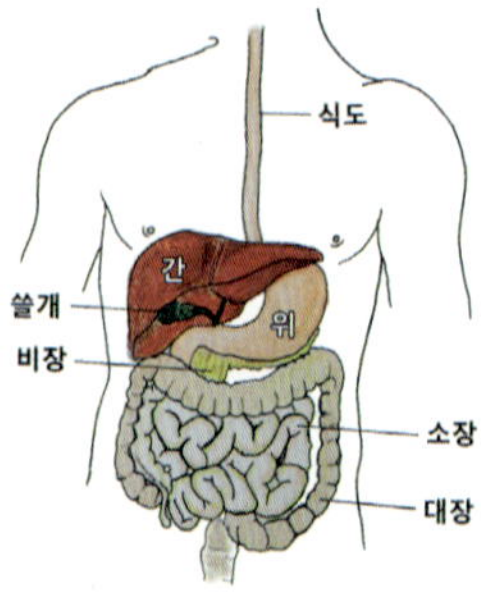

▲ 그림 13-2 인체 내부

간의 중요 기능

1 **해독작용** - 섭취한 물질을 해독하여 소변, 담즙으로 배설되게 한다. 간이 해독작용을 못하면 약물, 알코올 등 유해물질이 체내에 쌓여 부작용이나 이상증상을 일으키고, 심하면 치명적이 되기도 한다.

2 **혈액의 저장고** - 간에는 몸 전체 혈액량의 10%, 450*ml* 정도의 혈액이 들어 있다(일명, 血海). 간은 상황에 따라 크기가 변화하여 늘어날 수 있어 혈액량이 많거나 부족할 경우 혈액을 공급하거나 수용하는 역할을 한다.

3 **영양분 합성 및 저장** - 간은 당, 단백질, 지방, 비타민, 무기질 대사에 중요하고, 에너지 고갈 시 저장 영양분을 온몸에 일정하게 공급해 주는 저장고 역할을 한다. 특히, 에너지원으로 사용되는 혈중 당 농도를 적절하게 유지해주며, 혈액 응고인자(혈액을 응고시키는 단백질)를 만들어 혈소판과 함께 피를 멈추게 하는 지혈작용을 한다.

4 **담즙 생산과 배출, 노폐물/유해물질 배출** - 간은 하루에 약 500~1,000*ml* 담즙(소장에서 지방의 소화흡수를 도움)을 분비한다. 또 비장과 간에서 수명을 다한 적혈구가 파괴될 때 만들어지는 '빌리루빈' 색소도 담즙과 함께 배출된다. 간은 콩팥의 배설작용과 함께 몸을 깨끗하게 하는 청소부 역할을 한다.

5 **호르몬 분해** - 간은 여러 장기에서 만들어지는 수많은 호르몬을 분해하며, 이들을 이용하고 필요 부위에 공급하는 등 전반적인 감시자의 역할을 한다.

6 **살균작용** - 간은 백혈구와 살균작용에 중요한 보조역할을 하는 보체 단백질을 만들어 살균작용을 돕는다. 간 기능이 저하되면 각종 감염에 노출될 위험성이 높아진다.

림프계의 중요 기능

인체의 청소기관 - 일상생활에서 필요 없는 쓰레기를 없애는 환경미화원처럼 림프계는 우리 몸에서 찌꺼기를 처리하는 '인체의 청소부'라는 별명을 가진다. 림프계는 체내 각종 노폐물을 제거하고, 건강하지 못한 세포나 암세포 등 나쁜 세포를 잡아먹는 유익한 기관이다. 림프계는 림프액(박테리아, 바이러스 등을 비롯한 병원체를 제거하고 영양분을 온몸으로 운반), 림프관(림프액 통로), 림프절(림프구 생산, 림프내 독소/세균 방어 및 제거)로 구성되어 있다. 모든 것은 림프계를 거쳐야만 몸으로 들어갈 수 있다. 림프계를 1차 해독기관이라 하는데, 이는 음식물, 세균, 독소 등이 일단 림프관에 모여 해독과정을 거쳐야 몸으로 들어갈 수 있기 때문이다. 인체를 구성하는 60~100조에 이르는 세포도 기능을 수행하면서 매일 일정하게 노폐물을 발생시킨다. 하지만 이러한 세포들이 있어도 노폐물로 인해 병에 걸리지 않고 건강을 유지할 수 있는 비결은 림프계에 있다.

wonderful lymph system - 림프계는 인체의 건강과 항상성유지를 위해 실로 많은 일을 해낸다. 혈액양의 3배나 되는 림프액은 온몸에 산소와 영양분을 충분히 공급하고 혈관계와 함께 노폐물을 제거한다. 림프액은 혈관계와 분리되어 있는 일종의 체액 순화채널이나 혈액과 쌍둥이라 불리며 전신을 순환한다. 림프관은 지구를 4번 회전할 수 있는 엄청난 길이로 몸 전체에 거미줄처럼 얽혀 있다. 림프절은 림프계가 해독기관 역할을 하는데 결정적인 영향을 미치는 특수화된 구조로 500개 이상 분포한다. 수 ㎜~2㎝ 둥근 형태의 림프절은 노폐물이 지나가는 곳곳에 위치하며 몸에 해로운 물질이 들어오면 즉시 제거한다. 림프절이 유해물질이나 독소를 제거하므로 림프액은 깨끗해지고, 오염물질이 혈액 속으로 들어가는 일도 막아준다. 림프절이 이렇게 훌륭한 해독작용을 할 수 있는 것은 림프구(침입한 각종 미생물/병원체와 싸움)와 큰 대식세포(이물질/손상세포/세포찌꺼기 포식)가 많기 때문이다. 림프구에는 외부 항원을 인식하여 항체를 만드는 B세포와 이를 돕는 T세포가 있는데, 몸에 문제가 생기면 이 두 세포가 힘을 합쳐 외부물질을 공격을 한다. 림프액은 체액과 함께 전신을 순환하는데 순환이 원활치 못하면 정체되고, 병균이 침입하거나 이상 발생 시 제대로 대응하지 못하게 된다. 건강을 유지하려면 B세포와 T세포가 활발하도록 림프계를 원활하게 순환시켜주어야 한다. 통증이나 염증증세는 인체가 스스로를 보호하고 치료하기 위한 노력의 과정이 표출되는 것이다.

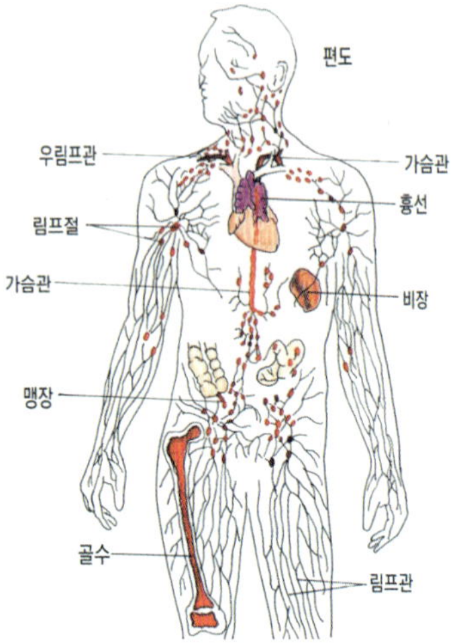

▲ 그림 13-3 면역계

lymph system, 최고의 해독기능 - 림프계의 순환을 방해하는 화학제품, 독성물질, 오염된 음식물, 중금속 등의 원인을 피하고 제거해야 한다. 몸에 수분이 부족해지면 림프계가 무력해지므로 림프계의 순환을 활발하게 하려면 물을 많이 마셔야 한다. 즉, 림프액이 활발하게 흐를수록 이물질에 대한 저항력도 강해져 몸은 건강한 상태를 유지할 수 있게 된다. 혈액순환은 심장이라는 중심 기관이 있어 진행되나 림프계는 순환을 도와주는 펌프가 없다. 림프를 잘 흐르게 하려면 림프계 순환을 자극하는 것이 매우 중요한데, 바로 물을 충분히 마시는 것이 최고의 방법이다. 림프계를 활발하게 만들어주는 가장 간단한 방법은 매일 2리터의 물을 마시는 것이다. 림프계 흐름이 원활하지 못할 때 또 다른 좋은 방법은 모공을 열어 땀을 많이 흘리는 방법이다. 일반적으로 모공이 수축되면 체액흐름이 원활치 못해 T세포와 B세포가 제대로 일하지 않는다. 땀 또한 주성분이 물이므로 땀과 림프계의 순환도 체내 수분함량과 밀접한 관련이 있기 때문에 땀을 내는 발한요법은 중요한 해독요법 중 하나이다. 발한요법은 모공에서 땀이 배출되면 림프액의 흐름이 빨라져 림프절의 T세포와 B세포가 전신을 흘러 다니면서 면역의 기능을 충분히 수행할 수 있는 힘을 길러준다. 림프계의 흐름이 원활하고 활발한 상태에서는 독소를 제거하는 기능이 최고조에 이를 수 있다.

소장과 대장에는 아주 많은 면역담당 림프구가 존재한다. 면역세포가 소장에 모여 있는 이유는 외부에서 인체로 들어온 음식물이 입과 목을 지나 쉽게 위나 소장에 이르기 때문이다. 코로 들어온 공기는 많은 관문을 거쳐 걸러지며 폐에 도달하지만 각종 음식물은 그 정도로 걸러지지 않고 장에 이른다. 이에 소장에 많은 림프구가 장내 유익균에 반응하여 체내에 들어 온 세균이나 바이러스 등의 이물질을 제거하는 면역기능을 담당하게 된다. 또한, 대장은 인체 최대의 면역기관이라 불릴 정도로 중요한 기능을 수행한다. 음식물과 이물질이 마지막으로 도달하는 대장 림프관에는 몸 전체 면역세포의 30% 정도가 분포하여 이들 물질 속에 있는 독을 집중적으로 배설하게 한다. 대장의 면역시스템은 몸에 유익한 것을 취하거나 유해한 이물질과 독소로부터 몸을 지키는 장벽의 방어역할을 수행한다.

사람의 장에는 700종 이상의 세균이 약 100조개 이상 살고 있는데, 이들 세균의 증식과정에서는 약 3,000종류의 효소가 합성된다고 한다. 이 다양한 효소가 바로 우리 몸의 면역력을 높여 주는 건강유지 비결이 된다. 반면, 해독기능을 저하시키는 일들도 주위에서 쉽게 일어난다. 당 함량이 높은 단 음식이 몸에 많이 들어오면 화학교란이 일어나 T세포와 B세포를 혼란스럽게 한다. 해로운지 이로운지 인식하지 못할 수 있어 유익한 세포를 죽이거나 나쁜 세포를 받아들이기까지 한다. 노폐물이 몸속에 쌓이거나 변비 등으로 음식찌꺼기가 밖으로 배출되지 않고 장에 머무른다면 면역과 긴밀한 장내환경이 현저하게 악화된다. 부패한 내용물이 장에 머무르면 인체의 면역력은 당연히 떨어지게 된다. 장내세균을 정상적인 수준으로 유지하고 몸의 균형을 이루게 하려면 규칙적인 생활리듬과 물을 충분히 마시는 습관이 필요하다. 인체의 중요한 면역기관이자 해독기관인 장을 건강하게 하는 것이 곧 건강의 지름길이 되는 것이다.

13-2 생활해독, 해독에 관하여

독소제거

디톡스란? - 인체의 자연적 치유체계를 위협하는 요소 중의 하나는 생활환경 속의 많은 유해한 물질에서 유래되는 독소라 할 수 있다. 디톡스(detox)란 인체에 쌓인 독소(toxin) 또는 독소가 될 요소를 중성화시키거나 제거하는 해독요법이다. 즉, 해독이나 정화의 차원에서 몸속에 축적된 독소를 배출시키는 건강법의 일종이다. 디톡스의 궁극적인 목표는 독소제거로 체내 모든 부분이 최적상태 유지 및 제 기능을 발휘하는 것이다. 그 핵심은 '먼저 몸에 쌓인 독을 없앤 후 몸에 좋은 것을 취하자'이다. 해독의 과정은 건강을 위한 첫 단계로 생활습관을 조금씩 바꾸고 신경 쓰지 않았던 부분에 조금 더 관심을 기울이면 충분히 실천 가능한 건강법이다.

※ 독소(toxin): '활'이라는 뜻의 그리스어에서 유래

물 해독

독소 씻어내는 물! - 물이야 말로 세상 최고의 해독제이며, 몸의 독소를 물로 씻어내는 해독법이 워터 디톡스이다. 생명체가 살아가는데 필요한 3대 필수요건은 물, 공기, 음식이며, 이 가운데 수분이 충분하면 생명체는 건강하

게 살 수 있다. 사람 몸의 65~70% 정도는 물로 이루어져 있는데 2%만 줄어도 갈증이 나고 계속되면 탈수상태로 진행된다. 탈수상태에 도달하면 신체의 기능은 느려지고 비능률적이게 된다. 피로감, 두통, 어지러움, 거친 피부, 스트레스, 신진대사 저하, 면역결핍, 독소증가, 집중력 감퇴 등 거의 모든 일에 영향을 끼친다. 하루 2리터 정도 물을 마시고 물을 가까이 하면 잃는 것은 없지만 얻는 것은 훨씬 많아진다. 환경오염, 스트레스, 정크푸드, 청량음료 등이 넘쳐나는 현대인의 생활 속에서 인체가 깨끗한 물을 마시고, 접하기란 그리 쉽지 않다. 오염되고 삭막한 환경조건 속에서 사는 현대인들에게 물이 주는 의미는 그 어느 때보다도 중요해지고 있다.

깨끗한 물로 노폐물 씻어내기 – 물은 인체에 쌓인 노폐물을 청소하고 면역계를 활성화시켜 노화를 어느 정도 예방할 수 있게 해준다. 인체에서 가장 많이 차지하는 성분으로 물은 갓 태어난 아기는 체중의 80%, 성인은 65~70%, 죽을 때는 50% 정도가 물로 구성된다. 특히, 정자와 난자가 만나 인체 형성의 첫 단계인 수정란에서는 물이 대부분으로 전체의 약 97%를 차지한다. 물의 인체 순환속도는 비교적 빨라 물을 마신 뒤 30초가 지나면 혈액에 이르고, 1분 후에는 뇌조직과 생식기에 도달한다. 10분 후에는 피부조직, 20분 후에는 간, 심장, 신장에 이른다. 전신을 순환하는 혈액의 82% 정도는 물이 차지하는데, 혈구와 혈장으로 이루진 혈액은 모든 조직에 산소와 양분, 호르몬, 항체 등을 공급한다. 건강한 혈액에는 물, 영양분, 미네랄 성분이 들어있다. 충분한 미네랄(셀레늄/칼슘/칼륨/마그네슘/나트륨/철분 등)은 체내에서 세포 이외의 삼투압균형 조절, 효소기능 보조, 단백질합성 등의 많은 작용을 돕는다. 깨끗한 물을 마시면 인체의 여러 부위는 다음과 같이 건강해질 수 있다.

- **피부** – 외부 환경에 대항하는 1차 방어선으로 노폐물과 대사산물을 배출하며, 몸의 면역상태를 알리는 '혈액의 거울'이라 할 수 있다. 땀과 피지 등을 통해 피부조직에 있는 불순물 등이 빠져나가므로 깨끗한 물을

마시면 피부개선에 효과가 있다. 물을 마시면 약 10분 후에 피부에 도달하여 세포에 영향을 미친다. 건강한 피부를 위한 최선의 방법은 물마시기로 피부조직의 순환이 잘돼 노폐물을 빠져나가게 하는 것이다. 특히, 아침에 일어나 마시는 물은 30분 이내에 밤새 쌓인 체내 독소를 배설케 하여 건강한 피부를 만드는데 일조한다.

- **머리카락** - 피부와 같이 머리카락도 혈액의 건강상태를 알려주는 거울이다. 머리카락에는 미용기능과 체내 독소와 노폐물 배출기능이 있어 좋은 물을 마시면 건강한 모발을 유지할 수 있다. 관리되어 잘 자란 머리카락은 일정기간마다 다듬어주면 상태 유지에 도움이 된다.
- **대변** - 수분부족으로 장 기능이 원활하지 못하면 변비가 생긴다. 변을 외부로 내보내지 못하면 몸속에는 당연히 독소가 쌓여 피부가 거칠어진다. 매일 1.5~2l의 수분을 섭취하면 배변활동이 개선된다.
- **혈액** - 좋은 물, 균형 잡힌 식단, 충분한 미네랄 섭취는 건강한 혈액을 만든다.
- **맛있는 물** - 수돗물 정수과정에 여러 가지 화학물질이 첨가되므로 미량의 유해성분이 들어 있다. 수돗물의 독소를 제거하여 맛있는 물로 바꾸려면 먼저 수돗물 속 염소를 제거하고 물을 알칼리 수로 만들어 물 분자의 클러스트(cluster, 물 분자의 크기)를 작게 하면 된다(장점: 빠른 인체 흡수속도).

어떻게 체내 독소를 줄일까?

속담에 '잘만 씹어도 독은 반으로 준다.'는 말이 있다. 우리 몸속으로 유입된 유해물질은 주로 간이나 장운동에 의해 해독과정을 거쳐 제거된다. 이들 외에도 입 속의 침/타액 또한 체내독소를 분해하는 작용을 한다. 침은 침샘에서 분비되는 무색의 소화액으로 점성을 지닌다. 성인은 하루 1~1.5l를 분비하며, 99.5% 정도가 수분이고 다양한 무기물이 들어있다. 타액은 자연적으로 나오는 '무자극 타액'과 식사로 인한 '자극 타액' 두 종류가 있고, 건강에 좋은 효과를 주는 것은 '자극 타액'이다. 자극 타액에는 소화효소(아밀라아제) 외에 항균물질, 효소, 비타민, 미네랄 등이 포함되어 있다. 그중에는 살균작용 혹은 항 바이러스성 면역항체(면역글로불린 IgA), 활성산소 제거 효소가 있다. 따라서 식사하면서 잘 씹어 먹기만 해도 해독효과가 있는 것이다. 음식을 먹을 때는 최소한 30회 정도 씹는 저작작용을 권장하고 있다. 천천히 씹으면 침샘에서의 타액 분비량이 늘어나고 이에 따른 해독효과도 높아진다. 잘 씹기는 연쇄적으로 호르몬 분비량↑ → 활발한 소화기능 → 뇌신경 활성화 → 기억력 회복, 스트레스 해소 등 건강에 전반적으로 좋은 영향을 미친다.

음식 해독

음식물 속에 들어있는 독소를 피할 수 있는 가장 좋은 방법은 제철에 나온 깨끗한 식재료를 섭취하는 것이다. 하지만 이를 실천하기는 쉽지 않아 되도록 독소를 배출하게 해주는 해독음식을 찾아먹도록 한다. 인체의 대표적 해독기관은 간이나 스트레스, 과음, 흡연, 불규칙적인 생활은 간을 지치게 한다. 이런 상태가 계속되면 침묵의 장기인 간은 기능을 다하지 못하고 정지할 때까지 혹사당한다. 현대인에게 많이 나타나는 새집증후군/빌딩증후군은 밀폐된 건물에서 기계에 의해 재순환된 공기 속에 들어있는 독소를 흡입하면서 나타나는 환경 질환의 일종이다. 인테리어 내장재에 사용된 휘발성 화학물질은 면역기능 저하를 불러올 수 있다. 이를 막을 수 있는 가장 간단한 방법은 신선한 과일과 야채를 많이 섭취하는 것이다. 이들 속에 들어 있는 항산화제나 영양제는 휘발성 독성물질의 해로운 화학작용 차단으로 몸속 조직/세포를 보호하거나 호흡으로 들어온 오염물질의 중화를 도울 수 있다.

해결책은 항산화제?

생활 속에서 섭취할 수 있는 가장 좋은 항산화제로는 비타민 C와 E, 베타카로틴, 셀레늄 등이 있다. 이들 가운데 더 안전하고 효과적인 것은 비타민 C와 E, 베타카로틴으로 알려져 있다.

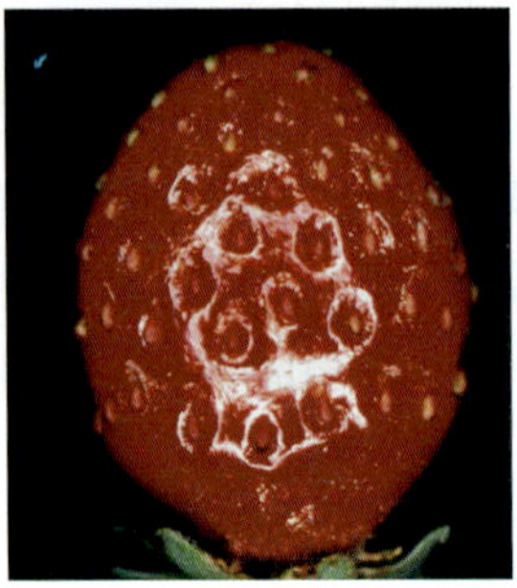

▲ 그림 13-4 딸기

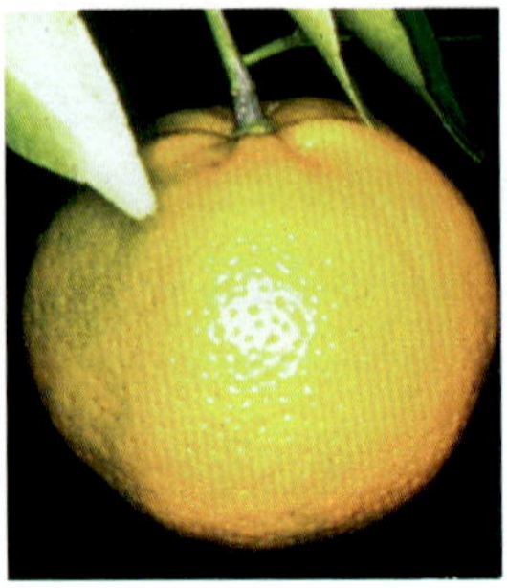

▲ 그림 13-5 오렌지

- **비타민 C** - 신선한 야채와 과일에는 주요 비타민의 필요량이 들어 있다. 만약 이들을 자주 먹을 수 없을 경우에는 비타민 C를 보충하면 좋다.
- **비타민 E** - 독성이 없는 강력한 항산화제로 곡식과 종자에 자연적으로 들어있다. 지용성이기 때문에 체내 흡수를 돕기 위해서는 음식물과 함께 먹어야 한다.
- **셀레늄** - 산화를 막는 항암성분의 미량 원소(대표적 항산화 영양소). 셀레늄과 비타민 E는 궁합이 맞아 서로 흡수를 촉진해 함께 먹으면 지질과산화 방지 및 세포막을 보호해 주는 작용을 한다. 그러나 비타민 C는 셀레늄의 흡수를 일부 방해할 수 있어 따로 먹어야 한다.

식이섬유,
독소제거에 뛰어나다!

식이섬유는 몸속 장내 소화효소에 의해 분해되지 않는 다당류로 장내 독소제거 효과가 뛰어나 인체에 꼭 필요한 영양소이다. 소화기관에서 흡수되지 않고 배설되는 식품의 잔여물질로 성인의 하루 권장 섭취량은 25~40g이다. 소화기관에 영향을 미치며 대사성 질환의 예방에 도움을 준다. 주로 과일, 채소, 곡류, 해조류에 있으며 소화되지 않은 채 대장으로 내려가 장내세균에 의해 일부 분해되고 나머지는 배설된다. 특히, 불용해성 식이섬유소(셀룰로오스/헤미셀룰로오스)는 유익한 장내세균을 증식시켜 당분을 분해하고, 장운동을 촉진해 배변을 돕고, 장내 독성물질에 흡착 후 배출시켜 대장 체류시간을 단축시킨다. 지방에 흡착하여 배설을 촉진시켜 체내에 지방이 축적되는 것을 감소시킨다. 장액분비를 촉진시켜 소화를 돕고 대변 양을 증가시켜 원활한 배변활동, 쾌변으로 유도한다. 소장에서의 포도당 흡수 지연으로 식후 혈당의 상승을 억제하고, 콜레스테롤에 흡착하여 배출한다(혈중 콜레스테롤 농도↓). 포만감을 주어 과식을 방지하고 체중 조절에도 도움을 주는 등 우리에게는 절대적으로 필요한 존재이다.

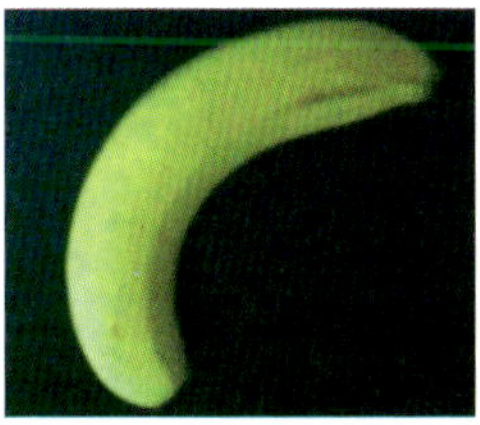

▲ 그림 13-6 바나나(식이섬유1)

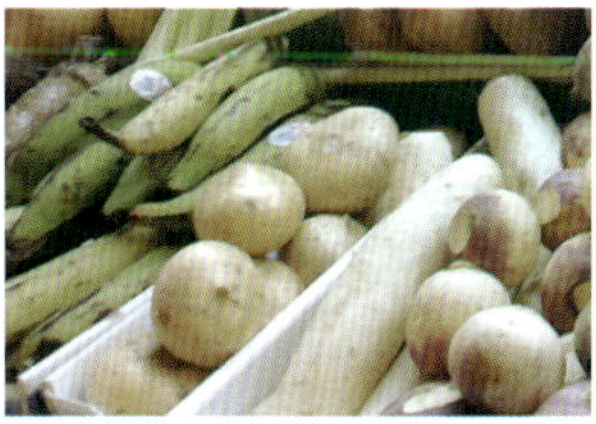

▲ 그림 13-7 연근(식이섬유2)

숯 해독

숯의 힘 - 숯은 순수한 우리말로 '신선한 힘'이란 뜻을 지닌다. 숯은 공기를 차단하고 나무를 가열하여 생기는 무미무향(無味無香)의 탄소 85%, 수분 10%, 미네랄 3%의 탄소덩어리다. 나무를 600~900℃에서 일차적으로 태운 탄화물로 주성분인 탄소는 산소공급을 차단하고 다른 물질을 환원시키는 환원력이 뛰어나다. 나무상태 목재의 미네랄 성분은 0.3~0.6%로, 태워 숯이 되면 그 성분은 4~5배 농축되는 특성이 있다. 칼륨, 칼슘, 철, 인, 나트륨 등

5대 미네랄 외에 구리, 아연, 마그네슘, 망간 등 미량원소도 포함된다.

숯은 다공성 탄화물질로 마이크론(㎛, 1/1,000㎜) 크기의 수많은 미세구멍이 있고, 이물질에 대한 강한 흡착력과 정화능력을 지닌다. 이들 구멍은 나무에서 물이나 양분을 운반하던 이동통로(물관/헛물관/체관 등)로 가운데가 뚫려 막힌 곳이 없다. 이런 특성은 무수히 많은 숯 구멍이 공기와 접촉하는 면적에 커다란 영향을 미친다. 숯의 놀라운 탈취기능은 바로 넓은 단면적에 기인하는 것으로 놀랍게도 그램당 약 300m^2(~300㎡/g, ~90평)의 단면적을 가지고 있다. 숯의 정화 및 탈취기능은 공기와 물의 정화는 물론 습도조절에도 유용하게 쓰인다. 미세구멍에 있는 유익 미생물들은 탈취 및 여타의 화학물질에 흡착하여 이물질, 독소 등을 분해하여 해가 없도록 한다. 특히, 탁월한 유기물 분해능을 지닌 방선균은 각종 공기 오염물질과 불순물에 흡착하여 이들을 제거한다. 숯은 공기 중에 있는 음이온을 흡수 및 배출하여 공기를 정화하며, 원적외선도 방출하는 것으로 알려져 있다. 숯에서 나오는 음이온은 인체의 부교감신경에 영향을 주고, 세포의 활성화로 혈액순환 및 신진대사를 촉진시키는 기능을 한다.

숯과 인체

우리 몸의 체액은 약알칼리성 상태로 인체 내 각종 신진대사를 활발하게 해준다. 신진대사가 활발하면 영양분이 적절하게 온몸으로 운반되어 흡수되며 노폐물이나 유해물질은 생리작용에 의해 밖으로 분비되거나 배설된다. 만약 체액이 점차 산성으로 되면 그 흐름이 원활하지 못하고 세포나 장기기능에 문제가 생겨 건강을 해치게 된다. 현대인의 불규칙한 생활습관은 심신의 피로를 유발하고, 식사 때 몸으로 들어오는 식품첨가제 등의 유해물질에 의한 독소생성은 각종 생활습관 병의 원인이 되고 있다. 숯을 활용한 인체 정화는 강력한 재생력을 불러올 수 있는 방법이 된다. 뛰어난 독소 흡착력을 지닌 숯을 가루로 만들어 그 독소

배출능력을 이용하면 인체 정화에 크게 도움을 받을 수 있다. 효과적으로 숯가루를 응용하면 물의 활용만큼 큰 효과를 볼 수 있다.

숯의 효능

- **방부효과** - 살아 있는 듯 보존된 2,300년 전 무덤의 시신(중국 하남성, 관 주위 5톤 숯으로 감쌌음), 해인사 팔만대장경 보존(경판보존: 습기조절/통풍 위해 터를 파고 숯+소금 두꺼운 층 쌓음)에서 보듯이 인류의 조상들은 이미 숯의 뛰어난 효능을 알고 습도조절과 부패방지에 사용하였다. 이들 기록에서 숯의 뛰어난 방부효과를 알 수 있다.
- **여과효과** - 오염된 공기나 물이 숯의 미세구멍들을 통과하면 고도로 정화되어 고성능 필터에 비유된다. 숯은 방독면 여과통, 일부 담배의 필터(숯가루)에 활용되고, 병원용 포도당/아미노산 제조에 쓰이는 물 여과에도 이용된다.
- **냄새 제거효과** - 단면적이 넓어 뛰어난 흡수력, 투수성, 보수성과 방부 및 탈취효과 등이 있다(부패균 발생억제 → 냄새 근원 차단/악취 흡착).
- **전자파 차단효과** - 고온에서 구워진 백탄이 전자파를 차단한다는 것은 이미 알려진 일이다. 숯이 갖는 통전성(탄화되면서 전기가 통하는 성질)으로, 기기 발생 전자파를 흡수하여 소멸시키는 작용을 한다.
- **습도 조절효과** - 고온에서 구워져 미세구멍에는 수분이 거의 없다. 고밀도로 분포하는 미세구멍들은 탁월한 제습 및 습도 조절기능을 지닌다.
- **음이온 발생효과** - 밀도 높은 탄소덩어리이므로 탄소에서 발생하는 음이온을 계속해서 받을 수 있다는 장점이 있다.
- **원적외선 온열효과** - 숯이 방출하는 원적외선(5~25㎛ 기본파장의 열에너지 발산) 열에너지는 피부 40㎜ 깊이까지 침투한다. 숯의 원적외선은 몸을 따뜻하게 하여(온열작용) 모세혈관을 확장시켜 혈액순환을 원활하게 해주는

유익한 광선이다.

- **미네랄 저장효과** - 숯에는 미네랄이 다량 저장된 보물창고로 나무가 숯이 되면 미네랄 성분이 4~5배 더 농축된다. 숯 속의 미네랄은 칼슘, 칼륨, 철, 마그네슘, 망강 등이지만 제일 많은 성분은 칼슘과 칼륨이다.
- **질병 치료효과** - 미세다공질의 숯은 탁월한 흡착력을 지녀 예부터 약용 및 치료용으로 이용되었다. 의학적으로는 진통/해열/해독작용, 과학적으로는 공기정화, 농약성분 제거능력 등 많은 실험연구에서 효과적인 결과가 밝혀졌다.

13-3 해독 프로그램

해독 프로그램은 대체의학의 한 분야로 인체 내에서 해독과 배출을 담당하는 기관인 피부, 간장, 폐, 신장, 림프계 등을 강화함으로써 독소를 내보내는 것을 주요 목적으로 한다. 해독 프로그램은 식이요법, 물 요법, 발열요법, 호흡요법, 운동요법 등 다양한 방법들로 구성되어 있다. 해독과정의 첫 단계는 몸을 깨끗하게 해주는 정화가 무엇보다도 우선시 되어야 한다. 해독의 4단계는 [1]정화 → [2]균형 → [3]활력 → [4]유지의 순서로 진행하는 것이 가장 바람직하다.

4 단계 해독 프로그램

- **단계1 체내 정화(cleansing)** - 물 마시기/장 해독/복식호흡 등을 통해 각종 성인병의 원인이 되는 노폐물, 독소, 숙변제거로 체내의 환경을 깨끗한 상태로 만들어준다.
- **단계2 균형(balancing)** - 몸속에 있던 노폐물/독소/숙변 등이 제거되고 체

내 환경이 깨끗이 정화되면 독소 때문에 흐트러졌던 기관 등 몸의 불균형을 바로잡는 단계. 부작용이나 큰 후유증 없이 몸의 균형을 최상으로 유지할 수 있는 자신의 방법을 찾는다. 마사지와 사인요법 등을 병행하여 신진대사를 원활하게 조절하면 흐트러진 몸이 서서히 균형을 찾아간다.

- **단계3 활력**(energizing) - 유해성분 제거 및 신체균형을 바로 잡은 후 에너지흐름을 조절하는 단계. 활력이 넘치는 효과를 가져 오는 방법 중의 하나는 아로마테라피로 혈액순환을 돕고 긴장된 심신을 이완시켜 주는 효과가 뛰어나다. 특히, 면역기능을 강화시켜 스트레스에 대처하는 능력을 향상시킨다.
- **단계4 유지**(maintaining) - 자신에게 맞는 생활요법/식이요법을 설계하여 습관화한다. 규칙적인 식습관과 적절한 운동, 긍정적 사고로 자신의 기를 관리하고, 균형과 조화를 이루어 몸을 최적의 상태로 유지되도록 한다.

디톡스 6단계

1. 독소 원인 차단하기
2. 체내 순환 증진시키기
3. 독소 체외배출 강화하기
4. 위장 기능 회복시키기
5. 간 기능 활성화시키기
6. 스트레스 완화시키기

몸속 정화의 중요한 첫 단계

해독 프로그램을 수행하는데 있어 몸

속 정화의 가장 중요한 첫 걸음은 현재의 상태를 깨끗하게 만드는 클렌징(cleansing) 단계이다. 처음부터 좋은 것을 취해 채우기보다는 있는 것에서 해로운 것을 버림으로써 건강을 얻는 방법으로 자연적인 방법과 인위적인 방법이 있다.

How to clean our body

몸속을 손쉽게 깨끗이 해주는 방법으로는 세 가지가 추천된다. 먼저 물을 많이 마시는 것, 장을 해독하는 것, 복식호흡으로 신진대사를 돕는 것 등이 생활 속 해독을 위한 클렌징 방법이다.

- **물 마시기** - 물을 많이 마시면 불필요한 노폐물이 빠져나가면서 체중을 관리할 수 있다. 과체중이나 비만, 그리고 노화의 주범으로 몸속 노폐물이 주목된다. 물은 몸속에 축적된 불필요한 노폐물을 씻어내고 몸을 깨끗하게 해주는 역할을 한다. 물을 마시면 입 → 위 → 장 → 간장 → 심장 → 혈액 → 세포 → 혈액 → 신장 → 배설기관 순서로 돌면서 영양분을 운반하고, 노폐물을 배출하여 인체의 신진대사를 높여준다.
- **장 해독** - 몸속 노폐물은 간, 피부, 혈액, 신장에서 해독 후 배출되나 대부분 대장을 거쳐서 밖으로 나간다. 그러나 몸이 제 기능을 못하는 경우(피로/스트레스/운동부족/잘못된 식습관..) 대장에 노폐물이 남아 있게 된다. 완전히 배출되지 못한 찌꺼기, 잔류물들은 대장 주름 벽에 붙어 있을 수 있다.
- **복식호흡** - 신진대사가 원활해야만 몸속에 쌓인 노폐물이 정상적으로 빠져나갈 수 있다. 체내 대사가 원활하지 못하면 지방의 연소도 잘 일어나지 않아 식사량을 줄여도 체중관리가 잘 되지 않는다. 이럴 때 추천되는 해결책은 복식호흡법이다. 대부분 사람들은 가슴으로 흉식호흡을 하나 복식호흡에서는 아랫배를 이용하여 호흡한다. 흥분을 가라앉게 하고

심신의 안정을 가져와 요가의 기본 호흡법으로 알려지기도 한다. 신선한 산소를 복식호흡으로 섭취하면 근육이 더 자극받고 신진대사가 활발해져 체형관리에 도움을 받을 수 있다.

해독 후 신체 변화

- 면역계가 강화된다.
- 소화기 내 노폐물이 제거된다.
- 숙변이 제거되어 피부가 개선된다.
- 간과 신장 기능, 에너지 흐름이 개선된다.
- 활발한 대장 연동운동으로 변비예방과 치료효과가 있다.
- 혈액순환이 개선되고, 혈액정화 및 림프계도 함께 깨끗해진다.
- 면역기능이 높아져 두통, 피로 등의 증상 개선에 큰 역할을 한다.

바른 물 마시는 습관

- 미네랄 풍부한 물
- 깨끗하고 순수한 물
- 물 마시는 타이밍 중요
- 끓이지 않은 찬물 마시기
- 하루 1.5~2l 고르게 마시기
- 운동하며 물 마시기

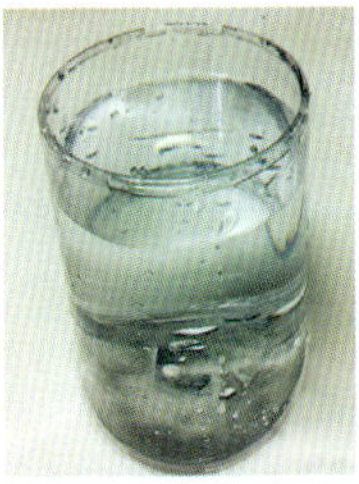

▲ 그림 13-8 깨끗한 물

운동 해독

림프계 활성화 지름길

평균수명과 생활수준의 향상으로 건

강에 대한 인식 및 운동에 대한 관심이 그 어느 때보다 높아지고 있다. 이에 부응하여 새로운 형태의 웰빙 운동법들이 계속 등장하고 있다. 가장 좋은 방법은 적절하게 움직여 체내 독소를 내보내면서 몸을 보호하는 운동일 것이다. 자신에게 무리가 없는 운동을 하루 30분씩 일주일에 3~4번 하는 정도는 최소한의 운동이다. 건강을 기대한다면 규칙적인 운동을 하는 게 좋은 음식과 약을 먹는 것보다 낫다. 발표된 연구결과에 의하면 매일 30분 힘찬 걷기 운동만으로도 몸(심장/폐/뼈/근육 등)에 좋은 영향을 주어 만성질환의 30~40%를 예방할 수 있다고 한다. 이러한 만성질환 예방책은 다름 아닌 노폐물을 배출하는 림프계의 활성화에 있다. 이미 언급하였듯이 림프계는 펌프가 없기 때문에 림프액의 활발한 흐름을 위해서는 물을 많이 마시고 신체를 움직이는 운동을 해야 한다. 몸을 움직이면 림프계가 활성화되어 체내 각종 노폐물과 독소를 배출하고, 병소, 손상세포, 암세포 등의 나쁜 세포들을 제거할 수 있다. 하지만 운동이 익숙하지 않거나 시작하는 단계라면 몸에 무리 없이 운동효과를 볼 수 있는 저강도 운동이 바람직하다. 걷기가 바로 대표적인 저강도 운동으로 비용부담 없이 할 수 있고 언제 어디에서나 할 수 있는 완벽한 운동이다. 관절에도 부담을 주지 않고, 운동효과가 뛰어나 체중관리는 물론 생활습관병, 골다공증, 우울증 등을 예방하고 질병 치유에도 도움을 준다.

참고문헌

김소형. 2008. 한의사 김소형의 디톡스 다이어트. 디자인하우스

김옥분 역. 2005. 자연치유. 앤드류 와일 지음. 정신세계사

박태선, 김은경. 2011. 현대인의 생활영양. 교문사

이응철, 고은애, 이형환. 2013. 자연치유학. 아트하우스 출판사

정인영 역. 2004. 몸속의 독을 없애는 생활의 기술. 오오모리 다카시 지음. 아카데미북

정지민 역. 2003. 몸과 마음을 치료하는 물. 스티브 마이어로비츠 지음. 아름다운 사회

최혜석 역. 2003. 물로 건강해진다. 마스시타 가즈히로 지음. 문진출판사

해독한의원. 2007. 내 몸을 살리는 해독. 느낌이 있는 책

Simon E. J., Reece J. B., Dickey J. L. 2010. Campbell Essential Biology with Physiology. 3rd Ed., Benjamin Cummings

http://m.blog.naver.com/lixmall/70037139903

http://navercast.naver.com/magazine_contents.nhn?rid=1095&rid=&contents_id=67345

Chapter FOURTEEN

치유 성공전략 & 인체균형을 위한 로드맵

자연치유에서는 질병의 증후가 나타나지 않은 상태에서 심신의 균형과 조화로 건강을 관리한다. 건강에 영향을 미치는 요인은 수없이 많은데, 그 중 유전적/영양적/환경적/병적/생활적 요인 등이 대표적이다. 하지만 갑작스런 사고 외에는 운동습관이나 스트레스 등 일상생활 속에 그 요인들이 자리 잡고 있다. 유전적인 요소는 선천적이므로 자신이 어떻게 할 수 없지만 영양적 문제는 건강유지 및 증진에 절대적인 요소이다.

Chapter 14

제14장

치유 성공전략 & 인체균형을 위한 로드맵

14-1 치유 성공전략

치유 성공전략 & 건강관리

현대인의 건강관리 - 사람들의 건강은 몸과 마음이 균형과 조화를 이룰 때 잘 관리되었다고 한다. 건강을 관리할 때는 건강을 유지하고 증진시키기 위해 장해요인을 피하거나 제거하고 대처방안을 적극적으로 모색하여야 한다. 자연치유에서는 질병의 증후가 나타나지 않은 상태에서 심신의 균형과 조화로 건강을 관리한다. 궁극적으로 질병을 예방하고 삶의 질을 향상시켜 진정한 건강을 누리는데 자연치유의 근본 목적이 있다. 건강에 영향을 미치는 요인은 수없이 많은데, 그 중 유전적/영양적/환경적/병적/생활적 요인 등이 대표적이다. 하지만 갑작스런 사고 외에는 운동습관이나 스트레스 등 일상생활 속에 그 요인들이 자리 잡고 있다. 유전적인 요소는 선천적이므로 자신이 어떻게 할 수 없지만 영양적 문제는 건강유지 및 증진에 절대적인 요소이다. 건강과 질병의 관계는 다차원적으로 여러 요소들이 연관되어 있고, 각종 질병에 대응하려면 양질의 섭생 관리가 중요하다. 균형 잡힌 식사는 신체활동에 필요한 영양분을 공급하고, 생리기능을 조절하여 건강에 중요한 요인이 된다. 이와 함께 에너지 및 체력관리 문제도 큰 관심을 받고 있다. 콘크리트 건물 속에서 바쁜 일상에 쫓기는 현대인들은 예전에 비해 신체활동이 많이 줄었다. 차로 이동하고 건물 내에서는 엘리베이터를 이용하는 등 줄어든 운동량과 저하된 체력 등으로 저항력이 떨어지고 있다. 전자기기 및 컴퓨터 사용이 늘어나면서 몸 이곳저곳의 이상증상이나 전에 없던 징후를 호소하곤 한다. 따라서 현대인들이 직면하는 이러한 환경에서 몸의 불균형을 막기 위해서는 적절한 정신건강, 영양관리, 운동, 스트레스 관리 등을 통한 체력향상으로 종합적인 건강관리의 치유전략이 절실히 필요하다.

건강한 사람이란?

건전한 정신건강 - 정신의 건강은 몸이 튼튼할 때 더 긍정적으로 된다. 다른 사람들과의 사회생활을 소화톱세 하고, 자신의 행동에 책임질 수 있다면 사람들은 대부분 행복하다고 느낀다. 정신이 건강해지는 조건으로 행복감/활동성/자기책임성/일관성/사회성/조화성/현실적응성 등의 7가지 요인이 보고된 바 있다. 더불어 뚜렷한 자기주관, 자아 정체성, 미래 지향적인 생각으로 인생을 즐기고 주변 사람들과 함께 살아갈 수 있으면 정신적으로 매우 건강한 사람이라 할 수 있다.

치유 성공전략

건강과 치유를 목적으로 하는 생활 속 양생법은 특별한 방법으로 건강을 증진시키지 않는다. 평소에 편안한 마음, 즐거운 생활, 적절한 운동, 그리고 규칙적인 생활, 무리 없는 생활습관 등이 강조된다. 이들은 특별한 비법을 적용하지 않아도 자연치유력을 보강해 줄 수 있는 중요한 요소들이다. 하지만 자연치유력을 강화시키기 위해서 가장 먼저 관심을 가져야 하는 것은 정신적 측면의 자연치유력이다. 일반적으로 '건강하다'는 측면에서는 정신건강이 우선이기 때문에 정신력의 강화를 위해 바람직한 가치관, 인간관, 건강관을 가지고 있어야 한다.

- **올바른 가치관** - 가치관이란 '가장 가치 있다고 생각하는 것이 무엇인가'에 대한 관점으로 사람에 따라 중요하게 여기는 가치는 다양하다. 가치관은 내부 또는 외부 요인에 의해 형성되는데, 금전, 명예, 권력, 인기 등이 외재적 가치이고, 건강, 사랑, 성격 등이 내재적 가치이다. 다른 가치를 얻는데 도움이 되는 것이 외재적 가치인 반면, 내재적 가치에서는 다른 것에 의존하지 않고 있는 그대로 가치가 형성된다. 외재적 내재적 모든 가치를 포함하여 가장 중요하고 기본이 되는 가치는 건강이다. 왜냐하면 몸이 건강하지 않으면 어떠한 가치도 추구할 수 없고 의미가 없기 때문이다. 우리는 주위에서 "재산을 잃으면 적게 잃는 것, 명예를 잃으면 많이 잃는 것, 건강을 잃으면 모두 잃는 것!"이라는 말을 자주 듣게 된다. 이는 그 어떤 것도 건강을 대체할 수 없으며, 건강을 잃게 되면 삶의 전부를 잃는다는 의미를 지니고 있다.

- **바른 인간관** - 다른 사람에 대한 평가기준이 소위 말하는 인간관으로 그 기준은 사람마다 달라 다양하다. 바른 인간관은 앞에서 일상의 생활이나 사회생활에도 영향을 미쳐 행복감, 활동성, 일관성, 사회성, 조화성, 현실적응성 등 정신건강을 위한 여러 조건들과 무관하지 않다.

- **참다운 건강관** - 원칙이나 기준을 가지고 자신의 건강을 관리하여야 한다. 건강에 대한 자기기준, 관점 혹은 검증기준이 정해져 있어야 건강한 생활을 할 수 있다. 건강관을 세울 때는 자신의 체질, 성격, 건강상태, 환경요인 등을 다각적으로 고려해야 하며, 반드시 실효성이 있어야 한다.

- **건강철학 정립** - 일관성 있는 원칙이나 소신에 의한 건강관리는 바른 건강철학의 지름길이다. 진정한 의미의 건강은 정신과 신체건강이 균형과 조화를 이루어야 한다. 신체적으로 건강하기 위해서는 정신적인 건강이 무엇보다도 중요하고 선행되어야 함을 알아야 한다. 인체 건강은 건강한 마음에서부터 시작하므로 '바른 마음' = '건강유지에 최고의 보약'임을

명심하도록 한다.

- **마음건강 유지** - 올바른 가치관과 확실한 건강철학을 갖고 마음의 평화를 유지하도록 항상 노력한다. 건강유지에 편안한 마음은 최고의 큰 보약이다. 마음의 평화는 건강의 시작이며, 마음이 안정되어야 정신적으로 집중이 잘된다. 이처럼 마음의 평정은 질병예방의 지름길로 '내 몸의 주인은 마음'이라는 구절이 동의보감 첫 장에 실려 있을 정도로 우리의 선조들도 그 중요성을 잘 알고 있었다. '건전한 마음에 건강한 육체가 있다'는 속담을 기억하도록 하자!

스트레스 치유전략

오늘날 우리는 학교, 직장, 가정 등에서 크고 작은 스트레스에 노출되며 살고 있다. 스트레스는 대응할 수 있는 적절한 수준에서는 삶에 활력을 줄 수 있으나, 인체가 환경과의 상호작용으로 위협을 느끼는 수준에 도달하면 정서적으로 불안해진다. 일시적으로 발생한 스트레스는 시간이 경과하여 그 원인이 사라진다면 불안감도 없어지고 몸은 원상태로 회복될 수 있다. 어떤 사건이나 상황에 처했을 때 인체가 대응하는 방식은 스트레스 원인, 성격, 대응 능력, 유사 경험 유형 등에 따라 다양하게 나타난다. 스트레스가 어느 정도 일반적인 것이기는 하나 피할 수 없다면 '이는 누구에게나 있는 생활의 일부'로 생각하고 대처하여 발전적인 방향으로 변화시키도록 노력한다. 이러한 방법은 일종의 마인드 컨트롤(mind control) 방식으로 자신의 정신력을 강화시키는 방안이라 할 수 있다. 스트레스에 대한 일련의 단계를 간단히 정리하면 다음과 같다.

- **불안반응에 대한 점검** - 사람들로부터 오는 스트레스, 즉 대인관계가 스트레스원이라면 관련된 사람/일/관계 등의 분석을 통해 왜, 어떻게 불안 또는 위협을 느끼는지 알 수 있게 될 것이다.

- **스트레스원 확인/분석** - 정서불안의 신체적, 심리적 스트레스 원인이 밝혀지면, 스트레스와의 상호작용을 분석하여 본다. 불안 반응이나 스트레스원에 관해 다른 사람의 도움을 받을 수 있다면 논의를 통해 원인을 객관적으로 분석할 수 있다.
- **스트레스 대처 방법** - 스트레스를 받고 있는 사람의 성향, 태도 등에 따라 스트레스원 제거, 회피 또는 영향 최소화 등 스트레스와 불안에 대처하는 자신만의 방안을 찾아낸다.
  1 **단계 1** - 외래성 위험 피하기, 안전 위해 주의 기울이기로도 외적 불안을 제거하거나 최소한으로 줄이는 것이 가능하다. 충분한 휴식을 취하면 어느 정도 스트레스를 줄이거나 피할 수 있다.
  2 **단계 2** - 스트레스로부터 피할 수 없으면, 직접 스트레스에 대처하여 위험을 제거하거나 줄이는 방안을 찾는다. 직접적인 대응방안의 효과를 확인하여 경험을 쌓는다.
  3 **단계 3** - 위 단계를 거친 후 스트레스 원인에 대한 재평가 및 반복 시 스트레스 경감을 위한 실제 행동, 외부 도움 및 제도 등을 활용 또는 시도한다.

- **스트레스 대처 방법**

  스트레스에 대처하는 방법은 크게 방어적 대처와 직접적 대처로 구분된다. 이 두 방법은 다음과 같은 특성을 지닌다.
  1 **방어적 대처** - 스트레스 상황을 야기한 원래의 문제는 그대로 있고 그로 인해 유발된 정서불안, 불쾌감, 걱정, 분노 등의 감정들만 약화시키거나 없애려고 노력한다.
  2 **직접적 대처** - 스트레스와 직결된 문제/결과/도전/위협 등을 피하지 않고 정면으로 다루어 직접 해결하려 노력한다. 긍정적인 결과를 가져오는 직접적인 대처법 중의 하나는 플러스 사고법으로 뇌 훈련을 하는 것이다. 사물을 받아들이는 방법이나 긍정적인 방향으로 바꾸어 극한

감정에 빠지지 않게 자신만의 극복 방법을 갖도록 한다.

- **스트레스를 잘 처리하는 경우** : 적극적으로 스트레스원, 주제, 사물 등을 대하고 받아들인다.
- **스트레스 대처법** : 명상법, 심리적 대응법(마인드컨트롤, 플러스 사고법), 신체활동(요가/근육이완/운동...) 등은 개인적 해소법. 팀, 클럽활동, 사회적 대응 등 그룹을 통한 해소법으로 대응한다.
- **스트레스 유형 기억** : 뚜렷한 스트레스원으로부터 내성을 가지려면 언제/어떻게/어느 정도로 자신이 스트레스를 받는지 그 패턴을 기억해야 한다. 어떤 경우/어떤 자극에 의해/어떤 불쾌감이 생기는지, 스트레스에 처했을 때 자신의 상태 등을 알면 어느 정도 감정을 조절하여 대응할 수 있다.
- **성장 활력소로 전환** : 스트레스에 대한 내성을 강화하여 자신을 성장시키는 활력소로 만든다. 적당한 스트레스는 잘 대처할 경우, 한 걸음 앞으로 나아가는 계기가 될 수 있다. 스트레스원을 다른 각도에서 다른 차원으로 보면 고민할 때에는 보이지 않던 새로운 해소법이 보일 수 있다. 스트레스가 반드시 나쁜 것만은 아니고 개인에 따라 또는 대응방법에 따라 도움이 될 수도 있으므로 스트레스에 현명하게 대처하도록 한다.

균형 위한 치유전략 요소

일상생활 속에서 인체의 균형을 잡아 주는 치유전략들은 대부분 자연과 가까이 하며 인체와 손을 잡고 조화를 이루는 요소들로 구성되어 있다. 자연의 요소(태양)로부터 자신의 의지(정신, 운동, 휴식, 여가, 놀이, 용서)에 의해 인체를 건강하게 해주는 'SSERRFF'라고 하는 치유전략이 티모시 브랜틀리에 의해 제시된 바 있다. 우리들이 쉽게 접근할 수 있는 치유전략으로 다음의 '기적의 자연치유'(티모시 브랜틀리/박경민 역)를 적극 추천하는 바이다.

SSERRFF : 태양-정신-운동-휴식-여가-놀이-용서

일상생활 속에서 무상 또는 저비용으로 수행할 수 있는 인체의 균형을 잡아주는 건강법으로 'SSERRFF' 치유전략의 새로운 약어가 제안된 바 있다. 'SSERRFF' 속에는 태양(Sun), 정신(Spirit), 운동(Exercise), 휴식(Rest), 여가(Relaxation), 놀이(Fun), 용서(Forgiveness) 등 7가지 요소가 포함되어 있다. 각 일곱 가지 요소의 특징을 간략히 요약해보면 아래와 같다.

- **태양** - 태양으로부터 오는 빛은 인체 건강에 큰 영향을 미치는 외부 요인이다. 특히, 건강의 중요 요소인 피부에 닿는 햇볕(하루 20~30분)은 비타민 D3 생성과 칼슘 등 기타 미네랄 흡수에 필수적이다. 자외선B는 피부 표면 안팎에서 콜레스테롤과 작용하여 칼슘의 흡수, 활용을 돕는 비타민 D3를 합성한다. 세포에 영양분을 적절하게 운반하고 받아들이는 역할을 하는 칼슘이온은 비타민 D3에 의해 좌우된다. 달걀, 생선 및 오메가-3 필수지방산이 풍부한 식단은 천연비타민 D3를 제공한다.
- **정신** - 사람은 태어날 때부터 자연치유 능력을 가지고 있으므로 건강은 우리의 소중한 자산이고 권리가 된다. 우리의 기분을 긍정적이고 활기차게 유지하는 것은 정신적 요소에 달려 있다. 봉사, 기부, 도움 주는 행위 등은 신체적으로 엔도르핀이란 유익한 호르몬을 분비하게 하여 마음을 행복하게 해준다.
- **운동** - 몸을 움직이는 운동은 혈액순환을 촉진하여 신체 전반에 산소를 원활히 공급한다. 산소공급이 잘되는 육체에서는 암, 세균, 바이러스, 곰팡이 등 유해한 것들이 잘 살 수 없다. 적절한 운동은 세포에 머물러 있는 체액의 유동, 독소제거에 도움을 주고, 세포 간 소통 및 세포들의 잠재적 전기성도 원활하게 해준다. 자신에게 맞는 운동을 택하여 걷기, 스트레칭, 배드민턴, 탁구, 수영, 자전거타기 등을 규칙적으로 한다.
- **휴식과 여가** - 아무것도 하지 않고 말 그대로 쉬어도 되는 휴식과 적절한 수면은 건강유지에 절대적인 요소이다. 자유로운 시간을 이용하여 쉬

거나 노는 여가도 건강에 중요하다. 균형 있는 식단과 숙면으로도 생체 리듬은 정상으로 작동되나 그 리듬이 깨지면 면역체계가 어려워진다. 몸속 장기와 내분비선 기능에 무리가 오면 스트레스 호르몬 수치가 높아져 몸은 점차 산성화된다. 이런 현상이 계속되면, 결국 질병의 징후들이 나타나기 시작한다. 살아 있는 모든 생명체들은 건강유지를 위해 반드시 휴식을 취해야 한다. 그러므로 우리는 몸이 우리에게 경고 신호를 보내기 전에 필요할 때마다 쉬어가는 삶의 지혜가 필요하다.

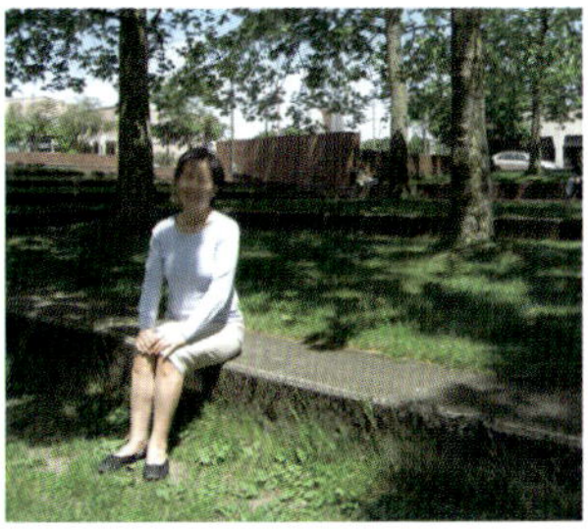

▲ 그림 14-1 휴식

- **놀이** - 행복하고 유쾌한 마음으로 즐기는 놀이는 뇌에서 자연스럽게 천연 엔도르핀 호르몬을 분비하게 한다. 뇌에서 엔도르핀이 배출되면 어두운 마음이 사라지고 기분이 좋아지며, 결과적으로 우리의 몸과 정신에 매우 유익하게 작용한다. 어렸을 적 인형놀이, 소꿉장난감이라도 자신이 즐거워진다면 다른 사람 눈치 보지 말고 가지고 놀아보도록 하자.

- **용서** - 어떤 일/사람/대상에 분노 혹은 화를 품으면 나중에는 자신이 지치게 되어 있다. 쉽지 않더라도 되도록 용서하려고 노력하라, 그렇지 않으면 결국 자신에게 응어리가 되어 돌아온다. 건강은 마음과 가슴에 있는 감정과 아주 깊은 관계가 있다. 용서를 다하지 않고 응어리진 마음이 계속 가슴에 남아있으면 인체는 산성화되어 병을 유발할 수 있다. 이것은 몸의 조직과 세포에서 산소를 빠져나가게 하면서 에너지를 정체하게 만드는 원인이 되기도 한다.

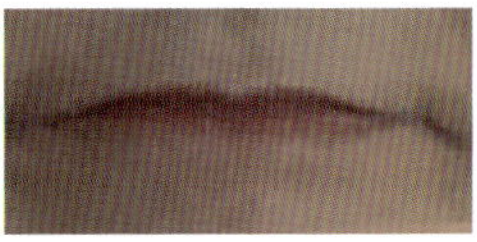

▲ 그림 14-2 찡그린 입술

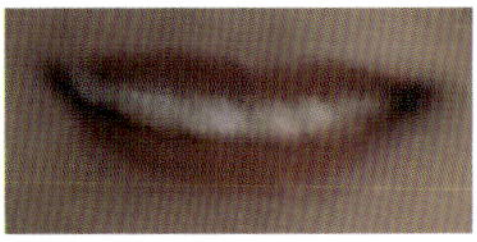

▲ 그림 14-3 웃는 입술

자연치유로의 지름길

※ 참고: 자연치유(앤드류 와일/김옥분 역)

1. **'NO' 대답 적게 하기** - 자연치유의 길로 성큼 다가가기 위해 되도록 'No'라는 대답을 적게 한다. 부정적인 'No' 보다는 'Yes'의 긍정적 사고와 태도로 원하는 답이나 해결책이 어딘가에 있을 것이라는 희망을 갖도록 한다.

2. **적극적으로 치유법 찾기** - 치유에 성공한 사람들은 대부분 적극적으로 치료와 회복의 가능성을 찾아 모든 실마리를 쫓으며 노력한다. 가능하지 않은 것은 거의 없을 것이란 생각으로 적극 대처하며 치유의 비법을 찾아 나선다.

3. **치유 사례 찾기** - 질병이나 어려운 문제에 대한 부정적 또는 비관적인 생각을 없애는 가장 좋은 방법은 치유된 사례/사람을 찾는 것이다. 혹은 치유에 성공한 사람들을 만나 그 과정/경험을 공유하여 도움을 받는다.

4. **전문가 자문 구하기** - 치유에 성공하는 또 다른 전략은 해결책을 찾는 일을 도와줄 전문가들과 협력하는 것이다. 중요한 것은 우리가 스스로를 치유할 능력이 있다는 것을 믿고 그에 따른 도움을 줄 수 있는 전문가를 찾아간다.

5. **생활의 변화 시행하기** - 치유에 성공한 많은 사람들은 치유방법을 찾아 노력하면서 자신들의 삶에 본질적인 변화를 주었다고 한다. 성공한 경우, 생활습관, 식단, 거주지, 직업, 대인관계 등등에 변화가 온 경우가 허다하다.

6. **감사한 마음 갖기** - 사람들은 말처럼 쉽게 변하지 않는다. 그러나 질병이나 어려운 문제에 직면하면 이야기는 달라진다. 질병이나 난관은 변화를 부르는 강력한 자극제 중의 하나로 때로는 가장 힘든 갈등상황을 해

결해 주는 수단이 되기도 한다. 치유에 성공한 경우, 질병이나 난관을 성장과 발전의 좋은 기회나 선물로 여기는 감사한 마음을 갖기도 한다. 지금 혹시 어떤 난관에 부딪혀 있다면 되도록 이들을 선물로 생각하고 이후 건강해지거나 일 해결 후 행복해지는 모습을 자주 머릿속에 그려보도록 한다.

7. **자신을 인정하기** - 인간은 완벽한 존재가 아니라 것을 알아야 한다. 특히 자신이 불완전하고, 한계와 결점 등을 가진 존재라 생각하고 이를 받아들이며 순응한다면 더 성숙한 단계에 이를 수 있다. 변화는 이런 순응하는 상황이나 분위기에서 훨씬 용이하다고 한다. 순응한다는 것은 직면하는 삶의 모든 상황을 받아들이는 것으로 난관 등도 대처하여 넘어설 수 있음을 뜻한다. 그러므로 자신을 유연하게 받아들이는 능력을 키워 어려운 난관에 부딪혀도 굴하지 않는 건강하고 탄탄한 자신을 만들어 보자.

14-2 인체균형을 위한 로드맵

인체균형과 자연의 리듬

자연의 리듬을 따르는 생활습관 - 인간은 자연에서 답을 찾아 살고 있으며, 인체는 자연의 리듬을 거스르지 않으려 한다. 우리의 몸은 자연의 리듬에 따라 생활하면 문제가 없으나 자연의 리듬을 거스르며 생활하면 몸에 이상증세가 나타난다. 자연의 리듬에 따르지 않는 불규칙적인 섭생, 밤낮이 바뀐 야간근무/작업, 공해, 매연, 소음 등으로 진정한 휴식을 갖지 못하는 현대인들이 병에 쉽게 걸리는 것도 이상증세의 원인 중 하나이다. 자연의 리듬에 따르는 생활습관은 인체를 건강하게 만든다. 특히 하루의 이른 아침(묘시)에서부터 새벽(인시)에 이르는 시간대마다 활성화되는 인체부위가 다르므로 우리 몸에 대해 잘 알아야 한다. 하루의 시간대와 신체 부위, 그에 따른 인체의 자연리듬은 다음과 같은 관계가 있다(참고: 내 몸을 살리는 해독).

- **오전 5시~7시 묘시**(卯時) : 왕성한 대장(large intestine) → 대변을 보면 맑은 정신을 가질 수 있다.
- **오전 7시~9시 진시**(辰時) : 활발한 위장(stomach) → 아침식사 적기. 음식물 소화의 핵심기관이 위장이므로 아침식사는 이 시간대가 가장 바람직하다.
- **오전 9시~11시 사시**(巳時) : 비장(spleen) 활성화 → 혈액과 영양분 수송. 위장이 섭취한 음식물에서 비장은 몸이 필요로 하는 혈액 원료와 각종 영양분을 취하여 몸의 모든 부분으로 보낸다.
- **오전 11시~오후 1시 오시**(午時) : 왕성한 소장(small intestine) → 소장의 영양분 흡수기능으로 모든 기관에 양분을 공급한다. 소장이 간장/심장/비장을 대신하여 활동하는 시간대로 알려져 있다.
- **오후 3시~5시 신시**(申時) : 가장 활발한 방광(urinary bladder) → 소변 등 몸의 찌꺼기를 배설한다. 방광은 일종의 폐수처리 기관으로 위로는 신장이 위치한다.
- **오후 5시~7시 유시**(酉時) : 왕성한 신장(kidney) → 몸을 순환하는 혈액을 거르고 정화시켜 체내 노폐물 제거. 몸속 찌꺼기를 배출하여 혈액이 정화되므로 인체의 기와 진액이 깨끗한 상태로 변한다.
- **오후 7시~9시 술시**(戌時) : 활발한 심막(pericardium) 기능 → 심장을 보호하고 돕는 시간대. 낮 동안 바쁘게 활동했던 심장이 휴식을 취하는 시기이다. (※ 심막=심낭=심포: 심장을 싸고 있는 이중막)
- **밤 9시~11시 해시**(亥時) : 왕성한 삼초(三焦) 기능 → 삼초(한방의 오장육부 중 육부의 하나)는 상초, 중초, 하초로 구분된다. 상초는 명치 윗부분, 중초는 상초-하초의 중간, 하초는 배꼽 아랫부분. 흔히 말하는 이자(pancreas)가 이에 해당한다. 뚜렷한 형태의 기관이 없어 무형의 장기라

고 하며, 흔히 호흡/소화/배설/생식 주관 부위를 의미한다. 이 시간대에는 식사/운동/신경 쓰는 일 등을 삼가고 이 계통의 기관들을 쉬게 해주는 것이 좋다.

- **밤11시~오전 1시 자시**(子時) : 쓸개(gall bladder) 활성화 → 뇌수(머리끝에서 발끝까지 뇌를 둘러싸고 있는 액체) 공급되는 매우 중요한 시간대. 이때 잠을 잘 자면 기 & 자생력이 충만하고, 심신에 활력이 생겨 이튿날을 활기차게 보낼 수 있다.
- **오전 1시~3시 축시**(丑時) : 가장 왕성한 간(liver) 기능 → 피를 맑게 하는 해독작용 수행. 이 시간대에 숙면하면 아침에 일어날 때 몸이 가볍고, 하루를 피곤하지 않게 보낼 수 있다.
- **오전 3시~5시 인시**(寅時) : 폐(lung) 주로 활동 → 몸의 기와 혈은 폐로 와서 모인 후 다시 폐에서 몸 전체로 재분배되는 시기로 힘찬 하루를 보내는데 매우 중요한 시간대이다.

※ 오장육부: 五臟 = 간(장), 심장, 비장, 폐(장), 신장 & 六府 = 쓸개, 위, 소장, 대장, 방광, 삼초
오장 육부에서 장(臟)과 부(府)는 '창고'의 의미를 지니고 있다.
육부: 공통적으로 음식물 소화, 노폐물 운반과 배설에 관여하는 생리기능을 수행한다.

이미지 관리 & 웃는 얼굴 만들기 100일

어떤 일을 만족스럽게 하려면 적어도 석 달 열흘이 지나야 한다는 우스갯소리가 있다. 100일 정도의 시간이 그 일에 습관처럼 익숙해지는데 필요한 시간으로 생각된다. 사람들의 삶은 그 사람이 행하는 습관에 따라 크게 달라질 수 있다. 사람들의 삶을 좋은 방향으로 변화시킬 수 있는 것은 사랑, 희망, 친구, 책, 음악, 노력 등 다양한 것들이 있다. 이들 중 타인의 도움 없이 지금이라도 당장 자신의 의지로 할 수

있는 것은 하고 싶은 것에 대한 노력일 것이다. 앞에서 말한 습관은 노력과 떼래야 뗄 수 없는 밀접한 관계를 가진다. 지금의 내 상황에서 자신을 돌아보는 명상하기, 웃는 얼굴 만들기 등은 머릿속에서 이미지를 그리면서 연습하고 노력하면 100일 이내에도 이룰 수 있다. 100일의 이미지 관리로 자신의 삶을 좋은 방향으로 바꾸어 가는 시도를 해보면 좋다. 얼굴이 굳어있다는 소리를 듣는 사람이라면 웃는 얼굴 만들기 프로젝트를 한번 세워보자. 웃음은 가장 쉽고도 자연스럽게 접근할 수 있는 긍정의 관문이다. '웃는 얼굴에 침 못 뱉는다'는 속담이 있듯이 웃음은 내면의 긍정적 에너지를 자연스레 외부로 전달해준다. 진정으로 크게 웃는 순간에는 다른 생각이 끼어들 여지가 없다. 웃음은 잡념 없이 무념의 세계로 들어가는 행복한 관문이다. 많이 웃는 날은 하루가 즐겁고 전과는 다른 일상을 보낼 수 있다. 명상하기도 마찬가지로 연습해보자. 명상이란 단어를 너무 어렵게 생각하지 말고 일상에서 자연스럽게 시도해보자. 이런 저런 잡념들도 머릿속에서 들이고 내치면서 계속 반복하다보면 서서히 진정한 명상의 길로 들어설 수 있게 된다. 복잡한 심경에서 벗어나 마음의 정화를 위해 하루 15분 정도 명상하며 노력하면 맑은 눈빛과 평온한 마음에 이어 자신의 얼굴과 삶에도 평화로운 기운이 자리 잡는다. 웃음을 사물로 보고 접근하면 위, 아래, 좌우 옆에서 볼 수 있는 다양한 시각을 가질 수 있다고 한다.

젊음 유지 프로젝트

인간은 20대부터 서서히 노화의 징조가 있고, 30대에는 겉으로 나타나기 시작한다. 이후 세월이 지나 점차 생리적 변화도 빨라지면서 퇴화현상은 눈에 띄게 나타난다. 건강하게 늙으려면 젊어서부터 자신의 몸과 마음을 잘 파악하여 노화에 대한 준비를 미리 하여야 한다. 노화의 속도는 사람마다 다르므로 젊음을 조금이라도 더 유지하고자 한다면 이를 실천할 수 있는 자신만의 프로그램을 개발하여야 한다. 특히, 자신에게 맞는 운동법/영양관리/환경개선/이미지 관리 등이 적절하게 조합된 방법으로 생활 속에서 습관화시켜야 한다. 젊음을 유지하고, 노화를 늦추는 방안 등 적합한 다음 사항을 유념하여 프로그램을 만들어보자.

1. 올바른 식단으로 노화 예방하기
2. 나이에 따른 필수영양소 섭취하기
3. 규칙적인 운동으로 젊음 유지하기
4. 다양한 관리법으로 피부노화 방지하기
5. 적정 체중 및 체형 관리로 노화 억제하기
6. 명상, 음악/미술감상 등으로 스트레스 줄이기
7. 자연적인 호르몬 보충법으로 노화의 속도 늦추기
8. 사회 참여 봉사활동으로 적극적인 기부활동 펼치기

치유력 증진
Program Design

건강의 업그레이드를 원한다면 치유력을 높일 수 있는 생활패턴으로 삶의 방식을 바꾸는 전략이 필요하다. 몸의 자연치유력 증진 방향으로 생활방식을 바꾸는 데에는 자신은 물론 주위에 도움을 주고, 쉽게 실천할 수 있는 프로그램이 바람직하다. 건강증진을 목표로 하는 프로그램은 짧게 하는 것보다는 몇 주에 걸쳐 점진적으로 진행되게 하는 것이 좋다. 이때 각주의 과제는 전 주에 행한 내용들을 기초로 조금씩 강도 있게 설정한다. 몇 주에 걸친 프로그램이 완성되면 확인 후 시작 가능한 날짜를 설정한다. 일단 시작하면 매일 각 항목에 대한 메모를 하여 흔히 말하는 'before & after'를 비교할 수 있도록 한다. 이렇게 하면 프로그램 종료 시 그동안의 변화된 패턴을 알아낼 수 있고, 취하거나 버릴 것에 대한 요소들이 결정될 것이다. 프로그램 계획 시 가능하다 생각되었어도 실제로 진행하면서 무리가 되는 요소들이 나올 수 있다. 이런 경우에는 다소 자기에게 맞는 방향으로 바꾸어도 된다. 매체에는 쉽게 따라할 수 있는 몇 주에 걸친 여러 종류의 자연치유력 증진 프로그램들이 제안되어 있다. 자신에게 맞는 인체균형 및 치유력 증진을 위한 프로그램을 개발하고자 할 때 참고하기 바란다.

참고문헌

권용욱. 2004. 나이가 두렵지 않은 웰빙 건강법. 조선일보사

김옥분 역. 2005. 자연치유. 앤드류 와일 지음. 정신세계사

박경민 역. 2008. 기적의 자연치유. 티모시 브랜틀리 지음. 전나무

이유경 역. 2011. 휴식: 내 몸이 새로 태어나는 시간. 매튜 에들런드 저. 라이프맵

이웅철, 고은애, 이형환. 2013. 자연치유학. 아트하우스 출판사

정인영 역. 2004. 몸속의 독을 없애는 생활의 기술. 오오모리 다카시 지음. 아카데미북

해독한의원. 2007. 내 몸을 살리는 해독. 느낌이 있는 책

http://blog.chosun.com/blog.log.view.screen?userId=kangmin0708&logId=3964726

자연과 치유
Life Design

Chapter FIFTEEN

인체에서도 몸을 지탱하고 생명을 유지하는 모든 것들이 맡은 바 임무를 다하며 다른 부위와 협조를 할 때 최상의 몸 상태, 즉 건강한 인체를 가질 수 있다. 만약 어느 곳에서 이상증상이 나타났음에도 불구하고 이를 무시하고 방치한다면 나중에 몸 전체에 문제가 생길 수 있다. 그러므로 우리는 인체에 문제가 생기지 않게 하기 위해 평소에 건강한 몸 관리, 특히 에너지 관리를 잘 해야 한다.

Chapter 15

15-1 건강한 라이프 디자인

제15장

자연과 치유 : Life Design

15-1 건강한 라이프 디자인

나만의 웰빙 라이프스타일

인체는 정신과 육체가 균형 및 조화를 이룰 때 건강한 생명력을 지닐 수 있다. 흔히 인체는 오케스트라에 비유되곤 한다. 오케스트라에서는 구성원 모두가 자신이 맡은 파트에 최선을 다해 다른 연주자와 협주하여 최상의 음색과 화음을 만들어낸다. 이와 같이 인체에서도 몸을 지탱하고 생명을 유지하는 모든 것들이 맡은 바 임무를 다하며 다른 부위와 협조를 할 때 최상의 몸 상태, 즉 건강한 인체를 가질 수 있다. 만약 어느 곳에서 이상증상이 나타났음에도 불구하고 이를 무시하고 방치한다면 나중에 몸 전체에 문제가 생길 수 있다. 그러므로 우리는 인체에 문제가 생기지 않게 하기 위해 평소에 건강한 몸 관리, 특히 에너지 관리를 잘 해야 한다. 자연요법에서는 몸의 에너지를 매우 중요하게 생각한다. 몸의 에너지 관리를 위해 평소의 생활습관과 라이프스타일, 섭식활동, 행동 등에서 균형과 조화를 이루어야 한다.

건강을 위한 에너지 관리는 몸-마음-정신을 하나로 보고 이와 관련된 모든 요소를 포함시켜 자신의 특성에 맞게 건강증진 계획을 세우는 것이다. 특히, 감성, 지성 등의 정신적인 요소는 외부로 표출되지 않아도 깊이 내재되어 결과적으로 큰 영향을 미치게 된다. 몸 건강은 마음의 건강과 정신적·심리적 건강에 직접적으로 연결되어 있고, 그 중 감성이나 지적상태, 정신적인 상태는 인체의 특정한 기관과 관련되어 있다(예: 간-화/분노, 신장 이상-공포감 증가). 건강증진을 위한 자연요법이나 자연치유는 그 근간을 정신적인 활동 및 내재된 에너지에 두고 있다. 그러므로 건강 및 에너지 관리를 위해 자연요법을 실시하거나 자연치유 방식에 접근하여야 한다. 먼저 마음먹기(사고패턴), 생활양식과 라이프스타일의 변화를 모색하는 것이 바람직하다. 이들 가운데 가장 먼저 접근할 수 있는 방법은 마음먹기이다. 즉 어떤 일에 대하여 긍정적으로 사고하는 연습은 당장이라도 시작할 수 있기 때문이다. 물론 손바닥 뒤집듯이 쉽게 되지 않는 경우이지만, 머릿속에서 자신을 위한 긍정적 사고의 뇌 훈련이 필요하다. 최근 일상생활 전반에서 웰빙과 로하스를 추구하면서 자신의 건강을 삶의 가장 큰 모토로 삼는 사람들이 더욱 많아지고 있다. 이처럼, 다가오는 미래사회에서의 최대 가치는 건강이 될 것이라는 현대인들의 견해에는 이견이 없는 듯하다.

신비한 뇌

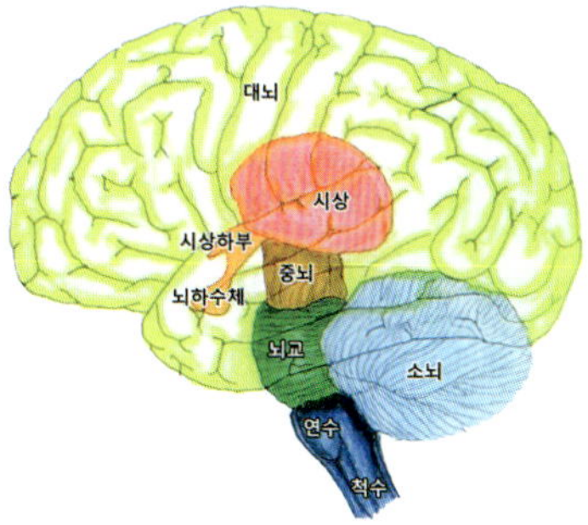

▲ 그림15-1 뇌의 구조

뇌는 복잡한 구조와 기능을 가진 기관으로 그 작용은 정교하고 신진대사 또한 매우 활발한 신체 부위이다. 인간의 뇌는 신경세포와 교질세포로 구성되나, 신경세포만이 사람의 정신활동에 관계한다. 신경세포는 기능적으로 복잡하게 연결되어 있고, 사람의 정신활동에는 약 140억 개의 신경세포가 관여한다. 뇌에서는 하루에 10만개 정도의 세포가 소실되고, 50여 종류 이상의 신경전달물질이 분비된다. 신경전달물질은 신경세포에서 분비되는 신호물질로 노르아드레날린, 엔도르핀, 세라토닌, 도파민 등 사람의 몸과 마음의 건강에 지대한 영향을 끼친다. 심한 스트레스, 분노, 극도의 긴장상태에서는 대표적으로 노르아드레날린이 분비된다. 노르아드레날린은 세포가 흥분되면 방출되고 집중력을 약화시키는 신호물질이다. 독성물질로 많이 분비되거나 작용이 소실되지 않고 쌓이면 병이나 노화를 촉진시킨다. 흥분 또는 긴장하여 노르아드레날린이 혈액 속으로 다량 분비되면 혈관이 수축되고, 수축된 혈관으로 인해 피의 흐름은 방해를 받는다. 이로 인해 발생하는 활성산소가 몸속 이곳저곳을 활보하는 무법자가 되어 인체의 취약한 곳에서 이상현상 또는 병을 야기한다. 이와는 반대로 기쁘거나 즐겁고 긍정적인 생각을 할 때에는 β-엔도르핀이라는 뇌내 모르핀이 방출된다. β-엔도르핀은 행복감, 쾌감, 집중력과 기억력 상승 등을 가져오는 역할을 한다. 특히, 면역세포를 강화시켜 질병에 대한 저항력을 발휘하고 면역력을 높여주는 효과가 뛰어나다. 뇌신경세포는 몸에서 뇌혈관으로 보내오는 산소와 포도당을 사용하면서 기능을 수행한다. 신경세포 활동에 필요한 단백질이나 지방은 신경세포가 포도당으로부터 합성하므로 외부의 어떤 물질이나 약으로도 뇌의 작용을 좋게 만드는 방법은 없다. 뇌 속의 세포들이 신경전달물질/호르몬을 적절하게 잘 만들기 위해서는 단백질 등의 영양분이 필수적으로 사용된다. 그러므로 뇌 건강을 위해서는 적절한 양의 고단백질과 저지방 등을 섭취하여야 하므로 섭식 패턴 또한 매우 중요하다.

사람들은 문제가 발생하면 이를 해결하고자 고민하면서 많은 스트레스를 받는다. 문제해결 시 비교적 구체적으로 도움이 되는 방법 중의 하나가 두뇌 사용기법의 일종인 마인드맵(mind map)이다. 마인드맵은 정해진 주제를 백지 위에 적은 후 순서 없이 방사상으로 키워드, 이미지, 기호, 심볼 등을 가지 뻗어 생각나는 대로 나열하는 것이다. 보통 논리적, 이성적 생각은 좌뇌, 감성적, 창의적 생각은 우뇌가 담당하므로 일반적인 고민은 대부분 좌뇌가 해결하려 열심히 움직인다. 하지만 마인드맵을 만들어보면 좌뇌와 우뇌가 함께 작동하기 때문에 주제에 대해 더 긍정적으로 생각할 수 있게 된다. 긍정적인 발상은 뇌의 호르몬 분비에도 많은 영향을 준다. 이 호르몬은 전신에 다시 명령을 내려서 근육이완이나 스트레스를 줄여 몸에 해로운 활성산소의 발생빈도를 낮춘다. 활성산소가 적으면 적을수록 몸의 컨디션은 좋아진다. 긍정적인 생각 하나로 몸이 좋아진다면 지금 당장이라도 해봐야 하지 않을까? 하루에 몇 번씩 긍정적인 생각을 하며 자신의 우뇌를 단련시켜 보자. 예를 들어 나는 건강하다! 나는 할 수 있다! 나는 지혜롭다! 나는 괜찮은 사람이다! 또는 나는 행복하다! ... 등등

※ 마인드맵 – 영국의 교육 심리학자가 레오나르도 다빈치의 메모에서 영감을 얻어 개발한 사고법 기술 요령으로 일명 '생각의 지도'란 뜻을 지님. 주제에 대하여 자신이 생각하는 것을 지도 그리듯이 이미지화 하여 사고력, 창의력, 기억력 향상을 목표로 하는 두뇌 개발기법이다. 서로 다른 기능의 좌뇌(논리적/이성적)와 우뇌(감성적/창의적)가 잘 조합되어 효과적으로 연결될 때 최대의 활용효과가 나타난다. 최대의 장점은 뇌가 자연스럽게 정보를 받아들이고 다양하게 표출하므로 마인드맵을 자주 활용하면 하고자 하는 일의 설정이 더 명확해진다.

스트레스 조절하기

대부분의 현대인들은 끊임없는 스트레스 속에 살고 있다. 한 가지 예로, 어떤 일이나 문제를 해결했다 싶으면 또 다시 새로운 일 혹은 문제가 생기는 등 거의 모든 사람들은 살면서 계속 문제를 만나고 해결하고를 반복한다. 어떤 문제는 소리 없이 다가오고, 또 어떤 문제는 요란하게 들이 닥친다. 반대로, 우리 자신 스스로가 문제를 만들어 내기도 한다. 하지만 문제는 있는 그대로 부딪혀야 된다고 생각한다. 문제로 인해 곤란해지기도 하지만 해결을 하면서 더 성숙해지고 새로운 것에 대한 도전과 기회도 된다. 문제를 해결해야만 하는 골치 아픈 'troubled issue'로 보면 쉽게 좌절하고 포기하고 싶을 것이나, 'potential issue'로 보면 새로운 길이나 결과를 얻을 수 있음을 알게 된다. 실제로 말하는 것처럼

되기는 어렵지만, 마음 훈련을 반복하여 코앞에 닥친 문제를 새로운 길이라 생각하고, 또 자신을 성장시키는 기회라고 생각하여 성장 중심적인 생각을 하도록 노력해보자. 먼 훗날 그 문제는 젊었을 때 잠시 있었던 일이라 회상할 수 있을 것이고 다음 단계로 나아가게 하는 원동력이 될 수도 있다. 문제를 되도록 피하지 말고 있는 그대로 보고 대처하는 자신을 만들도록 한다. 우리가 먹은 음식물이 분해 → 소화 → 양분흡수 → 찌꺼기 배설의 과정을 거치듯이 스트레스에도 대처해보자. 자신에게 유입된 스트레스를 자신의 능력껏 조절 및 해결하여 필요한 것은 받아들이고 해로운 노폐물은 밖으로 내보내도록 한다. 자신에게 맞는 방법으로 건강을 유지하는 것은 신체의 건강은 물론 삶의 질에도 매우 중요하다.

행복 디자인

자신의 행복은 누가 가져다주는 것이 아닌 스스로 노력하여 가지고 오는 것이다. 자신이 행복하면 주위의 다른 사람들도 행복해 보인다. 많이 웃고 주변으로까지 웃음을 전파하며 살다보면 자신의 삶도 행복한 삶으로 디자인 할 수 있다. 행복 디자인의 첫 걸음은 마음을 고쳐먹는 일에서부터 시작할 수 있다. 지금도 늦지 않았다. 나의 하루를 좋은 날로 만드는 시도를 당장 실행한다면 나는 곧 행복의 문을 여는 사람이 될 것이다. 모든 역경을 헤치고 누구보다도 힘들었던 삶에서 행복을 찾은 헬렌 켈러의 유명한 말이 있다. "행복의 문 하나가 닫히면 또 다른 문이 열린다." 현재의 삶이 어려운 사람에게는 어떠한 좋은 말도 말 장난에 불과할지 모른다. 실제 사람들은 하나의 문이 닫히면 우왕좌왕하며 닫힌 문만 바라보다 정작 우리를 향해 열려 있는 새로운 길을 보지 못하는 경향이 있다.

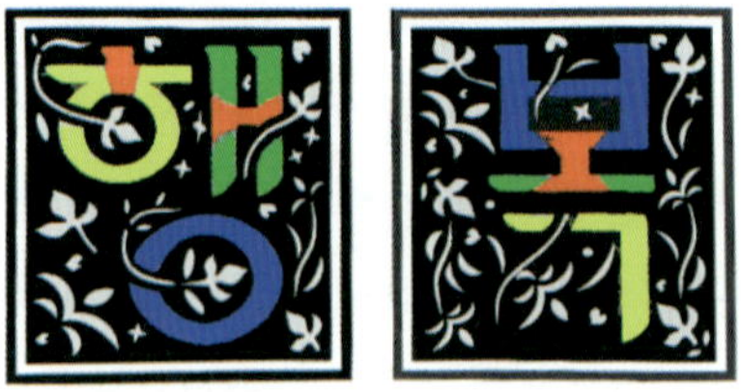

▲ 그림 15-2 행복

건강문화

21세기 인류의 사회문제를 이끌어 갈 주요 개념 중의 하나는 바로 건강 관련 문화이다. 오늘날 인기 화두인 웰빙, 자연치유, 대체의학, 자연요법, 로하스 등은 새로운 건강문화를 형성하는 데 큰 역할을 하고 있다. 인체의 자연적인 치유 능력을 활용하는 방법은 장기적으로 안전하고 효과적이며, 비용적인 측면에서도 저렴한 편이다. 우리 몸은 태어날 때부터 전체적인 균형과 조화를 지향하며 항상성을 유지한다. 몸의 평형을 유지하고자 하는 것은 인간의 본능으로 균형이 잡힌 상태가 바로 건강하다는 것을 의미한다. 그러나 그 균형이 깨지면 인체는 작은 질병에도 점차 취약해진다. 생명체는 본질적으로 균형을 이룬 건강상태를 추구하고 잠시 균형이 깨지면 원래의 상태로 돌아가려는 힘이 강하게 작용한다. 원래 상태로 복구되는 현상인 자연치유력은 내적 본질에 의한 것으로 자연은 스스로 치유할 수 있음에 근간을 둔다. 균형의 일시적인 흐트러짐은 시간과 자연치유력으로 복구될 수 있다. 하지만 사람들이 이를 망각하고 균형과 조화를 깨뜨려 자연치유의 힘을 약화시키는 데에 문제가 있다.

자연치유력의 약화 원인 중 내적요인으로 과로/스트레스/분노/걱정 등이 있고, 외적 요인으로는 의약품/화학물질/가공식품 범람/환경오염/흡연/음주 등이 있다. 회복가능한 자기 손상은 어느 정도 자연치유력으로 치유가 가능하나 한계치를 넘어서면 위험한 수준에 도달하게 된다. 이런 경우, 내적·외적 요인들로부터 그 피해를 최소화 시킨 다음 자연치유력을 증진시키는 방안을 모색하여야 한다. 건강잠재력을 향상시키는 방법은 균형과 조화를 이룬 몸과 마음을 만들어주는 것이다. 편안한 마음으로 충분한 수면을 취하며, 자연식을 하고 원만한 혈류 체액순환을 이루어 면역 및 배설까지 원활한 상태로 만들어 인체의 자기방어 능력을 높여주면 된다. 이렇게 자기 몸을 사랑하면 건강은 자연적으로 보상처럼 내게 온다. 이를 지키지 않는다면 건강 대신 질병이 나의 몸에 자리 잡게 된다. 건강한 삶일지 질병가운데 삶일지의 여부는 각자의 생활방식에 달려있다. 일상생활 속 작은 것에 행복을 느끼고 비교적 쉽게 건강한 삶을 유지할 수 있는 몇몇 요소들을 생각해 보자.

행복한 마음 만들기

1 **몰입의 즐거움 만끽하기** - 지금 이 순간 자신이 해야 할 주제에 몰입하는 연습을 해보자. 몰입하는 자신 속에서 어느 새 과거 일에 연연하거나 일어나지도 않은 미래의 일에 대한 근심과 걱정이 사라져 있음을 느낄 수 있다.

2 **오감으로 마음 열기** - 자신과 다른 이들을 열린 마음으로 대하는 방법도 중요하다. (눈)보고, (귀)듣고, (머리)생각하고, (코)냄새 맡고, (혀)맛보고, (손)접촉감각 등의 느낌을 대인관계에 이용한다. 너무 예민하지 않도록 그 느낌을 잘 유지하도록 한다.

3 **긍정적으로 생각하기** - 동전의 위아래 표시는 그 두께의 차이라 생각하고 긍정적인 마음으로 부정적인 마음을 몰아내는 힘을 기르도록 노력한다.

4 **상상의 나래 펼치기** - 자신이 가장 좋아하는 그 어떤 것에 대해 무한한 생각을 펼쳐보자. 설사 실행할 수 없더라도 상상만 해도 행복해지는 나만의 세계에서 상상의 나래를 펼쳐본다.

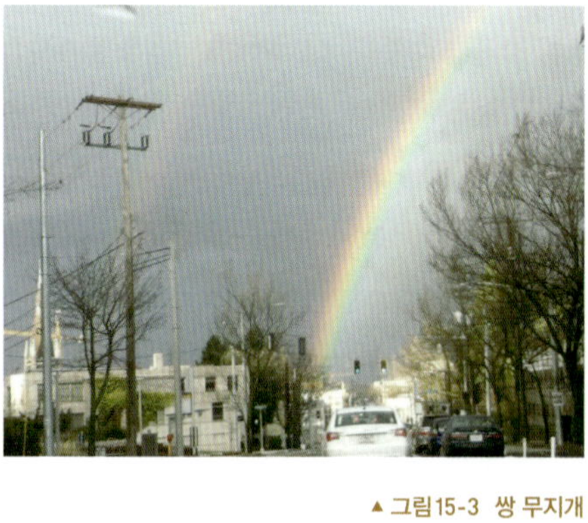

▲ 그림15-3 쌍 무지개

건강도 경영하자!

건강도 건강할 때 지키자는 말이 있다. 이는 건강할 때 노력하면 그 효과는 두 배 또는 그 이상이 될 수 있음을 의미한다. 이제 건강도 시간이나 금전적인 것과 마찬가지로 체계적으로 관리할 때가 되었다. 평소에 건전한 신체, 정신, 윤리 도덕관으로 건강을 체계적으로 경영한다면 자신만의 특색에 맞는 맞춤형 행복으로 디자인할 수 있을 것이다.

1 **신체적 웰빙** : 선천적으로 타고난 요인과 육체적 건강인 후천적 요인에 의해 큰 영향을 받는다. 자신의 유전적 요소를 잘 파악한 후 자신의 강점과 약점을 평소에 잘 관리하여 강점은 최대, 약점은 최소가 되게 노력한다. 몸이 건강해지려면 심혈관계, 근력, 몸의 유연성 등을 발달시키고, 이를 위해서 자신에게 맞는 운동을 규칙적으로 한다.

2 **정신적 웰빙** : 정신적인 건강은 자신을 둘러 싼 내적·외적 요인에 대처하는 능력에 의해 좌우된다. 예를 들면, 스트레스 대처 또는 변화에 대한 적응, 환경을 인지하는 능력, 에너지를 생산적인 방법으로 분출할 수 있는 능력 등 내적·외적요인에 의해 좌우된다. 뇌파 중 알파파가 많이 나오는 긍정적 요인들을 자주 접하도록 한다.

3 **도덕적 웰빙** : 사람들로부터 잠시 벗어나 자신만의 시간 속에서 진정한 자신의 모습을 찾는다. 또한 자신의 기준에 맞는 삶의 규범과 윤리관을 갖고 현대적인 감각(sense)과 소신을 지닌 젊은이가 되도록 노력한다.

과거-현재-미래를 하나로...

우리들이 살아가면서 부딪히는 건강상 또는 라이프스타일과 관련된 문제들은 현 시점에 있는 것이 아니라 때에 따라서 혹은 사람에 따라서는 과거 또는 미래로부터 올 수 있다. 어떤 경우에는 과거의 생활 습관이나 그와 연관된 것들로부터 문제가 발생하고, 또 어떤 경우에는 다가 올 걱정과 두려움으로부터 올 수도 있다. 심리적인 불안, 근심, 걱정, 두려움은 일시적이라면 큰 문제가 없을 것이나 계속되면 우리의 일상을 혼란스럽고 힘들게 만든다. 오늘을 건강하게 살려면 마음을 어둡게 하는 과거의 부정적 일/경험에서 벗어나야 하고, 걱정되는 미래의 일은 되도록 생각하지 않는 훈련이 필요하다. 자신을 치료할 수 있는 사람은 바로 자신이라는 마음으로 살아가며 일상에서 균형을 찾는 방법이 가장 현명한 길이다. 오늘을 즐겁게 사는 방법이야말로 돈 들이지 않고 건강해지는 일석이조의 길이며 가장 좋은 약이다. 마음에서 우러나오는 웃음, 칭찬, 사랑, 즐거움 등은 유익한 뇌파를 내뿜는 치유책으로, 특히 즐거움이야말로 최상의 치유책이자 치료법이다. 먼 미래에서 큰 기대와 꿈을 찾지 말고 현재의 상황에서 자신이 만족하고 즐겁게 사는 방법을 모색하여 올바른 삶의 규범을 찾기 바란다. 다음의 문구를 인용하면서 첫 주제인 '자연에서 답을 찾다', 그리고 '자연치유력'에서부터 '라이프디자인'에 이르기까지의 총 15가지 주제를 흥미롭게 다룬 '자연과 치유'의 긴 여정을 마치고자 한다.

"한 시간 동안 행복 하고 싶거든 낮잠을 자고,
하루 동안 행복 하고 싶거든 낚시를 하고,
한 달 동안 행복 하고 싶거든 결혼을 하고,
한 해 동안 행복 하고 싶거든 유산을 물려받고,
평생 동안 행복 하고 싶거든 남에게 베풀어라"

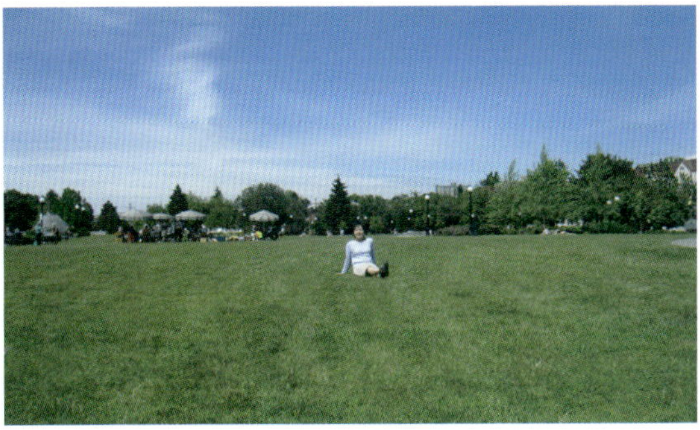

▲ 그림15-4 잔디 일광욕(행복해지는 연습)

지금 바로 행복해지는 방법은 지금 행복해지는 연습을 하는 것이다.

참고문헌

권용욱. 2004. 나이가 두렵지 않은 웰빙 건강법. 조선일보사

김종성. 2001. 뇌에 관해 풀리지 않는 의문들. 지호

김인자 역. 2009. 긍정심리학. 마틴 셀리그만 지음. 물푸레

김태호. 2000. 머리가 좋아지는 영양학. 나카가와 하치로. 아카데미서적

박선무. 고선윤. 2002. 3일 만에 읽는 뇌의 신비. 야마모토 다이스케 감수. 서울문화사

윤소영 옮김. 2002. 3일 만에 읽는 몸의 구조. 타노이 마사오 지음. 서울문화사

조윤경 역. 2009. 마음은 몸으로 말한다. 앤 헤링턴 지음. 살림

신현호 역. 2004. 기적의 두뇌습관. 길벗

KBS 〈과학카페〉 제작팀. 2009. 과학카페 Vol. 1 인체와 건강. 위즈덤하우스

끝맺음말

Closing

'자연과 치유'가 적극적으로 활용되는 방안은 우리 몸이 자신에게 보내는 다양한 신호와 요구를 적시에 수용할 수 있거나 균형 있는 인체를 만들 수 있도록 그 역할을 다하는 교양도서로 자리 잡는 것이다. '자연과 치유'를 통해 자신이 지닌 자연치유의 골든타임을 가장 알맞은 시기에 적용하여 자기 몸을 유연한 체제로 구축할 수 있는 센스를 갖춘 현대인이 되도록 함께 노력할 것이다.

▶ 자연에서 답을 찾다

▶ 건강의 길을 찾는 길라잡이

▶ 삶의 질 향상시키기

▶ 자연치유의 이해와 실천

끝맺음말

▶ **자연에서 답을 찾다** : 21세기에 들어 건강의 개념이 크게 바뀌고 있다. 예전에는 단순히 질병이 없는 상태를 건강하다고 했지만 이제는 '신체적, 정신적으로 최적의 상태'에 있을 때 건강하다고 말한다. 자연의학은 오랜 역사를 지닌 치유법으로 현대의학과는 근본적으로 그 원리가 다르다. 그렇다고 자연의학이 현대의학이 갖고 있는 특징이나 장점을 부정하는 것은 아니다. 오히려 그것을 보완해 줌으로써 인체의 온전한 치유에 한층 더 다가서려 노력한다. 이에 자연의학에 미래의 희망이 있다고 생각하는 사람들이 많아지고 있다. 자연치유에서는 현대의학과 달리 일체의 화학약품을 쓰지 않고 자연의 물질에서 뽑아낸 원료나 치료법을 사용하여 인체의 자연치유력을 회복시키는데 역점을 두고 있다. 치유시스템, 자연요법, 치유비법, 건강유지, 인체균형 등 총 14개의 흥미로운 주제를 다루는 본 '자연과 치유'에서는 우리의 몸과 마음을 되돌아보고 바쁜 가운데 여유를 가질 수 있는 자신을 유지하는데 힘을 쏟고 있다. 끊임없는 스트레스 연속의 현대인들의 생활에서 심신의 건강을 위한 좋은 지킴이 역할을 자연에서 답을 찾아 충실히 할 수 있도록 구상하였다.

▶ **건강의 길을 찾는 길라잡이** : 오늘

날 생활수준이 향상됨에 따라 건강에 대한 관심이 높아지는 것은 자연스러운 흐름이다. 삶 자체보다 어떻게 사느냐 하는 것이 중요 시 되면서 '자연치유' 혹은 '삶의 질 향상'이란 말을 자주 듣게 된다. 규칙적이고 절제된 생활, 자연식 위주의 식생활, 자신에게 맞는 운동, 편안한 마음가짐을 기본으로 하고 필요에 따라 건강요법 등이 적절한 조화를 이룬다면 젊음을 오래 유지하고 건강하게 장수하는 것도 그렇게 어려운 일인 아닐 것이다. 자연치유, 자연요법, 치유체계 등 이러한 주제를 다루는 '자연과 치유'에서는 많은 사람들이 건강해지고 좀 더 젊게 사는 길을 찾는 길라잡이의 역할을 하고자 기대해 본다.

▶ **삶의 질 향상시키기** : 건강한 삶에 대한 현대인들의 관심은 시간이 지날수록 한층 더 높아지고 있다. 이럴 때 어떤 방법이 자기에게 맞는 건강관리법인지, 혹은 건강을 위해 어떻게 투자를 해야 효율적인지에 대해 확실히 알아보는 것도 좋은 방법이 될 수 있다. 그러나 끊임없이 타인과 비교하며 상대적 박탈감에 시달리는 이들에게 healing은 큰 의미를 갖지 못할 것이다. 그러므로 삶의 질은 내 안의 목소리에 귀를 기울일 때 높아진다는 사실을 여러 주제를 함께 다루면서 깨닫게

하고자 한다. 자연을 친밀하게 느끼고 마음을 모아 겸허하게 자연과 교감할 줄 아는 방향을 함께 모색할 것이다.

▶ **자연치유의 이해와 실천** : 급변하는 사회적 여건 하에 끊임없는 스트레스 속에 사는 오늘의 젊은이들에게 인체가 지닌 자연치유에 대한 이해와 실천이 그 어느 때보다 중요하게 다가와 있다. '자연과 치유'가 적극적으로 활용되는 방안은 우리 몸이 자신에게 보내는 다양한 신호와 요구를 적시에 수용할 수 있거나 균형 있는 인체를 만들 수 있도록 그 역할을 다하는 교양도서로 자리 잡는 것이다. '자연과 치유'를 통해 자신이 지닌 자연치유의 골든타임을 가장 알맞은 시기에 적용하여 자기 몸을 유연한 체제로 구축할 수 있는 센스를 갖춘 현대인이 되도록 함께 노력할 것이다.

참고문헌

참고문헌

강판권. 2007. 나무열전 . 글항아리

강하영. 2003. 피톤치드의 비밀. 역사넷

권용욱. 2004. 나이가 두렵지 않은 웰빙 건강법. 조선일보사

권화자. 2013. 자연치유와 건강. 아트하우스 출판사

김관우. 민경찬, 유영균, 위성언, 조득문. 2007. 식품화학. 광문각

김광진 역. 2005. 새집증후군을 치유하는 실내공기정화식물 50가지. 월버튼 지음. 중앙생활사

김명원 외 역. 2011. 생명과학 개념과 현상의 이해 제 7판. Reece 외 지음. PEARSON

김상호, 강경희, 김동운 외 옮김. 2011. 인체 생명과학. Chiras 지음. 라이프사이언스

김성광. 1997. 금식으로 병을 고칠 수 있다. 강남출판사

김성화 외 역. 2014. 식물학. James E. Bidlack. 라이프사이언스

김세영. 2007. 사랑해11. 김영사

김소형. 2008. 한의사 김소형의 디톡스 다이어트. 디자인하우스

김영아, 송천영. 2010. 우리 주변에서 만나는 건강 꽃식물 재배와 이용. 푸른행복

김영아, 송천영. 박상철. 2005. 건강을 살리는 꽃. 생활을 바꾸는 식물. 문예마당

김옥분 역. 2005. 자연치유. 앤드류 와일 지음. 정신세계사

김윤선. 2009. 면역력. 내 몸을 살린다. 모아북스

김인선. 2014. 식물과 웰빙. 계명대학교 출판부

김인자 역. 2009. 긍정심리학. 마틴 셀리그만 지음. 물푸레

김종성. 2001. 뇌에 관해 풀리지 않는 의문들. 지호

김태호. 2000. 머리가 좋아지는 영양학. 나카가와 하치로. 아카데미서적

김평안. 2011. 놀라운 자연의사. 에버라스팅가스펠

김현원. 2008 생명의 물. 우리 몸을 살린다. 고려원북스

김홍열. 2000. 원예치료학 이론과 실제. 대구효성가톨릭대학교.

마미야 가즈끼 엮음. 2004. 우리 몸은 두 가지 물을 원한다. 혜인

류종훈, 박지현, 이영주. 2008. 노인 건강생활과 호스피스 케어. 학문사

박경민 역. 2008. 기적의 자연치유. 티모시 브랜틀리 지음. 전나무

박금실, 김종진, 김수경, 이섬백. 2012. 자연의학 총론. 아트하우스 출판사
박동기. 2004. 생식과 버섯건강. 유한문화사
박범진. 2006. 내 몸이 좋아하는 삼림욕. 넥서스 BOOKS
박선무. 고선윤. 2002. 3일 만에 읽는 뇌의 신비. 야마모토 다이스케 감수. 서울문화사
박상진. 2004. 궁궐의 우리 나무. 눌와
박상진. 2011. 문화와 역사로 만나는 우리 나무의 세계1. 김영사
박상진. 2011. 문화와 역사로 만나는 우리 나무의 세계2. 김영사
박상회 감수. 2001. 자기 치유력을 높이는 열쇠. 가와무라 노리유키 지음. 아카데미서적
박원영 역. 2003. 나무의 힘. 야스민. 미하엘 라이트 지음. 태동출판사
박윤정 역. 2004. 땅 에너지를 이용한 자연치유. 워렌 그로스맨 지음. 샨티
박태선, 김은경. 2011. 현대인의 생활영양. 교문사
신영준 역. 1998. 인체의 일급비밀. 쿼크 지음. 아카데미서적
신정현 역. 2008. 내 몸을 지키는 건강비법 100가지. 이시하라 유무미 지음. 삼호미디어
신현호 역. 2004. 기석의 두뇌습관. 길빗
안지혜, 김종두. 2013. 컬러테라피에 대한 이론적 고찰. 한국자연치유학회지 2: 74-82
우재열 역. 2003. 내 몸의 허브티. 이타쿠라 히로시게 지음. 넥서스북
윤소영 옮김. 2002. 3일 만에 읽는 몸의 구조. 타노이 마사오 지음. 서울문화사
윤치영 고상균 역. 2011. 교양인을 위한 캠벨 생명과학 3판. Simon 외 지음. 바이오사이언스
이강권. 2005. 컬러푸드 건강혁명. 팜파스
이계성 역. 2004. 3일 만에 읽는 면역. 오쿠무라 고 지음. 서울문화사
이규배. 2012. 식물형태학 제 2판. 라이프사이언스
이근아 역. 2007. 병 안 걸리고 사는 법 2. 신야 히로미 지음. 이아소
이병학, 현인환, 윤용수, 독고석, 이병찬 외. 2007. 환경공학개론 지구환경과학. 동화기술
이성재. 2005. 자연치유력. 랜덤하우스중앙
이성현, 김소희. 2004. 건강을 부르는 웰빙가든. 도서출판 조경
이연숙, 구재옥, 임현숙, 강영희, 권종숙. 2012. 이해하기 쉬운 인체생리학. 파워북
이영순. 2003. 독성학. 청구문화사
이유경 역. 2011. 휴식: 내 몸이 새로 태어나는 시간. 매튜 에들런드 저. 라이프맵

이응철, 고은애, 이형환. 2013. 자연치유학. 아트하우스 출판사
정승원. 2006. 잘 먹고 잘 사는 법 요가. 김영사
정승원. 2006. 잘 먹고 잘 사는 법 . 김영사
장이안. 2010. 몸에 좋은 색깔음식 50. 고려원북스
정인영 역. 2004. 몸속의 독을 없애는 생활의 기술. 오오모리 다카시 지음. 아카데미북
정지민 역. 2003. 몸과 마음을 치료하는 물. 스티브 마이어로비츠 지음. 아름다운 사회
조윤경 역. 2009. 마음은 몸으로 말한다. 앤 헤링턴 지음. 살림
조성준. 2006. 향기치료의 기적. 세경
천만석 역. 1992. 생활 속의 화학물질. 우에노 케헤이 지음. 아카데미서적
최승혜. 2012. 웃어라 사람. 들녘
최영옥, 김병옥. 2005. 칼라 테라피를 활용한 문화 콘텐츠 개발 방안. Journal Package Design Research 16: 97-115
최혜석 역. 2003. 물로 건강해진다. 마스시타 가즈히로 지음. 문진출판사
KBS 〈과학카페〉 제작팀. 2009. 과학카페 Vol. 1 인체와 건강. 위즈덤하우스
하태규. 2004. 내 몸에 가까운 물. 미토스북스
한국 약용식물학 연구회. 2008. 종합 약용식물학. 학창사
해독한의원. 2007. 내 몸을 살리는 해독. 느낌이 있는 책
황용운, 김종하 역. 2012. 집을 순례하다. 나카무라 요시후미 지음. 사이
현종오 역. 1997. H_2O..., 물의 정체. 우에다이라 히사시 지음. 아카데미서적

Hardin J, Bertoni G, Kleinsmith LJ. 2011. Becker's World of the Cell. 8th Ed. Pearson Education
Plopper G. Principles of Cell Biology. 2013. Jones & Bartlett Learning
Balch PA. 2002. Prescription for Herbal Healing. AVERY
Simon EJ, Reece JB, Dickey JL. 2010. Campbell Essential Biology with Physiology. 3rd Ed., Benjamin Cummings
Stern KR, Bidlack JE, Janskey SH. 2013. Introductory Plant Biology. 12th Ed. McGraw Hill

http://auragirl.tistory.com/2741

http://blog.chosun.com/blog.log.view.screen?userId=kangmin0708&logId=3964726

http://blog.daum.net/kadosu/2031549

http://blog.daum.net/kts8500/11519630

http://blog.daum.net/leed0102/8039280

http://blog.daum.net/y121213/1867

http://blog.naver.com/adisabaa?Redirect=Log&logNo=140002671460

http://blog.naver.com/kungfu9?Redirect=Log&logNo=40182649929

http://blog.naver.com/PostView.nhn?blogId=dlkorea04&logNo=120206889820

http://blog.naver.com/PostView.nhn?blogId=pgpwjdq&logNo=30167145160

http://bntnews.hankyung.com/apps/news?popup=0&nid=05&c1=05&c2=05&c3=00&nkey=201309101022263&mode=sub_view

http://cafe.naver.com/ijune/54

http://cafe419.daum.net/_c21_/bbs_search_read?grpid=zVDh&fldid=IYid&datanum=139&openArticle=true&docId=zVDhIYid13920070330103738

http://cluster1.cafe.daum.net/_c21_/bbs_search_read?grpid=11etC&fldid=Erit&contentval=000IAzzzzzzzzzzzzzzzzzzzzzzzzz&nenc=&fenc=&q=%B1%D7%B7%A3%C6%AE%BD%C3%BD%BA%C5%DB&nil_profile=cafetop&nil_menu=sch_updw

http://cluster1.cafe.daum.net/_c21_/bbs_search_read?grpid=18bpS&fldid=QEn5&datanum=195&openArticle=true&docid=18bpSQEn519520110914012656

http://cluster1.cafe.daum.net/_c21_/bbs_search_read?grpid=obyy&fldid=H4p4&datanum=4&openArticle=true&docid=obyyH4p4420050624225912

http://health.chosun.com/site/data/html_dir/2005/10/02/2005100256086.html

http://health.chosun.com/site/data/html_dir/2014/06/30/2014063002139.html

http://hiramid.co.kr/bbs/board.php?bo_table=52&wr_id=14

http://kin.naver.com/open100

http://kin.naver.com/qna/detail.nhn?d1id=5&dirId=50503&docId=21527052&qb=7Jik7KG07J2AIOustOyDieydmCDsnpDqt7nshLEg64OE7IOI6rCAIOyeiOuKlCDquLDssrTroZzshJwg6rCV66Cl7ZWcIOyCsO2ZlOugpeydhCDqsIDsp4A=&enc=utf8&section=kin&rank=5&search_sort=0&spq=0

http://ko.wikipedia.org/wiki/%EB%AC%BC#.EB.B0.94.EB.8B.B7.EB.AC.BC

http://ko.wikipedia.org/wiki/%EB%B9%84%ED%83%80%EB%AF%BC

http://ko.wikipedia.org/wiki/%EC%97%AC%EB%93%9C%EB%A6%84

http://m.blog.daum.net/bigjohney/13754841

http://m.blog.daum.net/goul57/13680691

http://m.blog.daum.net/sellus/18316744

http://m.blog.naver.com/lixmall/70037139903

http://navercast.naver.com/magazine_contents.nhn?rid=1095&rid=&contents_id=67345

http://news.kakdang.or.kr/board.php?boardName=lectures&page=4&mode=view&t_num=5

http://news.naver.com/main/read.nhn?mode=LSD&mid=sec&sid1=111&oid=005&aid=0000127059

http://news892.ndsoftnews.com/news/articleView.html?idxno=1176

http://parkyn41.blog.me/110012143980

http://serazade.com/bbs/zboard.php?id=memberbbs&page=264&sn1=&divpage=1&sn=off&ss=on&sc=on&select_arrange=hit&desc=desc&no=6027

http://shindonga.donga.com/docs/magazine/shin/2002/12/03/200212030500003/200212030500003_1.html

http://snilbo.co.kr/sub_read.html?uid=11577&section=sc1

http://terms.naver.com/entry.nhn?docId=1145084&cid=40942&categoryId=32316

http://terms.naver.com/entry.nhn?docId=1208699&cid=40942&categoryId=31946

http://terms.naver.com/entry.nhn?docId=1211061&cid=40942&categoryId=31958

http://terms.naver.com/entry.nhn?docId=932010&cid=43667&categoryId=43667

http://terms.naver.com/entry.nhn?docId=67120&cid=43667&categoryId=43667

http://woman.donga.com/docs/magazine/woman/2004/05/18/200405180500015/200405180500015_1.html

http://www.6262nong.com/board/board.html?code=cocen1174_board1&page=18&type=v&num1=999939&num2=00000&number=61&lock=N

http://www.8healthplans.com/blog/hbv.aspx?hbsID=1217&bLCID=0&hbbID=586&F=

&K=&p=0

http://www.cancerline.co.kr/html/3380.html

http://www.colortherapy.co.kr

http://www.doopedia.co.kr/doopedia/master/master.do?_method=view&MAS_IDX=101013000827506

http://www.sejon.or.kr/zen/c_zen/kundalini/yoga01/yoga01_01.shtml

http://www.taoworld.kr/gnuboard4_shop/bbs/board.php?bo_table=con07_06_01&wr_id=74&page=2

http://www.ulnara.or.kr/gn.php?c=gn&step=2&code=gn01&id2=27

http://www.wla.or.kr/html/index.php?code=JB1&ftyp=jibu_dt..&fbox=&page=3&numid=106&mode=print

http://www.zen24.kr/m/m2.htm

http://yakup.com/news/index.html?mode=view&pmode=&cat=15&cat2=&cat3=&nid=102062&num_start=5760